CEIBS

CHiP
中国健康产业创新平台
CHINA HEALTHCARE INNOVATION PLATFORM

创新提升价值

2016—2017

中国健康产业创新平台
奇璞蓝皮书 II

蔡江南
主编

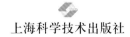

上海科学技术出版社

图书在版编目(CIP)数据

2016—2017中国健康产业创新平台奇璞蓝皮书：创新提升价值 / 蔡江南主编.—上海：上海科学技术出版社，2018.1

ISBN 978-7-5478-3828-0

I.①2… Ⅱ.①蔡… Ⅲ.①医疗保健事业−产业发展−研究报告−中国−2016—2017 Ⅳ.①R199.2

中国版本图书馆CIP数据核字（2017）第286017号

2016—2017中国健康产业创新平台奇璞蓝皮书
创新提升价值
主编　蔡江南

上海世纪出版(集团)有限公司
上海科学技术出版社 出版、发行
(上海钦州南路71号　邮政编码200235　www.sstp.cn)
浙江新华印刷技术有限公司印刷
开本787×1092　1/16　印张21.25　插页10
字数400千字
2018年1月第1版　2018年1月第1次印刷
ISBN 978-7-5478-3828-0/R·1514
定价：98.00元

奇璞简介

西晋诗人司马彪有诗云"卞和潜幽冥,谁能证奇璞"。在古代,"奇璞"寓意珍奇美玉或才智出众之人。当今,中国健康产业在发展过程中,正在孕育着一批创新健康商业模式、产品和服务,并涌现一批具备强大创新能量的才智之人,为中国健康产业的改革、建设和发展不断贡献力量。

2014年,由我国医疗健康行业的领导者集体发起的中国健康产业创新平台(China Healthcare Innovation Platform,CHIP,译为奇璞)成立,该平台主要关注健康行业内立足于本土的商业模式创新、管理创新和制度创新,但不排除重要的技术创新,旨在通过连接实业、投资、学术、政府,提升创新项目和企业创新的正向价值和社会认知。通过推动商业模式创新、管理创新和制度创新,改善和提升顾客、利益相关方或(和)整个社会的利益,进而获取良好的经济和社会效益,引领健康产业的价值创新氛围,推动新医改环境下产业的政策制定、健康产业的良性发展。

中国健康产业创新平台于2014年12月20日举行了首届中国健康产业创新峰会暨"奇璞奖"颁奖典礼,展示和表彰中国健康产业的"奇璞"——深具社会和经济意义的创新项目。这是我国健康领域的一次重要盛会,创新者、专家学者、行业领袖、政府官员、社会组织领袖和媒体人聚集一堂,交流探讨健康行业的创新模式和发展前景。颁奖典礼上公布了八个健康领域——医院、医生、药品、医疗器械、信息、健康产业发展、卫生政策和公益"奇璞奖"的获得者，以及特别奖的获得者。

2015 年奇璞以"奇璞健康创新实验室"为理念，继续中国健康产业创新的探索。平台共举办了三场主题分别为"医疗 IT""医疗产品""医疗服务"的奇璞路演，两场"奇璞 NCD 慢性病创新菁英论坛"，以及 12 月 12 日的"2015 中国健康产业创新平台奇璞峰会"。5 月发起的"奇璞加速器"项目为健康产业界的七位产业领袖和创新创业项目提供互联对接的机会。奇璞投资专家团的成立继续扩大了奇璞平台的专家智库。同时，奇璞于年底发布了《2015 中国健康产业创新平台奇璞蓝皮书》，回顾并梳理了本年度的健康行业政策进展和产业创新实践。

2016 年奇璞继续以"挖掘和表彰中国健康产业价值创新项目"为己任，共举办了三场主题分别为"智慧医疗""药企与互联网的合作""医疗器械创新"的奇璞路演，三场以"北上广深四地基层医疗创新"为主题的奇璞社区院长论坛，以及 12 月 10 日举行的"2016 中国健康产业创新峰会暨第二届'奇璞奖'颁奖典礼"。同时，奇璞分别于 2016 年底和 2017 年初正式出版《寻路医改——中国卫生政策的创新与实践》和《2015—2016 中国健康产业创新平台奇璞蓝皮书》，对健康行业政策进展和产业创新进行了梳理和总结。

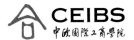

发起方
中欧国际工商学院

China Europe International Business School

中欧国际工商学院是由中国政府与欧盟于 1994 年共同创办的一所非营利中外合作高等管理教育机构。二十多年来，学院办学成绩斐然，获得社会广泛认可，其"亚洲顶级国际商学院"的声誉得到了不断充实和提升。学院以成为世界最具影响力的商学院作为愿景，培养兼具中国深度和全球广度、积极承担社会责任的领导者。

CEIBS is a not-for-profit joint venture established in 1994 with the support of the Chinese government and the European Commission. Over the past two decades, CEIBS has made outstanding achievements and received wide recognition from the society, with its reputation as a prestigious business school in Asia being further strengthened and enhanced. With a vision to become the most respected international business school in the world, CEIBS is committed to educating socially responsible leaders versed in "China Depth, Global Breadth".

承办方
中欧卫生管理与政策中心

CEIBS Center for Healthcare Management & Policy

中欧卫生管理与政策中心成立于 2010 年。中心的使命是努力成为中欧在医疗健康领域的内外联系窗口，为师生和校友提供服务；搭建学术界、行业领袖和政府决策者之间的对话和交流平台，促进健康行业创新和管理能力的提升；通过在中国和世界之间传播和分享知识、信息、经验，总结行业内最佳实践，提供医改政策方案，成为中国健康领域的重要智库。中心工作的重点是产业创新、卫生政策和健康管理三个领域内的研究、教学和学术活动。依托中欧国际工商学院的资源，通过与医疗健康行业、政府、学术界和媒体之间的紧密合作，中心已经成为医疗健康领域内一个具有重要影响的平台。

The CEIBS Center for Healthcare Management and Policy was founded in 2010. The Center's mission is to be a window of CEIBS healthcare sector that provides services for students, faculty and alumni; to build an exchange and dialogue platform among academia, industry leaders and policy makers, facilitating development of innovation and management capability of the industry; and to be an important think tank in China's healthcare sector by sharing knowledge, information, experience, and the best practice in healthcare between China and the world, as well as providing healthcare policy advice. The Center focuses on industry innovation, health policy, and personal health management through academic research, teaching and events. Through CEIBS's reputation and resources as well as close collaboration with industry, government, academia and media, the center has made itself an influential academic brand in China's healthcare sector.

奇璞专家智库
执委会主席

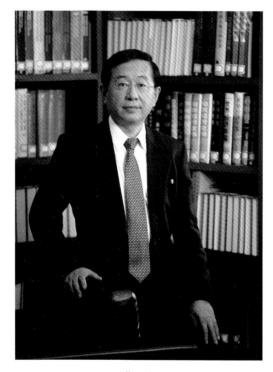

蔡江南

中欧卫生管理与政策中心主任

中欧国际工商学院经济学兼职教授

奇璞专家智库
顾问

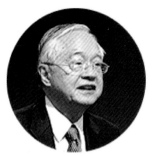

吴敬琏

国务院发展研究中心研究员

国务院深化医药卫生体制改革工作领
导小组专家咨询委员会委员

中欧国际工商学院宝钢经济学教席教授

国际经济学会（IEA）荣誉主席

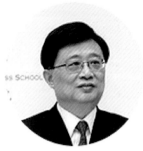

朱晓明

前中欧国际工商学院院长

中天集团管理学教席教授

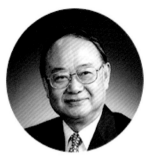

戴尅戎

中国工程院院士

上海交通大学医学院终身教授

上海市关节外科临床医学中心主任

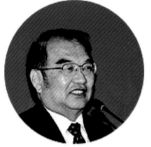

王威琪

中国工程院院士

复旦大学首席教授

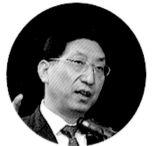

曾益新

中国科学院院士

国家卫生和计划生育委员会副主任

奇璞专家智库
评审委员会

———————————— 医疗服务组 ————————————

（医院、诊所、康复护理、第三方外包服务、中医）

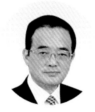

陈肖鸣

温州医科大学附属第一
医院前院长

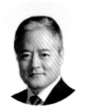

段 涛

上海市第一妇婴保健院前院长
主任医师

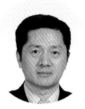

樊 嘉

复旦大学附属中山医院院长

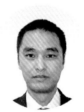

冯 唐

中信资本控股有限公司
高级董事总经理、
健康产业负责人

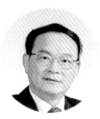

黄 钢

上海健康医学院院长

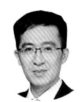

苏震波

分享投资合伙人

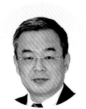

于振坤

南京同仁医院院长

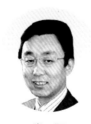

张 阳

首都医科大学三博脑科医
院院长

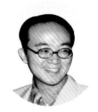

庄一强

香港艾力彼医院管理研究
中心主任

医疗产品组
（药品、器械、中药）

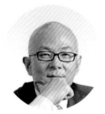

邓建民

BD 公司全球副总裁、大
中华区总经理

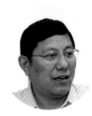

傅大煦

上海市生物医药科技产业
促进中心书记、副主任

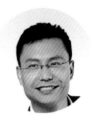

李文罡

中卫基金创始合伙人

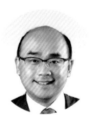

李永忠

上海医药集团股份有限公
司执行董事

上药控股有限公司总经理

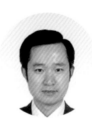

宋成利

上海理工大学医疗器械与
食品学院教授

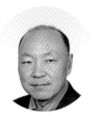

吴晓滨

辉瑞中国区总裁

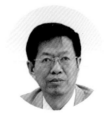

奚廷斐

北京大学前沿交叉学科研
究院生物医用材料与组织
工程中心主任、教授

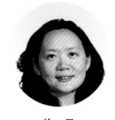

徐　晶

阿斯利康中国大陆及香港
地区副总裁

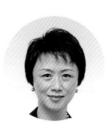

杨　梅

卡尔史托斯内窥镜（上
海）有限公司董事总经理

医疗信息和健康产业发展组

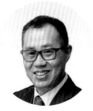

蔡达建

高特佳投资集团创始人、
董事长

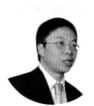

方　浩

中信证券董事、总经理

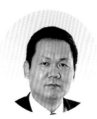

葛　航

创业软件股份有限公司董事长

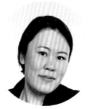

侯　蕾

麦肯锡副董事合伙人

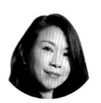

姜慧霞

贝壳社创始人

姜　傥

中山大学教授
迪安诊断副总裁

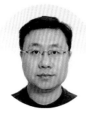

李天天

丁香园董事长

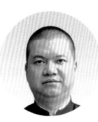

涂宏钢

医库软件创始人

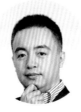

邢　波

东软集团股份有限公司副
总裁

张　猛

IMS 咨询、市场调研、IT 技
术系统大中华区总负责人

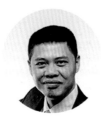
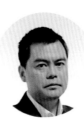
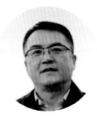
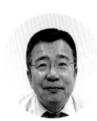
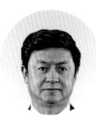
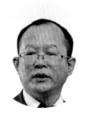
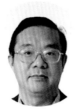
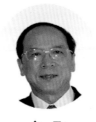
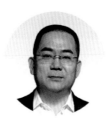

序 言

2013 年 9 月，国务院发布了《关于促进健康服务业发展的若干意见》（又称 40 号文件），阐明了健康服务业在我国国民经济发展中的战略重要性。40 号文件提出了一个宏伟的发展目标，即建立一个覆盖生命周期的健康服务业体系，不仅包括医疗卫生，还包括了养老、康复和健康管理等的完整健康产业链。自此，我国的大健康产业进入了一个快速发展的轨道。

医疗改革政策覆盖面不断扩大，范围包括体制改革、医疗服务、药品器械、医疗保险、医疗信息等几乎所有细分领域，如何把握政策发展的方向，理解政策变化对医疗健康行业的影响，就变得越来越重要。

本书梳理了 2016—2017 年政府在医疗健康领域的主要政策。医疗健康领域的创新出现了蓬勃发展的繁荣景象，对这两年医疗健康领域的创新热点，如基本医疗保险制度、分级诊疗、慢性病管理和医疗人工智能等，本书也做了专题研究。

2014 年创立的中国健康产业创新"奇璞奖"，旨在展示和表彰中国医疗健康领域内具有经济价值和社会意义的创新项目。我们鼓励的创新项目，力图通过创新提升医疗健康行业服务水平，以此增进人民的健康，推动医疗健康行业的良性发展，用更少的费用获得更大效益。

· 2016 健康产业创新"奇璞奖" ·

2016 年第二届"奇璞奖"得到了健康行业的积极响应和支持，横跨健康行业内的各个子部门，分为 8 个类别：医院、医生与基层医疗、药品、医疗器械、医疗信息、产业发展、卫生政策、健康公益与社会责任。每个类别有最多 4 个项目获得提名。经过评审专家和奇璞奖组委会的反复讨论和投票，最后从入围的 147 个创新项目中选择了 32 个项目，获得 2016 年第二届"奇璞奖"提名奖。

除了 8 个类别外，奇璞还单独开设一个"中国健康产业创新特别贡献奖"，以表彰获奖者对中国健康行业的重大贡献。2016 年的特别贡献奖颁给了国务院《关于改革药品医疗器械审评审批制度的意见》（国发［2015］44 号）。44 号文件及其配套政策对提高我国药品质量安全水平、鼓励医药产品创新研发、推动医药产业持续健康发展，以及保障和促进公众健康具有重要里程碑式的影响。

· 医院服务创新 ·

在我国的医疗服务体系中，医院占据举足轻重的地位，大型公立三级医院的地位则是重中之重。这次从 13 个入围的医院创新项目中选出来的 4 个提名奖项目，都是来自大型公立三甲医院，其中 2 个来自东部、2 个来自西部。

4 家医院的创新分别代表了 4 种不同类型。新疆医科大学第一附属医院的创新项目，针对困扰畜牧业地区的包虫病，提出了预防、诊断和治疗一体化的解决方案，在世界上具有领先地位。四川大学华西医院对住院患者、家属和医护人员的心理健康提出了一套检测和管理方法，改善了医患关系；上海市第一妇婴保健院紧紧围绕患者就医体验，开发了一系列解决方案。这两个医院的创新实践体现了以患者为中心的理念，为公立医院改善医患关系提供了值得学习的经验。浙江大学医学院附属邵逸夫医院利用互联网搭建了分级诊疗的平台，为推进分级诊疗提供了借鉴。

·医生与基层医疗创新·

我国医疗服务的倒金字塔现象，使得基层医疗难以发挥应有作用，大量患者涌向大型三级医院，造成看病难的问题迟迟无法解决。可喜的是，近年来有不少基层医疗创新案例出现。医生集团也是我国医疗服务体系中这两年出现的新生事物。这次从 16 个入围的医生和基层医疗创新项目中产生了 4 个提名奖项目，代表了不同的创新特点。

北京和杭州的 2 个项目来自公立社区卫生中心，而上海和云南的项目代表着民营医疗的创新。北京和杭州的创新都围绕家庭医生展开，前者依靠信息技术，建立了社区医疗的协调服务标准，得到了国家卫生部门的重视；杭州探索了将常见病、多发病和慢性病患者留在社区的有效方式，发挥了家庭医生的积极作用，为基层医疗树立了学习的榜样。

云南的创新具有重要意义，为运用社会力量举办基层医院做出了开创性的榜样。张强医生集团也是我国医生集团的先行者，为医生的自由执业做出了开创性的贡献。

·药品领域创新·

药品是医疗健康产业的一个重要领域，但是药品行业的技术创新需要长期积累和巨额资金，同时充满风险和不确定性。从 15 个入围药品领域创新项目中产生的 4 个提名奖项目，主要是商业模式和管理上的创新。其中 2 个项目来自跨国药企，2 个来自本土企业。

阿斯利康、上药控股和勃林格殷格翰这 3 个项目都是一种合作方式上的创新：阿斯利康将药品与诊断、医疗器械和互联网联系在一起，进行合作创新，产生了整合效果，推动了不同板块的协同发展。上药控股与医院做了药品物流供应链管理上的创新。勃林格殷格翰在药品研发和生产之间做了整合创新，药品合同生产模式在我国是一个新的尝试，对于推动药品研发起了积极作用。思路迪在利用大数据进行肿瘤精准医疗和新药研发方面走在我国前沿。

　　我国药品领域的创新与世界水平还存在着巨大差距，任重道远。国家食品药品监督管理总局出台的一系列推进我国新药研发和提高仿制药质量的政策措施，正在对我国药品领域的发展产生重要影响。

· 医疗器械领域创新 ·

　　在我国的健康产业创新领域内，医疗器械板块的创新是一个特别活跃的领域，涌现了一些赶超世界水平的创新项目。相对于药品创新的艰难，医疗器械的创新风险和监管门槛较低。在大型医疗器械领域，我国与世界水平还存在着很大差距，然而在人工组织和体外诊断（IVD）领域，我国的一些产品质量正在赶超世界水平。

　　这次入围的 147 个创新项目中，医疗器械的项目数量占第二位，有 27 个。4 个获得提名奖的项目质量非常高。其中，人工角膜和人造小口径血管这两个人工组织的项目达到了世界领先水平，且都是具有广阔应用前景的领域，存在巨大的市场需求，也都获得了国家食品药品监督管理总局的绿色通道待遇。其他两个体外诊断项目聚焦于呼吸道疾病的应用，他们的创新水平也很高，具有重要的市场前景。

· 医疗信息创新 ·

　　医疗信息领域的创新非常火热，入围的 147 个项目中大量项目都运用了信息化的手段，互联网、大数据、智慧医疗成为健康产业创新的热土。医疗信息领域的创新项目数量最多，达到 32 个。这次的入围项目反映了信息与各个健康板块的深度结合，与医院、药品、器械等的结合。医疗信息创新的门槛相对较低，但在商业模式上还没有很好的突破。

　　入选提名奖的 4 个项目中，3 个来自深圳，反映了深圳创新的活跃程度。深圳贝申解决了新生儿黄疸监护的世界性难题。深圳医诺从创业伊始，经过了 12 年的发展，在肿瘤放疗领域的整合创新得到了国内顶级医院的认可。我国儿科医疗服务存在着严重供不应求的状况，深圳医信将互联网和线下门诊结合，做出了有益的尝试。名医主刀专注于外科手术共享平台的打造，在商业模式上进行了有益的尝试。

·健康产业发展创新·

除了医疗服务、医疗产品（药品和器械）和医疗信息板块，健康产业的其他板块目前都归入健康产业发展的类别，这次入围项目数量24个，内容丰富多彩，反映了健康产业创新生态链的多样化。

获得提名奖的4个项目中，2个采用了平台模式。上海健医是一个商业医疗保险的综合服务平台，包括了支付、数据管理、保险产品开发等功能，对于推动商业医保在我国的发展具有积极意义。福州医博汇是一个服务于基层医疗的平台，连接第三方实验室、医院网络、医生、厂商等环节，对于推进分级诊疗具有重要意义。丁香园、腾讯、众安保险3家机构的合作，将智能硬件、保险与糖尿病管理结合起来，提供了一种崭新的商业模式。深圳人力资源和社会保障局和支付宝的合作将电子支付第一次引入社会医保，对于方便患者支付具有积极意义。这4个创新项目都具有联合和整合的元素。

·卫生政策创新·

卫生政策创新对于健康产业发展具有极为重要的作用，我国健康领域存在的许多问题都与体制、制度、机制有关，而近年来健康产业的快速发展在很大程度上与我国卫生政策的创新有关。这几年卫生政策创新速度加快，各地根据自己的实际情况进行了探索。

这次入围的卫生政策创新项目有7个，获得提名奖的4个项目来自4个不同地区。深圳的医改步子在全国领先，改革措施覆盖了医疗的许多方面，反映了深圳特区敢为人先的特色。厦门在分级诊疗上进行了探索，取得了明显的成果。其他两个社会医保项目的创新各具特色，对于其他地区具有借鉴意义。南昌医保在支付方式上进行了探索，青岛在长期护理保险上进行了4年的探索实践，2个项目都积累了宝贵经验，取得了明显的落地成果。

·健康公益与社会责任创新·

健康产业与其他行业的重要区别在于对于生命的重要性，需要人文关怀和爱心，因此健康领域内的公益事业发展对于提升这个领域的社会价值具有重要意义。2016 年的健康公益项目数量比第一届明显增加，有 13 个项目入围，获得提名奖的 4 个项目也取得了杰出成果。

对于社会最需要关怀的残障孤儿群体，北京春苗提供了全方位服务，为这些孩子的健康成长做出了重要贡献。对于癌症患者群体，北京众保创造性地开发了合作众筹模式，参加的每一个人小额捐献，为癌症患者解决经济困难提供了可贵的帮助。我国急救资源非常短缺，"第一反应"调动了社会资源，创立了一个社会共享急救平台。系列电视纪录片《人间世》，利用媒体传播的手段，进行了一场弥合医患关系的成功尝试，产生了积极的社会影响。

本书全景式地展示了我国医疗健康各个领域创新的丰富多彩的画面，对于希望了解我国医疗健康领域的最新重要发展提供了一个很好的窗口。本书力求将不同层面上的重要发展与细分领域的创新结合起来，给读者提供一个多视角、多层次、多方位的学习机会。

中国健康产业创新平台是我国医疗健康领域的众多专家学者和行业领袖一起推动建立的，中欧国际工商学院在其中发挥了重要的领导作用。中欧的领导给了大力支持，许多学生和校友做出了多种方式的帮助和贡献；许多企业、机构和媒体给了人力、财力、物力、品牌等多方面的帮助和支持；中欧研究人员和兼职研究员、学生和校友对本书的编写做出了贡献，这里特别感谢赵永超、莫凌霄、张黎、薛梅、胡峙峰的工作。这本书是许多人合作贡献的产物，抱歉无法在此一一致谢。

蔡江南

2017 年 9 月 1 日

目　录

政策篇

产业篇

第三章
中国健康产业创新案例

附　录

政策篇

第一章
2016—2017 医疗行业改革政策
趋势及热点分析

2016—2017 年是我国医疗卫生体制改革（医改）承上启下的一年，改革政策的整体性和前瞻性都有所增强，医改的政策体系更加完备。本章对 2016 年至 2017 年 5 月底的医改政策进行梳理，并对相关改革热点进行简要分析。

2016 年至 2017 年 5 月，国务院及相关各部委共计发布 25 项医疗相关政策，其中医保改革相关政策 2 项、医疗服务改革相关政策 2 项、药品及器械相关改革政策 6 项、医疗信息化改革政策 1 项、养老产业相关改革政策 3 项、工作计划及规划类改革政策 11 项，包括年度任务 2 项、中长期发展规划 8 项（表 1-1）。

表 1-1　2016—2017 年 5 月医疗产业重点改革政策一览

文件范围	文　件　名　称	发布时间
医疗保险	《国务院关于整合城乡居民基本医疗保险制度的意见》	2016 年 1 月 3 日
	《国务院办公厅关于印发生育保险和职工基本医疗保险合并实施试点方案的通知》	2017 年 1 月 19 日
医疗服务	《国务院办公厅关于推进医疗联合体建设和发展的指导意见》	2017 年 4 月 23 日
	《国务院办公厅关于支持社会力量提供多层次多样化医疗服务的意见》	2017 年 5 月 16 日
医药器械	《国务院办公厅关于开展仿制药质量和疗效一致性评价的意见》	2016 年 2 月 6 日
	《国务院办公厅关于促进医药产业健康发展的指导意见》	2016 年 3 月 4 日
	《国务院办公厅关于印发药品上市许可持有人制度试点方案的通知》	2016 年 5 月 26 日
	《国务院关于加快发展康复辅助器具产业的若干意见》	2016 年 10 月 23 日
	《国务院办公厅关于进一步改革完善药品生产流通使用政策的若干意见》	2017 年 1 月 24 日
	《国务院关于修改〈医疗器械监督管理条例〉的决定》	2017 年 5 月 19 日

（续表）

文件范围	文 件 名 称	发布时间
医疗信息化	《国务院办公厅关于促进和规范健康医疗大数据应用发展的指导意见》	2016 年 6 月 21 日
养老产业	《国务院办公厅关于全面放开养老服务市场提升养老服务质量的若干意见》	2016 年 12 月 7 日
	《国务院办公厅关于进一步扩大旅游文化体育健康养老教育培训等领域消费的意见》	2016 年 11 月 28 日
	《国务院办公厅关于印发老年教育发展规划（2016—2020 年）的通知》	2016 年 10 月 5 日
年度任务	《国务院办公厅关于印发深化医药卫生体制改革 2016 年重点工作任务的通知》	2016 年 4 月 21 日
	《国务院办公厅关于印发深化医药卫生体制改革 2017 年重点工作任务的通知》	2017 年 4 月 25 日
中长期规划	《"健康中国 2030"规划纲要》	2016 年 10 月 25 日
	《国务院关于印发"十三五"深化医药卫生体制改革规划的通知》	2016 年 12 月 27 日
	《国务院关于印发"十三五"卫生与健康规划的通知》	2016 年 12 月 27 日
	《国务院办公厅关于印发中国防治慢性病中长期规划（2017—2025 年）的通知》	2017 年 1 月 22 日
	《国务院关于印发全民健身计划（2016—2020 年）的通知》	2016 年 6 月 15 日
	《国务院关于印发"十三五"国家老龄事业发展和养老体系建设规划的通知》	2017 年 2 月 28 日
	《国务院办公厅关于印发国家职业病防治规划（2016—2020 年）的通知》	2016 年 12 月 26 日
	《国务院关于印发"十三五"推进基本公共服务均等化规划的通知》	2017 年 1 月 23 日
	《国务院关于印发中医药发展战略规划纲要（2016—2030 年）的通知》	2016 年 2 月 22 日

一、医疗卫生体制改革中长期规划与近期改革趋势

2016 年和 2017 年的医改工作在医改总体进程中具备重要意义。2016 年是"十三五"的开局之年，2017 年是实现深化医药卫生体制改革阶段性目标的攻坚之年，2016 年和 2017 年的改革是关系到 2020 年能否实现人人享有基本医疗卫生服务的目标。可见 2016—2017 的医改重要性，这一重要性从政策上体现在两点：一是改革的中长期规划陆续出台，规划的体系全面完备，描绘出未来改革规划前景；二是改革的中短期工作任务目标明确，可操作性较强。

· 以医疗和大健康为核心，构建全面的中长期规划体系 ·

由于 2016 年是"十三五"的开局之年，医改的若干中长期规划密集出

台，根据规划的内容，可以将这些政策文件分为两类：一是涉及医改的，如《"十三五"深化医药卫生体制改革规划》《"十三五"推进基本公共服务均等化规划》等；另一部分是以"健康中国 2030"为核心的大健康领域专项规划，如《"健康中国 2030"规划纲要》《"十三五"卫生与健康规划》《"十三五"国家老龄事业发展和养老体系建设规划》《全民健身计划（2016—2020 年）》《中国防治慢性病中长期规划（2017—2025 年）》《中医药发展战略规划纲要（2016—2030 年）》等（图 1-1）。

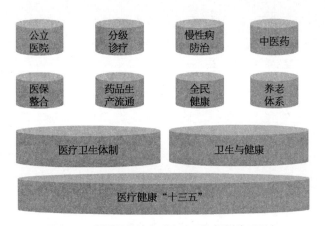

图 1-1　我国医疗健康"十三五"规划体系示意

《"十三五"深化医药卫生体制改革规划》是有关我国医改的根本性规划，其中几个约束性指标对于我国未来医疗药品产业具备重要影响，并要在分级诊疗、现代医院管理、全民医保、药品供应保障、综合监管 5 项制度建设上取得新突破，同时统筹推进相关领域改革（表 1-2）。

表 1-2　到 2020 年深化医疗卫生体制改革主要目标

序号	指标内容
1	居民人均预期寿命比 2015 年提高 1 岁，孕产妇死亡率下降到 18/10 万，婴儿死亡率下降到 7.5‰，5 岁以下儿童死亡率下降到 9.5‰
2	个人卫生支出占卫生总费用的比重下降到 28% 左右
3	分级诊疗模式逐步形成，基本建立符合国情的分级诊疗制度
4	力争所有社区卫生服务机构和乡镇卫生院以及 70% 的村卫生室具备中医药服务能力，同时具备相应的医疗康复能力
5	力争将签约服务扩大到全人群，基本实现家庭医生签约服务制度全覆盖

（续表）

序号	指 标 内 容
6	基本建立具有中国特色的权责清晰、管理科学、治理完善、运行高效、监督有力的现代医院管理制度，建立维护公益性、调动积极性、保障可持续的运行新机制和科学合理的补偿机制
7	公立医院医疗费用增长幅度稳定在合理水平
8	基本医保参保率稳定在 95% 以上
9	建立医保基金调剂平衡机制，逐步实现医保省级统筹，基本医保政策范围内报销比例稳定在 75% 左右
10	医保支付方式改革逐步覆盖所有医疗机构和医疗服务，全国范围内普遍实施适应不同疾病、不同服务特点的多元复合式医保支付方式，按项目付费占比明显下降
11	基本建立药品出厂价格信息可追溯机制
12	形成 1 家年销售额超过 5 000 亿元的超大型药品流通企业，药品批发百强企业年销售额占批发市场总额的 90% 以上
13	对各级各类医疗卫生机构监督检查实现 100% 覆盖
14	完成本科临床医学专业首轮认证工作，建立起具有中国特色与国际医学教育实质等效的医学专业认证制度
15	所有新进医疗岗位的本科及以上学历临床医师均接受住院医师规范化培训，初步建立专科医师规范化培训制度
16	城乡每万名居民有 2～3 名合格的全科医生，全科医生总数达到 30 万人以上
17	医疗责任保险覆盖全国所有公立医院和 80% 以上的基层医疗卫生机构
18	基本公共卫生服务逐步均等化的机制基本完善
19	全面落实政府对符合区域卫生规划的公立医院投入政策，建立公立医院由服务收费和政府补助两个渠道补偿的新机制，细化落实政府对中医医院（民族医院）投入倾斜政策，逐步偿还和化解符合条件的公立医院长期债务

《"健康中国 2030"规划纲要》是指导我国健康中国建设的宏伟蓝图和行动纲领，具备提纲挈领的性质和战略高度。它实现了两个政策突破：首先，把健康中国建设上升为国家战略；其次，确认了健康优先战略，就是"把人民健康放在优先发展的战略地位"，加快推进健康中国建设。《纲要》还提出了若干量化指标，其中比较重要的有：2020 年，人均预期寿命达到 77.3 岁，2030 年达到 79 岁；2030 年，经常参加体育锻炼人数从 2014 年的 3.6 亿人上升至 5.3 亿人；每千常住人口执业（助理）医师数达到 3.0 人，注册护士数达到 4.7 人；地级及以上城市空气质量优良天数比率在 2020 年超过 80%，地表水质量达到或好于 III 类水体比例在 2020 年超过 70%。可见"健康中国"战略是一个大体系、大战略，涉及医疗卫生体系、居民生活方式、综合环境治理等方方面面（表 1-3）。

表 1-3　健康中国建设主要指标

领　域	指　标	2015	2020	2030
健康水平	人均预期寿命	76.34	77.3	79
	婴儿死亡率（‰）	8.1	7.5	5
	5 岁以下儿童死亡率（‰）	10.7	9.5	6
	孕产妇死亡率（1/10 万）	20.1	18	12
	城乡居民达到《国民体质测定标准》合格以上的人数比例（%）	89.6（2014 年）	90.6	92.2
健康生活	居民健康素养水平（%）	10	20	30
	经常参加体育锻炼人数（亿人）	3.6（2014 年）	4.35	5.3
健康服务与保障	重大慢性病过早病死率（%）	19.1（2013 年）	比 2015 年降低 10%	比 2015 年降低 30%
	每千常住人口执业（助理）医师数（人）	2.2	2.5	3
	个人卫生支出占卫生总费用的比重（%）	29.3	28 左右	25 左右
健康环境	地表水质量达到或好于Ⅲ类水体比例（%）	66	>70	持续改善
健康产业	健康服务业总规模（万亿元）	—	>8	16

　　《"十三五"卫生与健康规划》的文件思路基本延续《"健康中国 2030"规划纲要》的思路。提出到 2020 年，覆盖城乡居民的基本医疗卫生制度基本建立，实现人人享有基本医疗卫生服务，人均预期寿命在 2015 年基础上提高 1 岁。制度体系更加成熟定型。医疗卫生服务能力大幅提升，更好满足人民群众基本医疗卫生服务需求和多样化、多层次健康需求。疾病预防控制成效显著。健康服务模式实现转变。机构间的分工协作更加紧密，家庭医生签约服务制度基本全覆盖，符合国情的分级诊疗制度基本建立。全面两孩政策平稳实施，计划生育服务管理制度较为完善（具体指标见本章末附表）。

　　在慢性病防治方面，《中国防治慢性病中长期规划（2017—2025 年）》提出到 2020 年，慢性病防控环境显著改善，降低因慢性病导致的过早病死率，力争 30 ～ 70 岁人群因心脑血管疾病、癌症、慢性呼吸系统疾病和糖尿病导致的过早病死率较 2015 年降低 10%。到 2025 年，慢性病危险因素得到有效控制，实现全人群全生命周期健康管理，力争 30 ～ 70 岁人群因心脑血管疾病、癌症、慢性呼吸系统疾病和糖尿病导致的过早病死率较 2015 年降低 20%。逐步提高居民健康期望寿命，有效控制慢性病疾病负担。这是我国首次成系统地提出慢性病防治综合指标体系（具体指标见本章末附表）。

此外，我国高度重视中医药事业发展，在《中医药发展战略规划纲要（2016—2030 年)》中提出，到 2020 年，实现人人基本享有中医药服务，中医药标准化、信息化、产业化、现代化水平不断提高。在量化指标方面，《纲要》提出到 2030 年，每千人口公立中医类医院床位数达到 0.55 张，中医药服务可得性、可及性明显改善，有效减轻群众医疗负担；每千人口卫生机构中医执业类（助理）医师数达到 0.4 人；中医药产业现代化水平显著提高，中药工业总产值占医药工业总产值 30% 以上，中医药产业成为国民经济重要支柱之一；符合中医药发展规律的法律体系、标准体系、监督体系和政策体系基本建立，中医药管理体制更加健全。到 2030 年，中医药将在治未病中占据主导作用，在重大疾病治疗中的协同作用、在疾病康复中的核心作用得到充分发挥。

· 全面加强组织领导，医改进入执行期 ·

2015—2016 年整体的医改政策从改革操作思路上看，改革的整体性、系统性和协同性均不断增强，改革的具体要求越来越细致，各项改革的可操作性越来越强。我国的医改已经从之前改革框架的设计建设期，过渡到实际操作期。从改革大项来看，2015 年的改革任务为 7 大项 27 小项，而 2016 年的改革任务被分解为 9 大项 47 小项，到 2017 年，改革的具体任务更是增加到 70 项（文件 14 项，重点工作 56 项），改革的举措更加 "精准"（表 1-4）。

表 1-4 2015—2017 医改重点任务对比

序号	2015 年改革任务	2016 年改革任务	2017 年改革任务
一	全面深化公立医院改革	全面深化公立医院改革	研究制定文件（14 项）
二	健全全民医保体系	加快推进分级诊疗制度建设	推动落实的重点工作（56 项）
三	大力发展社会办医	巩固完善全民医保体系	
四	健全药品供应保障机制	健全药品供应保障机制	
五	完善分级诊疗体系	建立健全综合监管体系	
六	深化基层医疗卫生机构综合改革	加强卫生人才队伍建设	
七	统筹推进各项配套改革	稳固完善基本公共卫生服务均等化制度	
八		推进卫生信息化建设	
九		加快发展健康服务业	

不同于以往年度工作计划，在 2017 年的医改工作计划中，还详细列出了若干条全面加强组织领导方面的具体工作安排。说明随着我国医改进入操作期，医改的组织建设同样显得更加迫切。2017 年明确提出，将医改纳入对地方政府的考核要求等约束机制。同时，推动各地由党委和政府主要负责同志或一位主要负责同志担任医改领导小组组长，充分发挥医改领导小组的统筹协调作用。医改的重要性得到进一步凸显，改革的组织领导机制开始明确建立。另一方面，我国医改的专项督查制度也在建立，将对综合医改试点省份改革情况进行评估，对分级诊疗、城市和县级公立医院综合改革效果进行评价考核。医改作为我国全面深化改革的重要组成部分，开始与其他领域的改革一起开始制度顶层方面的相互协调。

二、医疗保险领域改革

·推动医保制度整合·

2016—2017 年，推动基本医疗保险制度合并整合是医保制度改革中最为主要的工作。2016 年 1 月，《国务院关于整合城乡居民基本医疗保险制度的意见》公布，城镇居民医保和新农合制度开始进入整合期，并逐步在全国范围内推广。2017 年 1 月，《生育保险和职工基本医疗保险合并实施试点方案》公布，规定在 2017 年 6 月底前启动试点，在河北省邯郸市、山西省晋中市、辽宁省沈阳市、云南省昆明市等 12 个城市开展 2 项保险合并实施试点，未纳入试点地区不得自行开展试点工作。这些整合举措为进一步提升我国基本医疗保险统筹机制奠定良好的基础。

近年来，我国在整合基本医疗保险制度方面一直处于探索期。其中，上海、浙江、山东等省市是新一届政府成立以来实现整合的。到 2016 年初，已实现城乡居民医保整合的省级地区增加到 9 个，并且全部归口人社部门统一管理。此外，还有其他省份的 39 个地级市已实行城乡居民医保整合。到 2016 年 10 月底，人社部新闻发言人李忠表示，20 个省份出台了城乡居民医保整合制度相关文件，三分之二的省份完成了建立统一的城乡居民医保制度的工作。

在两保整合的过程中，也存在诸多难点。如中欧国际工商学院卫生管理与政策中心主任蔡江南曾表示，除了要解决经费问题，统一信息系统等问题外，最大的难点在于组织机制上的障碍。清华大学经济管理学院医疗管理研究中心研究员曹健则认为，医保整合后归属权问题涉及机构职能整合和人员调整、各个部门如何进行平衡协调与移交的问题，所以难度较大。根据各地实践，超过 90% 以上的地级市划归人社部门统一管理，有 1 个市划归卫生部门统一管理，还有 1 个市暂由财政部门管理。在借鉴三明模式的基础上，2016 年 9 月福建省委专题会议上，福建省将省人力资源和社会保障厅、省卫生和计划生育委员会（以下简称"卫计委"）、省民政厅、省物价局、省商务厅等涉及医保的职能全面整合进福建省医疗保障管理委员会办公室，这也是另外一种较为创新的做法。

· 加快支付方式改革 ·

医保改革另外一大趋势是推进医保支付方式改革。在《"十三五"深化医药卫生体制改革规划》上首次提出"以医保支付方式改革为抓手推动全民基本医保制度提质增效"，支付方式改革的重要性可见一斑。

根据《规划》，医保支付方式的改革主要有表 1-5 述及的几个方面。

表 1-5 "十三五"医保支付改革的内容

服 务 类 型	支付方式改革内容
住院医疗服务	主要按病种付费、按疾病诊断相关分组付费或按床日付费
基层医疗服务	可按人头付费，积极探索将按人头付费与高血压、糖尿病、血液透析等慢性病管理相结合
复杂病例和门诊费用	按项目付费、按人头付费

实际上，在 2011 年、2012 年连续两年相继印发了两个文件：《关于进一步推进基本医疗保险支付方式改革的意见》和《关于开展基本医疗保险付费总额控制的意见》。这两个文件已经开始了我国医保支付方式的改革。两个文件明确提出要在总额控制基础上，结合门诊统筹开展探索按人头付费，结合住院门诊大病的保障探索按病种付费，建立和完善基本医疗保险经办机构和医疗机构的谈判协商机制与风险分担机制。截止到 2016 年 4 月底，全国 85% 的统筹地区开展了付费总额控制，并且将它纳入到基本医疗保险的定点协议里进行管理。超过 70% 的统筹地区开展了按病种付费，35% 的统筹地区开展按服务单元付费，主要是按床日付费，24% 的统筹地区开展了按人头付费的探索。我国初步形成了与基本医

保相适应的支付制度。

· 推进 DRGs 支付是重要改革方向 ·

在《"十三五"深化医药卫生体制改革规划》的文件中，还提到"鼓励实行按疾病诊断相关分组（diagnosis related groups，DRGs）付费（或称按病种付费）方式"，随后在各地方省份的改革文件中，也多次提及 DRGs 付费方式。所谓 DRGs付费，是一种打包付费制度，目前已在美国、德国、澳大利亚等 30 多个国家和地区采用，是国际公认的较为科学合理的医疗费用支付方式。

DRGs 付费主要是根据患者年龄、疾病诊断、合并症、并发症、治疗方式、病症严重程度以及疗效等多种因素，将诊断相近、治疗手段相近、医疗费用相近的住院患者，分入若干病组予以定额付费。医疗保险的给付方不是按照患者在院的实际花费（即按服务项目）付账，而是按照患者疾病种类、严重程度、治疗手段等条件所分入的疾病相关分组付账。依病情的不同、患者的不同、治疗手段的不同会有不同的 DRGs 编码相对应（图 1-2）。

在我国，北京最早开始 DRGs 本土化研究工作。2008 年，北京市公共卫生信息中心开发了基于北京地区特点的 DRGs 版本，将其命名为"北京版诊断相关组（BJ-DRG）"，并在 2011 年启动 DRGs-PPS 试点工作。迄今为止，北京市公共卫生信息中心已建立起包含超过 2 000 万份出院病案首页信息的数据库。北京在 2011 年已启动部分定点医院开展 DRGs 付费试点工作，第一批试点医院为北

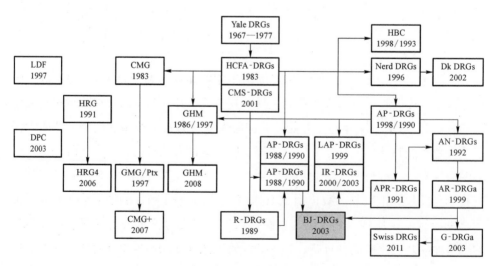

图 1-2　DRGs 分组示意

京大学人民医院、北京大学第三医院、首都医科大学附属北京友谊医院等 18 家三级甲等医院。广东、内蒙古、江苏、江西、四川、云南 6 省（区）已经开展了省内医院数据的分析，搭建了 DRGs 绩效评价平台。这些前期探索已经为推动 DRGs 付费方式改革提供了宝贵的经验。

从目前试点 DRGs 付费的情况来看，主要难点在临床路径的确定。相关部门已经注意到了这点，正在逐步推动临床路径的规范。2016 年 12 月，国家卫计委发布《关于实施有关病种临床路径的通知》，共 1 010 个临床路径已在中华医学会网站发布，供卫生计生行政部门和医疗机构参考使用，并要求通过临床路径合理测算单病种付费、DRGs 付费等支付方式的支付标准，推动支付方式改革。

2016—2017 年医保领域的改革工作要点见本章末附表。

三、医疗服务领域改革

· 全面推开公立医院改革 ·

全面推开公立医院改革，量化控制医疗费用增长。2016—2017 年，公立改革始终是医疗体制改革的重头戏。公立医院的改革总体框架思路已经十分完备，主要是"扩大改革试点""理顺公立医院与政府之间的补偿机制""完善公立医院内部的管理体制、人事制度、薪酬制度"和"控制医疗费用增长，提高服务质量"4 个方面。

在扩大改革试点方面，2016 年城市公立医院改革新增 100 个试点城市，使全国试点城市达到 200 个，预计到 2017 年 9 月，我国将全面推行公立医院综合改革；在县级公立医院改革方面，2016 年选择江苏省启东市、安徽省天长市、福建省尤溪县、青海省互助土族自治县开展县级公立医院综合改革示范工作。

公立医院的改革具体内容包括管理体制、医疗价格、人事薪酬、药品流通和医保支付方式改革五大维度，2017 年更是提出了试点城市、药占比等具体改革的量化指标，如要求前四批 200 个试点城市公立医院药占比（不含中药饮片）总体降到 30% 左右，百元医疗收入（不含药品收入）中消耗的卫生材料降到 20 元以下。全国公立医院医疗费用平均增长幅度控制在 10% 以下。

在人事薪酬制度和医疗服务价格改革方面，也有一些新的提法值得关注。在绩效考核方面，2017 年明确公立医院综合改革绩效考核主体，同时明确综合医改试点省份至少选择 1 个地级市开展绩效考核试点。公立医院改革绩效考核试点开始逐步推开。另外在人事制度方面，相关部门正着手制定适应医疗行业特点的人事薪酬制度相关指导性文件，同时提出建立医疗服务价格区域协调制度，我国医疗服务价格体系改革也将进入实质改革期。

在改善医疗服务方面，2016 年和 2017 年提出了更加具体的行动计划，明确在预约诊疗、日间手术、信息推送、结算服务、药事服务、急诊急救、优质护理等领域提高医疗服务质量。2016 年提出三级医院全面实施预约诊疗，综合医改试点省份率先在城市三级医院试点推进日间手术。

2016—2017 公立医院改革要点一览见本章末附表。

·扩大分级诊疗试点范围·

扩大试点范围，配套政策更为完善。2016—2017 年，分级诊疗的试点范围不断扩大，从 2016 年的 70%，扩大到 2017 年要求达到的 85%，重点人群家庭医生签约服务覆盖率从 2016 年 30%，扩大到 2017 年 60% 以上。可以预计到2017 年底，我国绝大部分地级市将开展分级诊疗工作，这将对行业带来长远和深刻的影响。与此同时，引导医师到基层多点执业、加快培养全科医生等方面的工作也紧锣密鼓地展开，我国的分级诊疗体制将在未来 2～3 年基本确立。

另一方面，分级诊疗的配套措施越加完善和精细化。2015 年之前，推动分级诊疗的主要配套举措多为完善医保差异化的支付政策，同时推动医生多点执业，加强医生服务基层的能力。2016—2017 年则有新的改革举措和改革思路，使得分级诊疗的配套保障机制更加精细化，更具操作性。

一是探索医疗联合体制度。政策要求以医联体为载体，在城市构建医疗联合体，在农村、县域建立医疗服务共同体，跨省鼓励组建专科联盟，在边远贫困地区鼓励发展远程医疗服务。通过这些手段，要把医疗资源下沉，同时要形成一种利益共同体、责任共同体和服务共同体。这是分级诊疗制度建设过程中推进供给侧结构性改革、解决基层首诊的问题。

二是新制修订临床路径，从更精细化的程度管理医生的处方行为，控制医疗费用的不合理增长。2016 年计划新制修订 50 个疾病的临床路径，扩大临床路径覆盖面，提高管理质量，力争全部三级医院、80% 以上的二级医院开展临床路径管理工作。到 2017 年计划制订 200 个左右临床路径，总数达 1 200 个左右，制订 100 个左右中医临床路径。这些临床路径的修订，不仅仅视为完善分级诊疗的配套政策，更重要的是官方临床路径的修订，可为后期开展处方行为监控、提高医疗信息化标准化水平奠定重要基础。

2016—2017 分级诊疗改革工作要点见本章末附表。

· 推进医联体建设 ·

在医疗卫生服务体系建设方面，2016—2017 年最为重要的政策即是建立医疗联合体（简称医联体）的相关改革政策。2016 年提出"探索建立包括医疗联合体、对口支援在内的多种分工协作模式"，2017 年则更为明确地提出"全面启动多种形式的医疗联合体建设试点"。2017 年 4 月，国务院专门发布《推进医疗联合体建设和发展的指导意见》，至此，"医联体"成为接下来推进分级诊疗、完善医疗服务体系的一个工作重点。根据政策表述，这里的"医联体"主要指一定区域内，以高级别医疗机构为龙头，纵向向下一直延伸到基层医疗机构，整合数家低等级别医疗机构的医疗联合经营体。以"家庭医生签约服务"和"医联体"为两大支柱的分级诊疗体系正在加速形成。

所谓医联体，是指医院之间打破行政性组织架构的约束，开展医院之间广泛且密切的联合与医疗协作，成为一个医疗的命运共同体。根据医联体类组织的紧密程度，可以分为紧密型医联体、松散型医联体和介于二者之间的情况。根据国家卫计委的分类方法，可以将我国的医联体模式分为 4 类：城市医疗集团、县域医疗共同体、跨区域专科联盟和远程医疗协作网。这 4 种类型的划分，是衍生于我国对于不同等级医院的功能定位。

根据《推动医疗联合体建设和发展的指导意见》及相关配套文件，对于各类医疗机构的功能定位给出了明确的阐述，这是建立医联体组织管理和协作制度的基础。其中城市大医院主要提供急危重症和疑难复杂疾病的诊疗服务，将诊断明确、病情稳定的慢性病患者、康复期患者转至下级医疗机构以及康复医院、护理院等慢性病医疗机构。基层医疗卫生机构和慢性病医疗机构为诊断明确、病情稳定的慢性病患者、康复期患者、老年病患者、晚期肿瘤患者、残疾人等提供治疗、康复、护理服务。

根据文件和官方对医联体模式的划分方法，我国 4 类医联体组织模式可描述如下（表 1-6）：

表 1-6　我国医联体组织类型

划分标准		类型	介　绍	纽带（组织）方式	举　例
主要四类	城市	医疗集团	在设区的市级以上，由三级公立医院或者业务能力较强的医院牵头，联合社区卫生服务机构、护理院、专业康复机构等，形成资源共享、分工协作的管理模式	在医联体内以人才共享、技术支持、检查互认、处方流动、服务衔接等为纽带进行合作	深圳罗湖医疗集团、江苏镇江康复医疗集团
	县域	医疗共同体	以县级医院为龙头、乡镇卫生院为枢纽、村卫生室为基础的县乡一体化管理，与乡村一体化管理有效衔接	充分发挥县级医院的城乡纽带作用和县域龙头作用，形成县乡村三级医疗卫生机构分工协作机制，构建三级联动的县域医疗服务体系	安徽天长
	跨区域	专科联盟	根据不同区域医疗机构优势专科资源，以若干所医疗机构特色专科技术力量为支撑，组建区域间若干特色专科联盟，形成补位发展模式，重点提升重大疾病救治能力	充分发挥国家医学中心、国家临床医学研究中心及其协同网络的作用，以专科协作为纽带	北京市儿童医院儿科联盟
	边远贫困地区	远程医疗协作网	鼓励公立医院向基层医疗卫生机构提供远程医疗、远程教学、远程培训等服务	利用信息化手段促进资源纵向流动，提高优质医疗资源可及性和医疗服务整体效率	中日友好医院远程医疗网络
其他	城市与农村之间	托管	以城市三级公立医院为主体单位，在已建立的长期稳定对口支援关系基础上，通过托管区域内县级医院等多种形式组建医联体	派驻管理团队和专家团队	
	国家级与省级之间	跨区域跨医联体合作	国家级和省级公立医院除参加属地医联体外，可跨区域与若干医联体建立合作关系，组建高层次、优势互补的医联体	创新型协同研究、技术普及推广和人才培养	

截至 2016 年底，全国已有 205 个地级以上城市开展相关工作，占地级以上城市总数的 60% 以上，全国各类医联体上转病例近千万例次，同比增长 62%；下转 260 万余例次，同比增长 117%。

· 发展长期护理险，建立连续服务体系 ·

另外，随着医疗机构功能定位的清晰，以及分级诊疗制度深入发展，建立持续服务的医疗体系开始被提到规划建设的重要位置。在《"十三五"深化医疗卫生体制改革规划》中，首次鲜明地提出了"诊疗—康复—长期护理连续服务模式""形成'小病在基层、大病到医院、康复回基层'的合理就医格局",同时提出"探索建立长期护理保险"制度。在医联体建设中，也鼓励护理院、专业康复机构等加入医联体，同时提高中医在康复护理方面的重要作用。通过分级诊疗制度的建立，我国正逐步补充康复和长期护理服务的短板，完整医疗服务体系开始显现。

长期护理险有望成为撬动连续服务模式的支点，并成为未来我国医疗保险领域重要的发展方向。长期护理保险是为因年老、疾病或伤残而需要长期照顾的被保险人提供护理服务费用补偿的健康保险。这是一种主要负担老年人的专业护理、家庭护理及其他相关服务项目费用支出的新型健康保险产品。典型长期看护保单要求被保险人不能完成下述 5 项活动之 2 项即可：吃、沐浴、穿衣、如厕、移动。除此之外，患有老年痴呆等认知功能障碍的人通常需要长期护理。该险种起源于 20 世纪 70 年代的美国，随后进入法、德等欧洲国家和南非。在亚洲，日本于 2000 年将长期护理保障作为公共服务产品引入国家社会保障体系，要求 40 岁以上的人都要参加新的长期护理方案。

目前世界上长期护理保险制度主要有 4 种典型模式，分别是以美国为代表的市场主导模式、以德国为代表的双轨运行模式、以新加坡为代表的公私合作模式和以日本为代表的全民社会保险模式。在这些模式中，除了美国以外，大多数国家都以政府的强制力作为保障，建立了有独立融资渠道、强制性参与、人口覆盖面广的社会性长期护理保险制度。

2016 年 6 月，人力资源和社会保障部颁布《关于开展长期护理保险制度试点的指导意见》。2016 年 7 月，启动长期护理保险制度试点。本次计划利用 1～2 年试点时间，探索建立以社会互助共济方式筹集资金，为长期失能人员的基本生活照料和医疗护理提供资金或服务保障的社会保险制度。根据《指导意见》，在试点阶段，原则上主要覆盖职工基本医疗保险参保人群。在试点阶段可通过优化职工医保统账结构、划转职工医保统筹基金结余、调剂职工医保费率等途径筹集资金，并逐步探索建立互助共济、责任共担的长期护理保险多渠道筹资机制。根据护理等级、服务提供方式等制定差别化的待遇保障政策，对符合规定的长期护理费用，基金支付水平总体上控制在 70% 左右。具体待遇享受条件和支付比例，由试点地区确定。

首批试点城市共 15 个，分别为：河北承德市、吉林长春市、黑龙江齐齐哈尔市、上海市、江苏南通市和苏州市、浙江宁波市、安徽安庆市、江西上饶市、山东青岛市、湖北荆门市、广东广州市、重庆市、四川成都市、新疆生产建设兵团石河子市。

医疗服务体系改革相关政策文件及主要内容见本章末附表。

四、药品器械领域改革

2016—2017 年，我国继续加深对药品器械领域的改革，改革思路上延续"实施药品生产、流通、使用全流程改革"的改革思路，特别是对药品生产供给和采购 2 个环节，加大了政策指导力度。

·提升药品研发生产质量，发力药品供给侧改革·

在药品生产供应方面，最为重要的 2 项制度是 2016 年 2 月的《开展仿制药质量和疗效一致性评价的意见》和 2016 年 5 月的《药品上市许可持有人制度试点方案》。《开展仿制药质量和疗效一致性评价的意见》对医药产业影响巨大。本项政策的主要目的是提高药品审评质量，调整产业结构。我国早期的仿制药存在低水平的重复，导致了国产仿制药处方、工艺的落后；而且过去的仿制药是仿标准，致使许多品种的第二家、第三家及后批准的仿制药疗效均不如原研；再加上临床试验不真实、不规范，导致仿制药质量参差不齐。因此，开展仿制药一致性评价，对于提高药品质量，提高药品生产集中度都有十分重要的意义。

从企业微观方面讲，本政策带来的影响也不容忽视。根据 CFDA 的国产药品数据显示，截至 2016 年 6 月，我国共有国产药品批准文号 17.1 万个，国产化学药品 10.8 万个，化学药品口服固体制剂近 6 万个，其中绝大多数属于仿制药，均需要开展一致性评价。根据 CFDA 的药品生产企业数据显示，我国共有药品生产企业 5 029 家，其中化学药品制药企业 4 191 家，化学药品制剂生产企业 3 443 家。化学药品一致性评价工作可以说牵涉了全国 63% 的药品批准文号、68% 以上的药品生产企业，影响面很大。此外，根据政策要求，基本药物口服固体制剂 2018 年底前完成一致性评价。其他仿制药自首家品种通过一致性评价后，其他药品生产企业的相同品种原则上应在 3 年内完成一致性评价，时间要求较为紧迫。最后，根据有关专家测算，近 6 万个化学药品口服固体制剂文号如果都开展一致性评价，那么整个行业需要投入 3 000 亿元。而根据工信部医药工业统计数据显示，2014 年化学药品制剂主营收入 6 300 亿元，利润总额 734 亿元，估计净利润约 600 亿元，生产企业将承担较重的一致性评价成本。

《药品上市许可持有人制度试点方案》则可以视为我国在药品生产制度方面的一项创新。开展药品上市许可持有人制度试点区域的企业，可以委托其他药品生产企业生产通过一致性评价的品种，这一政策的实施，促进了国内目前闲置产能的合理利用，从而优化整合了医药产业链。2017 年 3 月，华领医药技术（上海）有限公司全球首创新药项目"2 型糖尿病治疗产品 HMS5552"获国家食品药品监督管理总局批准，成了药品上市许可持有人制度试点品种，该政策对于优化产业资源配置，提高我国药品研发水平和专业能力，加快优质药品上市速度的影响开始显现。

《开展仿制药质量和疗效一致性评价的意见》和《药品上市许可持有人制度试点方案》是影响我国药品生产的两项重要改革文件，将对未来若干年我国的药品生产供应产生深远的全局性影响。

· 改革药品采购环节，全面推开"两票制"·

另外一个值得关注的药品改革领域即是在药品采购方面。2017 年 1 月颁发《关于进一步改革完善药品生产流通使用政策的若干意见》中提出，争取到 2018 年在全国推开"两票制"药品采购。所谓"两票制"，是指生产企业到流通企业开一次票，流通企业到医疗机构开一次票。之前医药企业的传统做法是"多票制"，指的是药品生产厂家开底价票给代理商（代理商亦可是 N 重）或其指定的过票公司（过票公司亦可是 N 重），过票公司开票到商业公司，商业公司回款到过票公司，过票公司返款给代理商（图 1-3、1-4）。

近年，各地方也逐步推广"两票制"。福建省早在 2010 年就开始全省推广"两票制"，目前全省公立医院药品流通领域实行"两票制"已是常态。自 2016 年 4 月以来，发布"两票制"文件细则的省份有安徽和重庆，内容跟国家版大致相同。安徽、陕西和重庆明确了实施时间节点，安徽和陕西已经开始全省实施，重庆目前处在过渡期，2017 年 6 月 1 日开始全面推行。浙江等五省表态推行"两票制"。可以预期，未来全国推广"两票制"是大势所趋。

"两票制"对医药流通行业影响巨大。我国现有约 1.3 万家医药批发企业，前 100 强市场占有率为 86%，剩下的企业平均每家年营业额不足 2 000 万，这些小企业也是挂靠过票的主要参与者。国家食品药品监督管理总局安全监管司司长

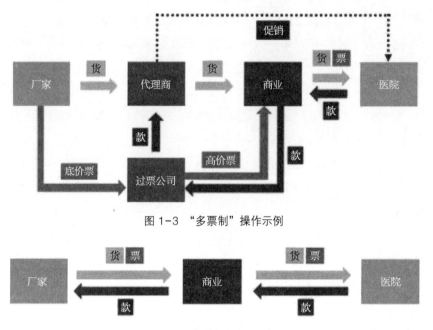

图 1-3 "多票制"操作示例

图 1-4 "两票制"操作示例

李国庆曾在接受采访时提到,"我国 1.3 万家批发企业退出 1 万家,剩下 3 000 家可能是比较理想的状况"。而"两票制"无疑将大幅提升行业集中度。"两票制"执行后,流通环节只允许一票配送,清除了厂家与配送商之间的多重代理和挂靠走票,也清除了配送商的多级调拨,必然会淘汰一些实力弱或者不规范的小公司。另一方面,"两票制"也逼迫中小药厂自建药品销售团队。

· 鼓励处方外配,推进药品零售体系改革 ·

在药品政策体系方面,对社会关注度比较高的处方外配等问题,2016—2017 的医药政策也给出了明确的政策指引。在 2016 年 4 月《深化医药卫生体制改革 2016 年重点工作任务》中便提出"禁止医院限制处方外流,患者可自主选择在医院门诊药房或凭处方到零售药店购药";2017 年 4 月,《深化医药卫生体制改革 2017 年重点工作任务》中提出,对零售药店分类分级管理和医院总药师制度进行试点。处方外配相关的配套政策也在逐步完善。《关于进一步改革完善药品生产流通使用政策的若干意见》中要求推进"互联网 + 药品流通",推广"网订店取""网订店送"等新型配送方式。医药产业的"十三五"规划再一次明确鼓励处方外配,"医疗机构应按照药品通用名开具处方,并主动向患者提供,不得限制处方外流。探索医院门诊患者多渠道购药模式,患者可凭处方到零售药店购药。调整市场格局,使零售药店逐步成为向患者售药和提供药学服务的重要渠道"。这些政策组合对未来药品终端销售将会带来较大影响,政策力图推动药品销售市场格局调整,建立健全药师制度,为逐步降低药品价格提供机制保障。

在推动处方外配的实际过程中,目前还面临若干难点。如外流处方覆盖率低,医院用药还有相当比例不在外流之列;药店处方能力受限,零售药店处方药品供给不到位,患者即便拿到外流处方,仍需要回到医院购药,降低处方外配积极性;医保定点药店数量不足,非定点药店患者享受不到医保政策;部分患者对处方外配还不知情,对社会药店配药仍有顾虑等。

处方外配是一个系统工程,首先是规范医疗机构医师开具的处方,严格落实医院限制处方外流的行为;其次是对定点零售药店加强管理,严格药师制度,并保障药品供应;最后是对接医保制度,提供相关报销经办的方便。除此之外,政府尚需要加强舆论引导,充分尊重患者购药的选择权,让老百姓感受到处方外配的实惠。

除药品相关政策外,我国在 2017 年还修改了《医疗器械监督管理条例》。新的《条例》强化了许可后的监督管理,规定由卫生计生主管部门对大型医用设备的使用状况进行监督和评估,发现违规使用以及与大型医用设备相关的过度检查、过度治疗等情形,要立即纠正、依法处理,并增设了相应的法律责任。此外,新《条例》将医疗器械临床试验机构的资质管理由许可改为备案,并增加医疗器械经营企业、使用单位的免责情形。修改后的《条例》有助于进一步规范和加强对大型医用设备配置、使用的管理,把好医疗器械使用的"源头关",保障医疗质量安全,促进医疗资源合理配置。

2016—2017 年药品器械改革的工作要点汇总见章末附表。

五、养老产业改革:全面放开养老市场,提升老龄事业战略高度

"十二五"时期我国老龄事业和养老体系建设取得长足发展。《中国老龄事业发展"十二五"规划》《社会养老服务体系建设规划(2011—2015 年)》确定的目标任务基本完成。从全国范围来看,基本养老、基本医疗保障覆盖面不断扩

大，保障水平逐年提高；以居家为基础、社区为依托、机构为补充、医养相结合的养老服务体系初步形成，养老床位数量达到 672.7 万张；老年文化、体育、教育事业快速发展，老年人精神文化生活日益丰富；敬老、养老、助老社会氛围日益浓厚，老年人的获得感和幸福感明显增强（表 1-7）。

表 1-7 "十二五"期间老龄事业发展和养老体系建设主要指标完成情况

主 要 指 标	完成情况	预期目标	完成率（%）
城镇职工基本养老保险参保人数（亿人）	3.54	3.57	99
城乡居民基本养老保险参保人数（亿人）	5.05	4.5	112
企业退休人员社会化管理比例（%）	81.1	80	101
离退休人员养老金待遇年均增长率（%）	10.7	7	152
农村五保供养平均标准年均增长率（%）	15.3	7	219
城乡居民基本医疗保险参保人数（亿人）	13.3	13.2	101
每千名老年人拥有养老床位数（张）	30.3	30	101
基层老年法律援助覆盖面（%）	98	75	131
老年协会城乡社区创建率（%）	81.9	87.5	94
老年教育参与率（%）	3.5	5	70
老年志愿者占比（%）	10	10	100

但另一方面，我国面临的人口老龄化形势日益严峻。截止到 2016 年年底，我国 60 岁以上人口为 2.3 亿人，占全部人口比例 16.7%。据全国老龄办发布的《中国人口老龄化发展趋势预测研究报告》，当前我国人口正处于快速老龄化的第一阶段，从 2001 年到 2020 年是快速老龄化阶段，这一阶段，中国将平均每年新增 596 万老年人口，年均增长速度达到 3.28%。

· 我国养老体系面临的主要问题 ·

从养老体系上看，我国的养老体系建设还面临如下几个系统性问题：一是目前的养老方式以传统的居家养老为主，养老产业化发展相对不足。随着我国家庭规模逐渐萎缩，"4+2+1"家庭人口结构日益增多，传统的居家养老正面临着前所未有的挑战，市场、政府、家庭等多种力量难以协同发挥各自优势，医疗、文化和社区等多种资源调动艰难，养老产业化发展相对滞后，难以解决我国面临巨大的养老压力。

二是养老机构结构错配，有效供给仍旧不足。从总量上看，按照 5% 的老年人需要养老床位来计算，我国至少需要 1 000 万张养老床位，与目前 670 万张的养老床位相比还有供给缺口。另外养老机构服务水平参差不齐，条件好的养老机构收费普遍偏高，老年人无力承受，而收费低的条件又不好，老年人无法接受，造成现有养老床位资源闲置；从分布上看，养老机构分布不合理，特别是农村养老机构，大多存在着不规范性；从微观上看，我国养老机构自我发展能力不强，微利甚至负债导致养老机构低水平运营，民营机构尤为困难；从服务内容上看，我国养老机构以"养"为主，养、护、医、送四大功能分离；从人才培养上看，我国专业、负责的老年护工和管理人才仍旧十分短缺，假定按照 1∶4 的护理人员配置，我国需要 1 000 余万护理人员，但持证者现在只有 2 万左右。

三是我国养老社会化体制机制尚未理顺。国家老龄事业，急需完备的养老产业体系，有需要发动社会力量有效参与，共同推进养老事业的发展。目前，我国养老社会化的主体仍旧定位不清，政府在这一过程中的责任界定还不清晰，养老社会化与市场化的关系还不十分明确。这直接导致了对养老机构属性的界定不清，对养老机构投资产权的归属、再投入与发展等问题缺乏可操作性的管理和约束手段。养老工作机制的创新，需要进一步理顺政府主体和市场主体的关系，形成多元化投入运营的格局，对养老社会资源进行有效整合，形成政府主导、民间组织运作、社会力量参与和家庭支持的社会化养老模式。

此外，我国的养老保障体系尚需要进一步健全、政府投入需要进一步加强等。我国亟须从顶层设计高度，对养老体系进行全方位改革，推动我国老龄事业的发展。

· 我国养老体系的建设方式和目标 ·

2017 年 2 月，国务院颁布《"十三五"国家老龄事业发展和养老体系建设规划》，提出到 2020 年，老龄事业发展整体水平明显提升，养老体系更加健全完善，形成居家为基础、社区为依托、机构为补充、医养相结合的养老服务体系，政府运营的养老床位数占当地养老床位总数的比例不超过 50%，护理型床位占当地养老床位总数的比例不低于 30%，65 岁以上老年人健康管理率达到 70% 等阶段性目标（表 1-8）。

表1-8 "十三五"期间国家老龄事业发展和养老体系建设主要指标

类　别	指　标	目　标　值
社会保障	基本养老保险参保率	达到90%
	基本医疗保险参保率	稳定在95%以上
养老服务	政府运营的养老床位占比	不超过50%
	护理型养老床位占比	不低于30%
健康支持	老年人健康素养	提升至10%
	二级以上综合医院设老年病科比例	35%以上
	65岁以上老年人健康管理率	达到70%
精神文化生活	建有老年学校的乡镇（街道）比例	达到50%
	经常性参与教育活动的老年人口比例	20%以上
社会参与	老年志愿者注册人数占老年人口比例	达到12%
	城乡社区基层老年协会覆盖率	90%以上
投入保障	福彩公益金用于养老服务业的比例	50%以上

在养老体系建设方面，规划从7个方面全面建设我国养老体系。其中主要的有：在社会保障制度方面，形成"养老保险＋医疗保险＋长期护理险"的三驾马车格局，形成多层次的护理体系；在养老服务体系方面，明确发展居家社区养老，鼓励社会机构参与居家社区养老，推进养老服务业"放管服"改革，对民间资本和社会力量申请兴办养老机构进一步放宽准入条件，鼓励采取特许经营、政府购买服务、政府和社会资本合作等方式支持社会力量举办养老机构；在健康支持方面，深入开展医养结合，建立健全医疗卫生机构与养老机构合作机制，建立养老机构内设医疗机构与合作医院间双向转诊绿色通道；对养老机构设置的医疗机构，符合条件的按规定纳入基本医疗保险定点范围；在老年消费市场方面，支持养老服务产业与健康、养生、旅游、文化、健身、休闲等产业融合发展，丰富养老服务产业新模式、新业态。

·在养老体系的若干商业创新·

近年来，我国也在养老领域涌现出多个创新性的商业案例。如在淮北市杨庄矿医院，曾经面临床位使用不足、人员加速流失的窘境，近年该院将闲置医疗资源充实到新建成的南湖老年公寓，公寓内设有专业的急救室，医生、护士充当护理人员，重大疾病随时转移到医院内治疗。前院就是医院，相隔数十米的后院里住着悠闲养生的老人，"院中院"的设置让医养结合高效运行，实现了医疗机构与养老机构的一体化发展。对于医疗资源闲置的国有医院，发挥自身医疗技术资源优势，采用新建养老科室、改建转型养老机构等方式，实现医疗和养老的融合，被称为"以医辅养"模式。

在成都，为推进医疗卫生与养老服务相结合，2015 年成都市以武侯区为试点，发布《成都市武侯区人力资源和社会保障局关于印发〈成都市武侯区社区"医养结合"养老服务试点工作实施方案〉的通知》，通过试点，将社区"医养结合"养老服务进行标准化、规范化。武侯区是四川省医疗卫生资源最丰富的区域，是成都市办医集中区，区域内医疗机构总量、千人病床数、千人医师数、千人拥有护士数等指标均处成都市首位。武侯区辖区内共管理 145 家定点医疗机构和 494 家定点零售药店，其中三级医院 3 家、二级医院 23 家、一级医院 30 家、社区卫生服务中心 12 家。武侯区成立了中国医养结合产学研联合课题组，搭建医养结合系统平台。一方面加强与企业合作，如与美国 IBM 公司合作，在蓉设立技术孵化联合创新中心，把"医养结合"试点作为前期合作项目，在武侯区落户。与中国移动进行合作，中国移动在医养结合移动互联网平台上提供技术和硬件支持。与浙江大学计算机科学与技术学院合作，签订云计算项目核心技术开发合作协议书，为武侯区医养结合项目的研发提供专业技术人员，并共同推广核心技术在云平台上的使用。另一方面，武侯区加大财政投入，武侯区医养结合试点项目投资总规模约 13 亿元，其中区域公共检测中心设备投入约 10 亿元，可穿戴设备投入约 1.5 亿元，大数据平台建设投入 0.6 亿元，体系其他辅助配套性投入 0.4 亿元，体系一年期养护性流动资金预备 0.5 亿元。通过财政的有力保障，切实地推动了武侯区医养结合试点的成功建设。

老龄事业与养老服务体系改革相关政策文件及主要内容见本章末附表。

六、总结：医疗产业规范度大幅提高，产业融合大潮即将来临

通观 2016—2017 年的医疗产业改革政策，可以发现"一收一放"两个政策趋势：

（1）一方面传统涉及医疗服务、公立医院、药品生产流通等领域，政策改革的措施清晰可见、条分缕析，相关规定十分明确，医改政策的"系统性、整体性、协同性"凸显，"制度的精细化、试点的扩大化、管理的数据化"趋势明显（图 1-5）。

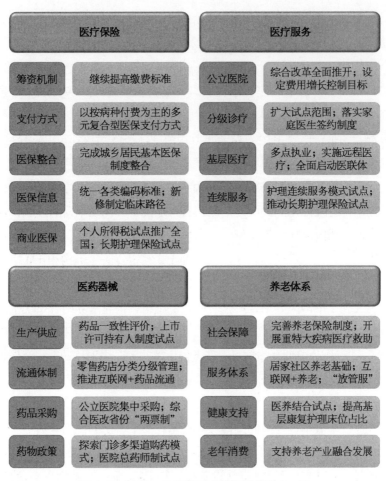

图 1-5　2016—2017 年 5 月医疗政策要点一览

　　在制度精细化方面。各项改革政策的可操作性进一步加强，改革举措的分解落实到具体部门，如深化改革 2017 年重点工作任务，即首次将改革具体工作细分到 70 小项，指明各项工作承担的部门和完成时间，改革的路线图和时间表十分清晰；又如在支付方式改革方面，已经提出"全面推进建立以按病种付费为主的多元复合型医保支付方式"，DRGs 付费方式将极大提高医保政策的精细化管理水平。

　　在试点扩大化方面。除前述全面推开公立医院改革外，"全面"推广的制度还有"全面实施预约诊疗""全面落实政府对公立医院的投入政策""全面推开城市公立医院医药价格改革""全面启动多种形式的医疗联合体建设试点""全面推进付费总额控制""全面推进建立以按病种付费为主的多元复合型医保支付方式""全面推进公立医院药品集中采购"等各个方面，之前在各个试点地区进行改革的试点经验将在 2016 年后进入全面推广期。

在管理数据化方面。政策对医疗信息化建设更加重视，这也是提高政策精细化水平的一个重要手段和方面。如为医疗大数据出台专项文件《国务院办公厅关于促进和规范健康医疗大数据应用发展的指导意见》；新制修订临床路径，从更精细化的程度管理医生的处方行为，全面夯实信息化管理基础；统一全国范围内医疗机构医疗服务项目名称和内涵，统一疾病分类编码、医疗服务操作编码等；推进"互联网 + 药品流通"，推广"网订店取""网订店送"等新型配送方式；推进医保智能监控系统应用等。

（2）另一方面，医疗产业的外延性逐步受到政策重视，产业融合各方面政策的引导力度开始加大。从政策内容的结构看，2016 年至 2017 年 5 月，涉及医疗卫生体制外的大健康行业相关政策占比达到 31.5%，推动医疗产业与其他产业融合的政策趋势已经十分明显（图 1-6）。

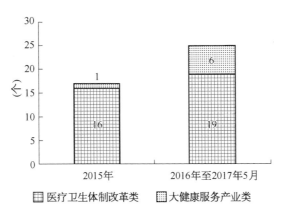

图 1-6　按医疗和健康大类划分政策内容结构的变化

从融合方向上看，主要有三大类：一是老龄事业与养老体系；二是全民健康；三是医疗产业的跨产业融合。其中养老体系方面的建设出台了多项专项文件。全面健康则是出台专项的规划纲要，产业融合方面则提出了多个融合方向，值得产业界重视。如医养结合、医疗健康与旅游产业结合、中医药服务与康复疗养相结合、互联网物联网与健康服务产业相结合等。此外政策还提出"健康服务业产业集聚区"等相关概念，该集聚区主要有两大特点：一是政策倾斜和创新的高地，给予土地规划、市政配套、机构准入、人才引进、执业环境等方面给予政策扶持，探索体制创新；二是多业态的融合发展，医疗与养老、旅游、健身休闲、健康服务、医药研发制造、医学教育等在区域内高度集聚，促进大医疗健康产业的创新发展。

附：2016—2017 医疗行业改革政策相关文件

附表 1 "十三五"期间卫生与健康规划主要发展指标

领　域	主　要　指　标	单位	2020 年	2015 年	指标性质
健康水平	人均预期寿命	岁	>77.3	76.34	预期性
	孕产妇死亡率	/10 万	<18	20.1	预期性
	婴儿死亡率	‰	<7.5	8.1	预期性
	5 岁以下儿童死亡率	‰	<9.5	10.7	预期性
疾病防控	居民健康素养水平	%	>20	10	预期性
	以乡（镇、街道）为单位适龄儿童免疫规划疫苗接种率	%	>90	>90	约束性
	肺结核发病率	/10 万	<58	63.4	预期性
	因心脑血管疾病、癌症、慢性呼吸系统疾病和糖尿病导致的过早病死率	%	比 2015 年降低 10%	18.5	预期性
妇幼健康	孕产妇系统管理率	%	>90	>90	约束性
	3 岁以下儿童系统管理率	%	>90	>90	约束性
	孕前优生健康检查目标人群覆盖率	%	>80	>80	预期性
医疗服务	三级医院平均住院日	天	<8	10.2	预期性
	院内感染发生率	%	<3.2	3.5	预期性
	30 天再住院率	%	<2.4	2.65	预期性
	门诊处方抗菌药物使用率	%	<10	<11	预期性
计划生育	总人口	亿人	14.2 左右	13.7	预期性
	总和生育率		1.8 左右	1.5～1.6	预期性
	出生人口性别比		<112	113.5	约束性
医疗卫生服务体系	每千人口医疗卫生机构床位数	张	<6	5.11	预期性
	每千人口执业（助理）医师数	人	>2.5	2.22	预期性
	每千人口注册护士数	人	>3.14	2.37	预期性
	每万人口全科医生数	人	>2	1.38	约束性
	社会办医院床位占医院床位总数的比重	%	>30	19.4	预期性
医疗卫生保障政策	范围内住院费用基本医保支付比例	%	75 左右	75 左右	预期性
	个人卫生支出占卫生总费用的比重	%	28 左右	29.27	约束性

附表 2 中国慢性病防治中长期规划（2017—2025 年）主要指标

主 要 指 标	基 线	2020 年	2025 年	属性
心脑血管疾病死亡率（1/10 万）	241.3/10 万	下降 10%	下降 15%	预期性
总体癌症 5 年生存率（%）	30.9%	提高 5%	提高 10%	预期性
高发地区重点癌种早诊率（%）	48%	55%	60%	预期性
70 岁以下人群慢性呼吸系统疾病死亡率（1/10 万）	11.96/10 万	下降 10%	下降 15%	预期性
40 岁以上居民肺功能检测率（%）	7.1%	15%	25%	预期性
高血压患者管理人数（万人）	8 835	10 000	11 000	预期性
糖尿病患者管理人数（万人）	2 614	3 500	4 000	预期性
高血压、糖尿病患者规范管理率（%）	50%	60%	70%	预期性
35 岁以上居民年度血脂检测率（%）	19.4%	25%	30%	预期性
65 岁以上老年人中医药健康管理率（%）	45%	65%	80%	预期性
居民健康素养水平（%）	10%	大于 20%	25%	预期性
全民健康生活方式行动县（区）覆盖率（%）	80.9%	90%	95%	预期性
经常参加体育锻炼的人数（亿人）	3.6	4.35	5	预期性
15 岁以上人群吸烟率（%）	27.7%	控制在 25% 以内	控制在 20% 以内	预期性
人均每日食盐摄入量（克）	10.5	下降 10%	下降 15%	预期性
国家慢性病综合防控示范区覆盖率（%）	9.3%	15%	20%	预期性

附表 3 2016—2017 医疗保险领域的改革工作要点

医保改革方面	相关政策文件	发布时间	主要改革内容
筹资报销比例调整机制	《深化医药卫生体制改革 2016 年重点工作任务》	2016 年 4 月	— 基本医疗保险参保率稳定在 95% 以上，城乡居民医保人均政府补助标准提高到 420 元，人均个人缴费相应增加 — 城乡居民医保政策范围内住院费用报销比例稳定在 75% 左右 — 到 2017 年，基本实现符合转诊规定的异地就医住院费用直接结算
	《"十三五"深化医药卫生体制改革规划》	2016 年 12 月	— 强化个人参保意识，适当提高个人缴费比重 — 到 2020 年，基本医保参保率稳定在 95% 以上 — 结合医保基金预算管理全面推进付费总额控制。改进个人账户，开展门诊费用统筹 — 到 2017 年，基本实现符合转诊规定的异地就医住院费用直接结算 — 到 2020 年，建立医保基金调剂平衡机制，逐步实现医保省级统筹，基本医保政策范围内报销比例稳定在 75% 左右

（续表）

医保改革方面	相关政策文件	发布时间	主要改革内容
筹资报销比例调整机制	《深化医药卫生体制改革2017年重点工作任务》	2017年4月	— 城乡居民医保财政补助由每人每年420元提高到450元，同步提高个人缴费标准
医保支付方式改革	《深化医药卫生体制改革2016年重点工作任务》	2016年4月	— 逐步将医保对医疗机构服务的监管延伸到对医务人员医疗服务行为的监管
	《"十三五"深化医药卫生体制改革规划》	2016年12月	— 实行精细化管理，激发医疗机构规范行为、控制成本、合理收治和转诊患者的内生动力 — 全面推行按病种付费为主，按人头、按床日、总额预付等多种付费方式相结合的复合型付费方式，鼓励实行DRGs付费方式 — 到2017年，国家选择部分地区开展按疾病诊断相关分组付费试点，鼓励各地积极完善按病种、按人头、按床日等多种付费方式 — 到2020年，医保支付方式改革逐步覆盖所有医疗机构和医疗服务，全国范围内普遍实施适应不同疾病、不同服务特点的多元复合式医保支付方式，按项目付费占比明显下降
	《深化医药卫生体制改革2017年重点工作任务》	2017年4月	— 全面推进建立以按病种付费为主的多元复合型医保支付方式。国家选择部分地区开展DRGs付费试点，综合医改试点省份要选择1～2个地级市全面实施医保支付方式改革，覆盖区域内所有医疗机构和所有医疗服务，大幅减少按项目付费的比例 — 推进按病种收费工作，2017年年底前所有城市实行按病种收费的病种不少于100个
医保制度整合	《国务院关于整合城乡居民基本医疗保险制度的意见》	2016年1月	— 推进城镇居民医保和新农合制度整合，逐步在全国范围内建立起统一的城乡居民医保制度 — "六统一"
	《深化医药卫生体制改革2016年重点工作任务》	2016年4月	— 2016年6月底前，各省（区、市）要完成统筹推进城乡居民医保制度整合工作的总体部署
	《"十三五"深化医药卫生体制改革规划》	2016年12月	— 在城乡居民基本医保实现覆盖范围、筹资政策、保障待遇、医保目录、定点管理、基金管理"六统一"的基础上，加快整合基本医保管理机构 — 全面巩固市级统筹，推动有条件的省份实行省级统筹

（续表）

医保改革方面	相关政策文件	发布时间	主要改革内容
医保制度整合	《生育保险和职工基本医疗保险合并实施试点方案》	2017 年 1 月	— 根据实际情况和有关工作基础，在河北省邯郸市、山西省晋中市、辽宁省沈阳市、江苏省泰州市、安徽省合肥市、山东省威海市、河南省郑州市、湖南省岳阳市、广东省珠海市、重庆市、四川省内江市、云南省昆明市开展两项保险合并实施试点。未纳入试点地区不得自行开展试点工作 — 2017 年 6 月底前启动试点，试点期限为一年左右
	《深化医药卫生体制改革 2017 年重点工作任务》	2017 年 4 月	— 完成城乡居民基本医保制度整合，实行覆盖范围、筹资政策、保障待遇、医保目录、定点管理、基金管理"六统一"政策
医保经办	《"十三五"深化医药卫生体制改革规划》	2016 年 12 月	— 加快推进医保管办分开，提升医保经办机构法人化和专业化水平 — 创新经办服务模式，推动形成多元化竞争格局
医保信息化	《"十三五"深化医药卫生体制改革规划》	2016 年 12 月	— 全面夯实信息化管理基础，实现全国范围内医疗机构医疗服务项目名称和内涵、疾病分类编码、医疗服务操作编码的统一
	《深化医药卫生体制改革 2017 年重点工作任务》	2017 年 4 月	— 开展医保药品支付标准试点，探索制订医疗服务医保支付标准 — 制订 200 个左右临床路径，总数达 1 200 个左右，制订 100 个左右中医临床路径
重特大疾病保障机制	《"十三五"深化医药卫生体制改革规划》	2016 年 12 月	— 在全面实施城乡居民大病保险基础上，采取降低起付线、提高报销比例、合理确定合规医疗费用范围等措施，提高大病保险对困难群众支付的精准性 — 推动基本医保、大病保险、医疗救助、疾病应急救助、商业健康保险有效衔接，全面提供"一站式"服务
商业健康保险发展	《深化医药卫生体制改革 2016 年重点工作任务》	2016 年 4 月	— 开展健康保险个人所得税优惠政策试点
	《"十三五"深化医药卫生体制改革规划》	2016 年 12 月	— 在确保基金安全和有效监管的前提下，以政府购买服务方式委托具有资质的商业保险机构等社会力量参与基本医保的经办服务，承办城乡居民大病保险 — 丰富健康保险产品，大力发展消费型健康保险，促进发展各类健康保险，强化健康保险的保障属性
	《深化医药卫生体制改革 2017 年重点工作任务》	2017 年 4 月	— 将商业健康保险个人所得税试点政策推广至全国实施 — 推动开展长期护理保险试点

附表 4　2016—2017 公立医院改革要点一览

2016 年公立医院改革要点		2017 年公立医院改革要点
巩固完善县级公立医院综合改革	选择江苏省启东市、安徽省天长市、福建省尤溪县、青海省互助土族自治县，开展县级公立医院综合改革示范工作	— 督促所有省、市、县分别完善并落实医疗卫生服务体系有关规划，明确各级各类医疗卫生机构功能定位 — 合理控制公立综合性医院的数量和规模
扩大城市公立医院综合改革试点	新增 100 个试点城市，使全国试点城市达到 200 个	— 扩大县级公立医院综合改革示范范围，每个省份至少有 1 个国家级示范县。启动城市公立医院综合改革示范工作
健全科学补偿机制		— 全面落实政府对符合区域卫生规划的公立医院的投入政策，推动建立公立医院由服务收费和政府补助两个渠道补偿的新机制
完善公立医院管理体制		— 推进现代医院管理制度建设，综合医改试点省份要选择部分地级及以上城市开展试点，初步建立决策、执行、监督相互协调、相互制衡、相互促进的管理体制和治理机制。开展制定公立医院章程试点
深化编制人事制度改革		— 明确国家卫计委和国家中医药局属（管）医院参加属地公立医院综合改革的政策措施，并开展综合绩效考核工作。综合医改试点省份至少选择 1 个地级市开展绩效考核试点，加大探索力度
加快建立符合医疗卫生行业特点的薪酬制度		— 开展公立医院薪酬制度改革试点工作，及时总结试点经验，着手制订适应医疗行业特点的人事薪酬制度相关指导性文件
严格控制医疗费用不合理增长	2016 年 6 月底前，各地要结合实际，合理确定并量化区域医疗费用增长幅度	— 2017 年 9 月底前全面推开公立医院综合改革，逐步提高医疗服务收入在医院总收入中的比例。2017 年，前四批 200 个试点城市公立医院药占比（不含中药饮片）总体降到 30% 左右 — 各省（区、市）设定年度医疗费用增长控制目标，2017 年，全国公立医院医疗费用平均增长幅度控制在 10% 以下。定期公布各省（区、市）主要监测指标排序情况
同步推进公立中医医院综合改革		— 启动社会办中医试点，完善中医诊所备案管理办法
大力改善医疗服务	三级医院全面实施预约诊疗，提升医疗服务水平。综合医改试点省份率先在城市三级医院试点推进日间手术，不断扩大日间手术病种范围	— 落实医疗服务价格改革政策，全面推开城市公立医院医药价格改革，建立医疗服务价格区域协调制度 — 对医疗卫生机构单独制定绩效工资总量核定办法，逐步提高诊疗费、护理费、手术费等医疗服务收入在医院总收入中的比例

附表 5 2016—2017 分级诊疗改革工作要点

2016 年分级诊疗改革要点	2017 年分级诊疗改革要点
加快开展分级诊疗试点，在 70% 左右的地级市开展试点。试点地区高血压、糖尿病患者规范化诊疗和管理率达到 30% 以上	进一步扩大试点范围，分级诊疗试点和家庭医生签约服务扩大到 85% 以上的地市
扩大家庭医生签约服务，建立健全全科医生制度。在 200 个公立医院综合改革试点城市开展家庭医生签约服务。到 2016 年底，城市家庭医生签约服务覆盖率达到 15% 以上，重点人群签约服务覆盖率达到 30% 以上	落实国务院医改办等单位《关于推进家庭医生签约服务的指导意见》，大力推进家庭医生签约服务，2017 年，重点人群签约服务覆盖率达到 60% 以上，把所有贫困人口纳入家庭医生签约服务范围
提升基层服务能力。鼓励城市二级以上医院医师到基层医疗卫生机构多点执业	培养全科医生 2.5 万名以上
完善配套政策 探索建立包括医疗联合体、对口支援在内的多种分工协作模式	全面启动多种形式的医疗联合体建设试点，三级公立医院要全部参与并发挥引领作用，探索对纵向合作的医疗联合体等分工协作模式实行医保总额付费等多种方式。综合医改试点省份每个地级市以及分级诊疗试点城市至少建成 1 个有明显成效的医疗联合体
完善不同级别医疗机构的医保差异化支付政策	开展诊疗—康复—长期护理连续服务模式试点
新制修订 50 个疾病的临床路径，扩大临床路径覆盖面，提高管理质量。力争全部三级医院、80% 以上的二级医院开展临床路径管理工作	制订 200 个左右临床路径，总数达 1 200 个左右，制订 100 个左右中医临床路径

附表 6 医疗服务体系改革相关政策文件及主要内容

医疗服务改革方面	相关文件	发布时间	主要内容（节选）
医疗卫生服务体系	《深化医药卫生体制改革 2016 年重点工作任务》	2016 年 4 月	— 探索建立包括医疗联合体、对口支援在内的多种分工协作模式，完善推进和规范城市及县域内医疗联合体建设的政策措施
	《"十三五"深化医药卫生体制改革规划》	2016 年 12 月	— 鼓励公立医院面向区域提供相关服务，实现区域资源共享 — 鼓励二、三级医院向基层医疗卫生机构提供远程服务，提升远程医疗服务能力 — 推进大医院与基层医疗卫生机构、全科医生与专科医生的资源共享与业务协同，健全基于互联网、大数据技术的分级诊疗信息系统 — 将军队医疗机构全面纳入分级诊疗体系
	《深化医药卫生体制改革 2017 年重点工作任务》	2017 年 4 月	— 全面启动多种形式的医疗联合体建设试点，三级公立医院要全部参与并发挥引领作用。探索对纵向合作的医疗联合体等分工协作模式实行医保总额付费等多种方式，推动医疗联合体成为服务共同体、责任共同体、利益共同体、管理共同体。2017 年 6 月底前各省（区、市）要明确推进医疗联合体建设的工作方案。综合医改试点省份每个地市以及分级诊疗试点城市至少建成 1 个有明显成效的医疗联合体

（续表）

医疗服务改革方面	相关文件	发布时间	主要内容（节选）
医疗卫生服务体系	《国务院办公厅关于推进医疗联合体建设和发展的指导意见》	2017 年 4 月	— 2017 年，基本搭建医联体制度框架，全面启动多种形式的医联体建设试点，三级公立医院要全部参与并发挥引领作用，综合医改试点省份每个地市以及分级诊疗试点城市至少建成一个有明显成效的医联体 — 到 2020 年，在总结试点经验的基础上，全面推进医联体建设，形成较为完善的医联体政策体系。所有二级公立医院和政府办基层医疗卫生机构全部参与医联体
社会办医	《国务院办公厅关于支持社会力量提供多层次多样化医疗服务的意见》	2017 年 5 月 16 日	— 到 2020 年，打造一大批有较强服务竞争力的社会办医疗机构，形成若干具有影响力的特色健康服务产业集聚区 — 鼓励发展全科医疗服务；支持社会力量举办独立设置的医学检验、病理诊断、医学影像、消毒供应、血液净化、安宁疗护等专业机构，面向区域提供相关服务 — 推动发展多业态融合服务。促进医疗与养老融合，支持社会办医疗机构为老年人家庭提供签约医疗服务，建立健全与养老机构合作机制，兴办医养结合机构 — 探索发展特色健康服务产业集聚区。有条件的地方可探索医疗与养老、旅游、健身休闲等业态融合发展，健康服务与医药研发制造、医学教育相协同的集聚模式
提升基层医疗卫生能力	《"十三五"深化医药卫生体制改革规划》	2016 年 12 月	— 通过鼓励大医院医师下基层、退休医生开诊所以及加强对口支援、实施远程医疗、推动建立医疗联合体等，把大医院的技术传到基层 — 到 2020 年，力争所有社区卫生服务机构和乡镇卫生院以及 70% 的村卫生室具备中医药服务能力，同时具备相应的医疗康复能力
	《深化医药卫生体制改革 2016 年重点工作任务》	2016 年 4 月	— 鼓励城市二级以上医院医师到基层医疗卫生机构多点执业
	《国务院办公厅关于推进医疗联合体建设和发展的指导意见》	2017 年 4 月	— 以需求为导向做实家庭医生签约服务，2017 年要把所有贫困人口纳入签约服务范围
推进连续服务模式	《"十三五"深化医药卫生体制改革规划》	2016 年 12 月	— 推进形成诊疗—康复—长期护理连续服务模式 — 明确医疗机构急慢分治服务流程，建立健全分工协作机制 — 探索建立长期护理保险制度
	《深化医药卫生体制改革 2017 年重点工作任务》	2017 年 4 月	— 开展诊疗—康复—长期护理连续服务模式试点 — 推进精准康复服务行动，为困难残疾人提供基本康复服务 — 推动开展长期护理保险试点
	《国务院办公厅关于推进医疗联合体建设和发展的指导意见》	2017 年 4 月	— 为患者提供连续性诊疗服务。鼓励护理院、专业康复机构等加入医联体 — 建立医联体内转诊机制

附表 7 2016—2017 年药品器械改革的工作要点汇总

改革方面	相 关 文 件	发布时间	主 要 内 容
生产供应	《开展仿制药质量和疗效一致性评价的意见》	2016 年 2 月	化学药品新注册分类实施前批准上市的仿制药，凡未按照与原研药品质量和疗效一致原则审批的，均须开展一致性评价
	《深化医药卫生体制改革 2016 年重点工作任务》	2016 年 4 月	推动建立常态短缺药品储备制度。对已完成定点生产的 4 个品种，组织公立医疗机构按规定从定点生产企业采购。扩大定点生产试点品种范围，新增 5 个左右品种
	《药品上市许可持有人制度试点方案》	2016 年 5 月	— 在北京、天津、河北、上海、江苏、浙江、福建、山东、广东、四川 10 个省（市）开展药品上市许可持有人制度试点 — 试点行政区域内的药品研发机构或者科研人员可以作为药品注册申请人，提交药物临床试验申请、药品上市申请，申请人取得药品上市许可及药品批准文号的，可以成为药品上市许可持有人
	《"十三五"深化医药卫生体制改革规划》	2016 年 12 月	— 推动企业提高创新和研发能力，促进做优做强，提高产业集中度 — 加快推进仿制药质量和疗效一致性评价，鼓励创制新药，鼓励以临床价值为导向的药物创新 — 建立药品上市许可持有人制度 — 建立健全短缺药品监测预警和分级应对机制
	《关于进一步改革完善药品生产流通使用政策的若干意见》	2017 年 1 月	— 新药审评突出临床价值。仿制药审评严格按照与原研药质量和疗效一致的原则进行 — 加快推进已上市仿制药质量和疗效一致性评价 — 支持药品生产企业兼并重组，简化集团内跨地区转移产品上市许可的审批手续，培育一批具有国际竞争力的大型企业集团，提高医药产业集中度
流通体制	《深化医药卫生体制改革 2016 年重点工作任务》	2016 年 4 月	— 试行零售药店分类分级管理，鼓励连锁药店发展，组织医疗机构处方信息、医保结算信息与药品零售消费信息共享试点，推动医药分开
	《"十三五"深化医药卫生体制改革规划》	2016 年 12 月	— 推动药品流通企业兼并重组，鼓励区域药品配送城乡一体化 — 推动流通企业向智慧型医药服务商转型 — 力争到 2020 年，基本建立药品出厂价格信息可追溯机制，形成 1 家年销售额超过 5 000 亿元的超大型药品流通企业，药品批发百强企业年销售额占批发市场总额的 90% 以上
	《深化医药卫生体制改革 2017 年重点工作任务》	2017 年 4 月	— 贯彻落实《国务院办公厅关于进一步改革完善药品生产流通使用政策的若干意见》
	《关于进一步改革完善药品生产流通使用政策的若干意见》	2017 年 1 月	— 推进"互联网＋药品流通"。推广"网订店取""网订店送"等新型配送方式。鼓励有条件的地区依托现有信息系统，开展药师网上处方审核、合理用药指导等药事服务

（续表）

改革方面	相 关 文 件	发布时间	主 要 内 容
药品器械采购	《深化医药卫生体制改革 2016 年重点工作任务》	2016 年 4 月	— 全面推进公立医院药品集中采购 — 综合医改试点省份要在全省范围内推行"两票制" — 综合医改试点省份要选择地区开展高值医用耗材集中采购，率先取得突破
	《"十三五"深化医药卫生体制改革规划》	2016 年 12 月	— 完善以省（区、市）为单位的网上药品集中采购机制，落实公立医院药品分类采购，坚持集中带量采购原则 — 公立医院改革试点城市可采取以市为单位在省级药品集中采购平台上自行采购，鼓励跨区域联合采购和专科医院联合采购 — 实施药品采购"两票制"改革 — 完善药品价格谈判机制，建立统分结合、协调联动的国家、省两级药品价格谈判制度 — 加强国家药品供应保障综合管理信息平台和省级药品集中采购平台规范化建设，提高药品集中采购平台服务和监管能力，健全采购信息采集共享机制 — 开展高值医用耗材、检验检测试剂、大型医疗设备集中采购
	《深化医药卫生体制改革 2017 年重点工作任务》	2017 年 4 月	— 利用好国家药品供应保障综合管理信息平台，坚持集中带量采购原则，推进实施公立医院药品分类采购，培育集中采购主体。研究编制高值医用耗材采购统一编码 — 落实国务院医改办等单位《关于在公立医疗机构药品采购中推行"两票制"的实施意见（试行）》
	《关于进一步改革完善药品生产流通使用政策的若干意见》	2017 年 1 月	— 完善药品采购机制 — 推行药品购销"两票制"。综合医改试点省（区、市）和公立医院改革试点城市要率先推行"两票制"，鼓励其他地区实行"两票制"，争取到 2018 年在全国推开
国家药物政策体系	《深化医药卫生体制改革 2016 年重点工作任务》	2016 年 4 月	— 禁止医院限制处方外流，患者可自主选择在医院门诊药房或凭处方到零售药店购药 — 推动建立药品出厂价格信息可追溯机制、"两票制"和医务人员激励机制等之间的联动机制
	《"十三五"深化医药卫生体制改革规划》	2016 年 12 月	— 医疗机构应按照药品通用名开具处方，并主动向患者提供，不得限制处方外流 — 探索医院门诊患者多渠道购药模式，患者可凭处方到零售药店购药 — 调整市场格局，使零售药店逐步成为向患者售药和提供药学服务的重要渠道 — 建立健全医保药品支付标准，结合仿制药质量和疗效一致性评价工作，逐步按通用名制定药品支付标准 — 探索建立医院总药师制度，体现药事服务价值
	《深化医药卫生体制改革 2017 年重点工作任务》	2017 年 4 月	— 推动建立药品出厂价格信息可追溯机制 — 增加国家药品价格谈判品种的数量 — 试行零售药店分类分级管理 — 选择部分地区开展建立医院总药师制度试点 — 推进医保智能监控系统应用，2017 年年底前覆盖大多数统筹地区，将医保对医疗机构的监管向医务人员延伸

（续表）

改革方面	相 关 文 件	发布时间	主 要 内 容
国家药物政策体系	《关于进一步改革完善药品生产流通使用政策的若干意见》	2017 年 1 月	— 强化医保规范行为和控制费用的作用。充分发挥各类医疗保险对医疗服务行为、医药费用的控制和监督制约作用，逐步将医保对医疗机构的监管延伸到对医务人员医疗服务行为的监管 — 积极发挥药师作用
产业发展	《关于促进医药产业健康发展的指导意见》	2016 年 3 月	— 到 2020 年，医药产业创新能力明显提高，供应保障能力显著增强，90% 以上重大专利到期药实现仿制上市，临床短缺用药供应紧张状况有效缓解；医药产业规模进一步壮大，主营业务收入年均增速高于 10%，工业增加值增速持续位居各工业行业前列
	《关于加快发展康复辅助器具产业的若干意见》	2016 年 10 月	— 到 2020 年，康复辅助器具产业自主创新能力明显增强，创新成果向现实生产力高效转化，创新人才队伍发展壮大，创新驱动形成产业发展优势。产业规模突破 7 000 亿元，布局合理、门类齐备、产品丰富的产业格局基本形成，涌现一批知名自主品牌和优势产业集群，中高端市场占有率显著提高

附表 8　老龄事业与养老服务体系改革相关政策文件及主要内容

养老体系	规划方面	具 体 内 容
社会保障体系	社会保险制度	— 完善养老保险制度。完善社会统筹与个人账户相结合的基本养老保险制度，构建包括职业年金、企业年金，以及个人储蓄性养老保险和商业保险的多层次养老保险体系。推进个人税收递延型商业养老保险试点。加快健全社会保障管理体制和经办服务体系。建立更加便捷的养老保险转移接续机制 — 健全医疗保险制度。鼓励有条件的地方研究将基本治疗性康复辅助器具按规定逐步纳入基本医疗保险支付范围。巩固完善城乡居民大病保险。鼓励发展补充医疗保险和商业健康保险、老年人意外伤害保险 — 探索建立长期护理保险制度。鼓励商业保险公司开发适销对路的长期护理保险产品和服务，满足老年人多样化、多层次长期护理保障需求
	社会福利制度	在全国范围内基本建成针对经济困难的高龄、失能老年人的补贴制度
	社会救助制度	完善医疗救助制度，全面开展重特大疾病医疗救助，逐步将低收入家庭老年人纳入救助范围。完善临时救助制度。确保在现行扶贫标准下使农村贫困老年人脱贫
养老服务体系	居家社区养老服务基础	— 支持城乡社区发挥供需对接、服务引导等作用，加强居家养老服务信息汇集，引导社区日间照料中心等养老服务机构依托社区综合服务设施和社区公共服务综合信息平台，创新服务模式，提升质量效率，为老年人提供精准化个性化专业化服务 — 大力推行政府购买服务，推动专业化居家社区养老机构发展 — 鼓励有条件的地方通过委托管理等方式，将社区养老服务设施无偿或低偿交由专业化的居家社区养老服务项目团队运营 — 实施"互联网 +"养老工程。支持社区、养老服务机构、社会组织和企业利用物联网、移动互联网和云计算、大数据等信息技术，开发应用智能终端和居家社区养老服务智慧平台、信息系统、APP 应用、微信公众号等，重点拓展远程提醒和控制、自动报警和处置、动态监测和记录等功能，规范数据接口，建设虚拟养老院

（续表）

养老体系	规划方面	具 体 内 容
养老服务体系	养老机构提质增效	— 加快推进具备向社会提供养老服务条件的公办养老机构转制为企业或开展公建民营 — 加快推进养老服务业"放管服"改革。对民间资本和社会力量申请兴办养老机构进一步放宽准入条件，加强开办支持和服务指导 — 鼓励采取特许经营、政府购买服务、政府和社会资本合作等方式支持社会力量举办养老机构 — 允许养老机构依法依规设立多个服务网点，实现规模化、连锁化、品牌化运营。鼓励整合改造企业厂房、商业设施、存量商品房等用于养老服务 — 加快建立全国统一的服务质量标准和评价体系，完善安全、服务、管理、设施等标准，加强养老机构服务质量监管
	农村养老服务	推动农村特困人员供养服务机构服务设施和服务质量达标
健康支持体系	医养结合	— 深入开展医养结合试点，建立健全医疗卫生机构与养老机构合作机制，建立养老机构内设医疗机构与合作医院间双向转诊绿色通道，为老年人提供治疗期住院、康复期护理、稳定期生活照料以及临终关怀一体化服务 — 大力开发中医药与养老服务相结合的系列服务产品，鼓励社会力量举办以中医药健康养老为主的护理院、疗养院，建设一批中医药特色医养结合示范基地 — 对养老机构设置的医疗机构，符合条件的按规定纳入基本医疗保险定点范围
	健康促进与疾病预防	— 提升老年人健康素养水平至10%。基层医疗卫生机构为辖区内65周岁以上老年人普遍建立健康档案，开展健康管理服务
	老年医疗与康复护理	— 提高基层医疗卫生机构康复护理床位占比，积极开展家庭医生签约服务，为老年人提供连续的健康管理和医疗服务。到2020年，35%以上的二级以上综合医院设立老年病科
	体育健身	— 鼓励发展老年人体育组织，到2020年，90%的街道和乡镇建立老年人基层体育组织，城乡社区普遍建立老年人健身活动站点和体育团队
老年消费市场	丰富养老服务业态	— 大力发展养老服务企业，鼓励连锁化经营、集团化发展，实施品牌战略，培育一批各具特色、管理规范、服务标准的龙头企业，加快形成产业链长、覆盖领域广、经济社会效益显著的养老服务产业集群 — 支持养老服务产业与健康、养生、旅游、文化、健身、休闲等产业融合发展，丰富养老服务产业新模式、新业态
	老年用品市场	— 引导支持相关行业、企业围绕健康促进、健康监测可穿戴设备、慢性病治疗、康复护理、辅助器具和智能看护、应急救援、通信服务、电子商务、旅游休闲等重点领域，推进老年人适用产品、技术的研发和应用 — 支持符合条件的老年用品企业牵头承担各类科技计划（专项、基金等）科研项目
老年宜居环境		— 到2020年，60%以上城市社区达到老年宜居社区基本条件，40%以上农村具备老年宜居社区基本条件，大部分老年人的基本公共服务需求能够在社区得到满足
老年精神文化生活		— 到2020年，基本形成覆盖广泛、灵活多样、特色鲜明、规范有序的老年教育新格局。全国县级以上城市至少应有一所老年大学
老年人社会参与		— 鼓励老年人参加志愿服务，到2020年老年志愿者注册人数达到老年人口总数的12%

参考资料

1. 医保支付方式改革 DRGs 被热捧. 新浪 .
2. 渐为医保支付方式趋势 DRGs 的前世今生. 健康界 .
3. 医联体工作非常重要有十分重要意义. 中国政府网 .
4. 四种医联体模式的探索之路. 易利华. 搜狐健康.
5. 长期护理保险. 智库百科.
6. 长期护理保险有四种模式. 武汉平安人寿.
7. 仿制药一致性评价的产业影响研究. 胡林峰，虞忠.
8. 药品上市许可持有人制度助力张江生物医药产业. 上海市政府网.
9. 两票制最全分析：你的影响超乎你想象！健康智汇.
10. 医院处方外配叫好不叫座. 都市快报.
11. 建立以社区养老为中心的养老服务产业体系研究. 屈昌辉.
12. 我国机构养老发展的困境与对策. 穆关宗.
13. 我国养老机构现状及对策. 孙建萍，周雪.
14. 当前我国养老服务社会化面临的问题及对策. 张卫，张春龙.
15. 医养结合：淮北创新开展四种模式. 淮北日报.
16. 成都市武侯区：搭建医养结合创新平台，为互联网时代全民健康保驾护航. 李雪洁.
17. 倒逼医疗机构有效控费，医疗器械监督管理条例进行修改. 大众日报.
18. 业界专家谈如何落实《"健康中国 2030"规划纲要》. 新华社.

产业篇

第二章
中国健康产业创新热点分析

研究报告一
医疗人工智能的应用领域与颠覆创新

【引言】信息技术的不断发展，正推动医疗领域从数字医疗、互联网医疗向医疗人工智能迈进。现有的技术创新和商业实践可以表明，医疗人工智能可以部分代替以往由人力完成的医疗工作，人工智能对医疗领域的影响将是开创性的、变革性的、颠覆性的。本章首先梳理医疗人工智能技术的发展历史，并根据已有的研究成果，总结医疗人工智能的技术构成要素。之后从商业创新实践出发，首先系统介绍医疗人工智能的代表——IBM Waston，之后分别研究医疗人工智能在辅助诊断、医疗影像、药品研发、健康管理和基因测序方面的商业应用，勾勒出人工智能技术在各个医疗领域应用的商业场景。最后，从我国实际出发，对医疗人工智能的现实需求、政策引导和面临的问题进行若干探讨。

一、医疗人工智能的发展历程与构成要素

人工智能（artificial intelligence，AI）是计算机科学的一个分支，是通过对人的意识和思维过程进行模拟并系统应用的一门新兴科学。该领域的研究包括机器人、语言识别、图像识别、自然语言处理和专家系统等。1956年夏季，在美

国达特茅斯（Dartmouth）大学举行的首次人工智能研讨会，McCarthy 第一次提出"人工智能"的概念，标志着人工智能学科的诞生。医疗人工智能即人工智能在医疗领域的应用，涉及医疗行业各个环节，其终极目标是人工智能代替人来为患者诊断、治疗，目前主要发展方向包括辅助诊断、医学影像识别、药品研发、健康管理、基因测序等。

· 医疗人工智能的发展历程 ·

1. 早期的医疗人工智能探索　最早在医疗领域进行人工智能探索的尝试出现在 20 世纪 70 年代。1972 年，由利兹大学研发的 AAP Help 是资料记载当中医疗领域最早出现的人工智能系统，这个系统主要是用于腹部剧痛的辅助诊断以及手术的相关需求。

在随后的整个 20 世纪 70 年代，又产生了不少新的成果。INTERNIST Ⅰ 于 1974 年由匹兹堡大学研发问世，主要用于内科复杂疾病的辅助诊断。MYCIN 于 1976 年由斯坦福大学研发，能对感染性疾病患者进行诊断，开出抗生素处方。在其内部共有 500 条规则，只要按顺序依次回答其提问，系统就能自动判断出患者所感染细菌的类别，为其开出相应处方。此外，还有罗格斯大学开发的 CASNET/Glaucoma，MIT 开发的 PIP、ABEL，斯坦福大学开发的 ONCOCIN 等。到 20 世纪 80 年代，已经有一些商业化应用系统的出现，比如 QMR（Quick Medical Reference），还有哈佛医学院开发的 DXplain，主要是依据临床表现提供诊断方案。

总的来说，医疗人工智能方面早期的大多数探索并不成功。不过，这样的现状只能说明医疗的高度复杂性，但这并没有阻止人类在医疗领域探索人工智能的尝试。

2. 近期国外在医疗人工智能领域的发展　目前，医疗人工智能领域最知名的就是 IBM Watson，并且 Watson 已经取得了不俗的成绩。例如在肿瘤治疗方面，Watson 能够在几秒之内筛选数十年癌症治疗历史中的 150 万份患者记录，并为医生提供可供选择的循证治疗方案。目前癌症治疗领域排名前三的医院都在运行 Watson，并且 Watson 已经正式进入中国。

除了 IBM 之外，谷歌、微软等科技巨头也在医疗人工智能领域取得了积极进展。2016 年 2 月，谷歌 Deep Mind 公布成立 Deep Mind Health 部门，将与英国国家健康体系（NHS）合作，帮助他们辅助决策、提高效率、缩短时间。Deep Mind 还参与 NHS 一项利用深度学习开展头颈癌患者放疗疗法设计的研究。Deep Mind 还与 Moorfields 眼科医院合作将人工智能技术应用于及早发现和治疗威胁视力的眼部疾病。微软于 2016 年宣布将人工智能用于医疗健康的计划 Hanover，帮助寻找最有效的药物和治疗方案，并且与俄勒冈卫生科学大学 Knight 癌症研究所合作，共同进行药物研发和个性化治疗。苹果公司一方面计划自主开发人工智能芯片；另一方面则屡次收购人工智能公司。在 2010 年收购 Siri 之后，苹果公司近年来还在语音技术方面进行了几笔收购，其中包括 Vocal IQ 和 Novauris Technologies。

3. 我国的医疗人工智能发展历史与现状　我国人工智能领域的开发研究始于 20 世纪 80 年代初，起步虽然较发达国家晚，但是发展速度迅猛。1978 年北京中医医院关幼波教授与计算机科学领域的专家合作开发了"关幼波肝病诊疗程序"，第一次将医学专家系统应用到我国传统中医领域。此后我国有代表性的人工智能产品有"林如高骨伤计算机诊疗系统""中医治疗专家系统"、具有咨询和辅助诊断性质的"中医计算机辅助诊疗系统"等。进入 21 世纪以来，我国的医疗人工智能则在更多领域取得长足发展。

2016 年 10 月，百度以"开启智能医疗新时代"为主题，正式对外发布百度人工智能在医疗领域内的最新成果——百度医疗大脑，对标谷歌和 IBM 的同类产品。作为百度大脑在医疗领域的具体应用，百度医疗大脑是通过海量医疗数据、专业文献的采集与分析，模拟医生问诊流程，依据用户的症状，给出诊疗最终建议。腾讯则依托微信丰富的数据量和数据维度，探索发展医疗人工智能。如腾讯与中山大学附属肿瘤医院、深圳市南山人民医院的合作，在广东汕头地区开展食管癌早期筛查系统的试点。腾讯通过人工智能图片处理，帮助开展食管癌前期筛查，在提升医疗机构医疗能力的同时，显著降低了人工投入。此外，腾讯的人工智能实验室还将和卓建、医联两家公司合作，开发面向未来的复诊系统。

阿里则在医疗智能诊断领域重点布局。2017 年 7 月，阿里健康发布医疗 AI "Doctor You"，"Doctor You" AI 系统包括临床医学科研诊断平台、医疗辅助检测引擎、医师能力培训系统等。此外阿里健康还与多地政府、医院、科研院校等外部机构合作，开发打造包括糖尿病、肺癌预测、心理智能、眼底筛查在内的 20 种常见、多发疾病的智能诊断引擎。

· 医疗人工智能的三个阶段 ·

从技术发展的历程看，人工智能分为计算智能、感知智能、认知智能三个阶段。第一阶段机器开始像人类一样会计算，传递信息。第二阶段机器开始看懂和听懂，做出判断，采取一些行动。第三阶段机器能够像人一样思考，主动采取行动（图 2-1）。

从数据有效性和商业模式的
发展来看，医疗人工智能应用也可
以分为三个阶段：第一阶段为数据
整合阶段。目前已存在深度学习等
先进算法，但由于医疗数据标准化
低，共享机制弱，导致人工智能在
医疗行业的应用领域和效果受限。
在共享机制尚未成熟前，拥有医疗
大数据的公司具备竞争优势与议价

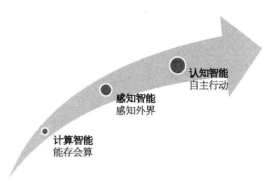

图 2-1　医疗人工智能发展的三个阶段
图表来源：奇璞研究

能力。第二阶段是"数据共享＋感知智能"阶段。当医疗数据融合到一定程度
后，将会在辅助诊疗、图像识别等各领域出现辅助性的商用产品。在这个阶段，
数据和算法优势都成为重要壁垒，有效数据将促进算法的实施得到进一步优化。
第三阶段是"认知智能＋健康大数据"阶段。在此阶段，人工智能整体上从感知
智能向认知智能发展，健康大数据的获取成本也将降低，人类将步入个性化医疗
时代。该阶段将出现替代人类医生的人工智能应用（图 2-2）。

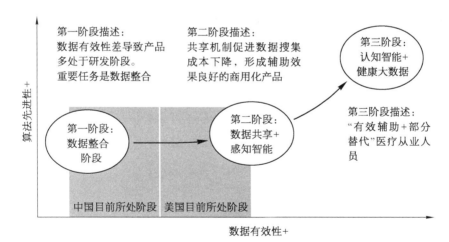

图 2-2　按照数据和算法角度，医疗人工智能的发展阶段
图表来源：奇璞研究

· 医疗人工智能构成的三个要素 ·

人工智能的核心是算法，基础条件是数据及计算能力，因此，可以认为医疗
与人工智能结合的关键要素是"算法＋有效数据＋计算能力"。

先进算法是实现医疗人工智能的核心，能够提升数据使用效率。随着先进算法的不断开发，人工智能从计算智能迈向感知智能，未来将会向认知智能迈进。先进算法能够提升从信息到"知识"的转化效率，提升智能化程度。

有效的医疗大数据是人工智能应用的基础。医疗数据的有效性包括三个方面：电子化程度、标准化程度以及共享机制。电子化程度强调数据和病历的供给量；标准化程度强调数据之间的可比性和通用型；共享机制强调数据获取渠道的便利性和合法性。只有满足上述三个方面的条件，医疗大数据才能得到有效搜集和应用，进而为人工智能打下基础。

计算能力是医疗人工智能的另一基础条件。未来随着量子计算以及速度更快的芯片的产生，将进一步推动人工智能应用的发展（图 2-3）。

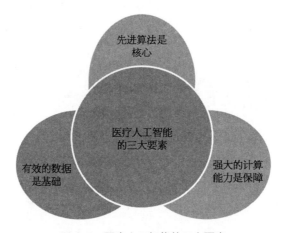

图 2-3　医疗人工智能的三大要素
图表来源：奇璞研究

二、医疗人工智能的商业应用与模式创新

由于医疗人工智能的发展必须以有效的医疗大数据为基础，所以在医疗领域，凡是具备获取有效数据的领域，人工智能均有用武之地，比如在基因测序、辅助诊断、药品研发的方面，医疗人工智能均有不错的发展。这里首先介绍医疗人工智能领域的代表公司——IBM 的 Watson，它主要的商业模式是通过在某一类疾病的数据和算法优势，扩展相关领域人工智能的商业模式。

· IBM Watson：深度聚焦肿瘤领域人工智能技术 ·

IBM Watson 是自 2007 年开始，由 IBM 公司的首席研究员 David Ferrucci 所领导的 Deep QA 小组开发的人工智能系统，目前是医疗人工智能领域的龙头。Watson 在医疗领域的商业战略分为三个方面：一是深度聚焦肿瘤领域，并向其他领域扩展；二是通过收购获取数据资源；三是通过合作扩展使用场景，输出生态能力。

Watson 在 2011 年便开始了肿瘤领域的机器学习，充分训练后，形成 Watson for Oncology 产品。该产品可以辅助肿瘤医生快速了解相似病历，完成初步诊断，缩短诊断时间。接下来，Watson 开始提供识别基于证据的辅助治疗方案。通过将患者文件中的属性数据与临床知识、外部数据相结合，Watson 提供肿瘤解决治疗方案供医生参考。目前 Watson 对不同癌症种类的诊断准确率能达到 70% ～ 90%。

在合作模式上，一方面，Watson 会给提供医疗数据的机构基于训练案例数的经济补偿；另一方面，Watson 也会直接和医院签订销售合同，由医院支付系统采购费用。目前 Watson 已经广泛应用于多家癌症治疗机构。2016 年 8 月，Watson 进入中国，在国内有 21 家医院计划使用 Watson 肿瘤解决方案（表 2-1）。

表 2-1　Watson 与医疗机构之间的合作

年份	商 业 应 用	具 体 情 况
2015	Watson for Oncology 出口到国外	与印度第三大医院系统 Manipal Hospitals 和位于曼谷的南非最大私人医院 Bumrungrad International Hospital 合作
2015	走进 14 家肿瘤中心	在美国和加拿大 14 家肿瘤中心部署 Watson 计算系统，将患者基因数据作为新增数据加入原有数据库，正式进入 DNA 测序和分析市场
2016	与 VA 退伍军人事务部合作	为全美 3.5% 的癌症患者提供人工智能治疗方案，通过分析癌症患者的基因序列，找出癌症治疗的应对之策
2016	与杭州认知网络科技有限公司共同宣布 Watson 进入中国	在国内有 21 家医院计划使用经由纪念斯隆·凯特琳癌症中心训练的 Watson 肿瘤解决方案，以期基于此认知计算平台助力中国医生获得个性化的循证癌症治疗方案

数据来源：公开资料整理，奇璞研究

除了肿瘤领域，Watson 也在其他医疗领域推进相关产品，如临床试验匹配项目（表 2-2）。

表 2-2   Watson 的功能扩展

Watson Health 四大产品化服务	功　　能
Watson Discovery Advisor for Life Sciences	能在多种不同的数据库中为用户寻找数据关系并从中帮助医疗机构快速获得新发现
Watson for Oncology	专为肿瘤医学研究和治疗建立的平台
Watson for Clinical Trial Matching	帮助医生根据患者的临床体征，快速寻找最合适的临床试验和方案
Curam Solutions	围绕机构客户需求而设计，允许医疗机构在平台上合作达成健康和社会相关目标

数据来源：公开资料整理，奇璞研究

IBM 通过资本收购，进一步积累"医疗大数据"。2015 年 4 月 IBM 成立 Watson Health 部门，旨在向医疗行业提供数据分析服务，越来越大的收购金额也反映了 IBM 对于医疗数据的坚定投入的决心，逐步构筑其数据竞争壁垒（表 2-3）。

表 2-3   IBM Health 的收购

时　　间	IBM 收购的公司	标的公司情况
2015 年 4 月	收购初创公司 Explorys	可以查看 5 000 万份美国患者病例，帮助 Watson 进行病理分析
2015 年 4 月	收购初创公司 Phytel	具备对多种健康数据进行分析、对后续治疗进行预测等云计算功能
2015 年 8 月	10 亿美元收购 Merge Healthcare	医学成像及临床系统供应商，1987 年成立。拥有 300 亿张 X 线、MRI、CT 影像图
2016 年 2 月	6 亿美元收购 Truven Health Analytics	医疗保健数据与分析服务提供商，成立 40 年。通过数据分析向企业、政府、保险公司提供控费服务；向制药企业和医疗机构提供临床路径和质控建议。拥有 8 500 家客户和 2.15 亿患者数据，以及 5 000 位医疗界人力资本

数据来源：公开资料整理，奇璞研究

Watson 还通过业务合作，不断丰富应用场景。Watson 一方面与各领域重要参与者合作，实现 Watson 人工智能分析能力的场景化输出，探索商用的方式。例如，Watson 与美国第二大零售药店 CVS 合作，预测用户患有疾病的风险，为用户制订健康问题解决方案。另一方面通过与各合作方的对接，搜集医疗健康领域的各类数据，完善自身的分析学习能力。例如，与苹果合作，将 Watson 应用软件整合至 HealthKit 和 ResearchKit 工具系统，允许应用开发者收集个人健康医疗数据，和在临床试验中使用这类数据；与美敦力合作，处理来自美敦

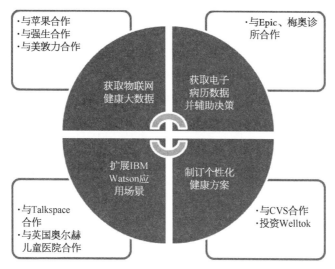

图 2-4　Watson 的商业模式

图表来源：奇璞研究

力可穿戴医疗设备及其他情景化来源的数据，并提供个性化的糖尿病管理服务（图 2-4）。

· 医疗人工智能用于辅助诊断 ·

与人工智能相比，医生的大脑记忆容量和记忆时间均有局限性。人工智能通过不间断的深度学习，可以从大量的医书、医学案例、新增案例中获取最新的医学知识，并参考患者病征和偏好，为医生的诊断和治疗提供参考意见，降低误诊率。

辅助诊断的一种典型应用场景是虚拟助理。虚拟助理可以通过与患者交谈，智能地通过病情描述对疾病进行初步的诊断。目前已经出现了专注于医疗健康的虚拟助理，国外用户所熟知的是 Babylon Health，而国内在虚拟助手上，也有大数医达和康夫子崭露头角。

Babylon Health 是一家位于伦敦的初创公司，公司创立于 2013 年，2016 年完成 2 500 万美元的 A 轮融资，2017 年完成 6 000 万美元的 B 轮融资。Babylon Health 平台整合 Deep Mind 公司的人工智能技术，帮助患者在同医生进行文字、电话或视频交谈前，就提前预知自身健康状况。Babylon Health 在过去两年里建立了一个庞大的医学症状数据库，拥有总共 36 500 个案例数据，在看医生前利用语音识别来询问用户一系列问题。相比人工全科医生的诊疗，这种快速的症状诊断帮助

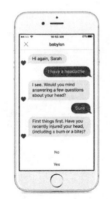

图 2-5 Babylon Health Online Doctor Consultations
图表来源：公司资料、奇璞研究

降低医疗系统的价格与成本。目前，Babylon Health 平台上约有 100 名医生，25 万用户可通过月付或医疗保健的方式获取服务（图 2-5）。

在国内智能辅助诊断领域，也有与 Babylon Health 类似的公司。如半个医生是杭州蕙泉公司开发的一款基于大数据逻辑的医疗垂直搜索引擎。半个医生 APP 于 2015 年 11 月正式上线，其核心功能是专业搜索，患者只要输入症状或疾病即可得到专业和准确的搜索结果。其设计逻辑是：把疾病拆解成包括症状在内的各种各样的标签，找到标签之间的关联性，之后根据用户的症状模拟医生进行逻辑推理，为用户分析出可能的疾病结果。在诊断出结果之后，还会有就医服务、医药电商、保健方案等解决方案，全面完成了从疾病诊断、就医、

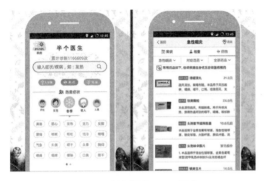

图 2-6 半个医生 APP 示意
图表来源：公司资料、奇璞研究

后期康复的全部流程，形成了医疗的整个闭环。

目前半个医生对可能涉及的 18 万种症状及关联的 9 000 种疾病，进行理解和分析，能满足 100 万用户同时查询。从标签组合到疾病结果的全部查询过程不到 1 秒，准确率大约在 70%。其背后有 70 多人的医学团队在对机器学习进行训练，基于机器学习，半个医生的查询准确率还在不断提升（图 2-6）。

· 医疗人工智能用于医疗影像识别 ·

基于影像的医学诊断也是目前人工智能关注较多的领域。医学影像包含了海量的数据，传统上医学影像的解读需要较长时间的学习和专业经验的积累。人工智能在对图像的检测效率和精度两个方面，都可以做得比专业医生更快，还可以减少人为操作的误判率。目前基于深度学习的医学影像识别准确率能达到 90%及以上，辅助诊断效果显著（表 2-4）。

表 2-4　人工读片与人工智能读片的对比

指　标	人 工 读 片	人 工 智 能 读 片
客观程度	主观性无法避免	比较客观
记忆能力	知识遗忘	无遗忘
建模条件	较少信息输入即可快速建模	建模需要更多信息输入
信息利用程度	低	高
重复性	低	高
定量分析难度	高	低
知识经验传承难度	困难	容易
效益性	耗时、成本高	成本低

数据来源：奇璞研究

Enlitic 是一家人工智能医学影像企业，于 2014 年在美国旧金山创立。Enlitic 采用时下最先进的深度学习算法对医学图像、诊断书、临床试验等大量医疗数据进行挖掘，实现了快速、准确、可行的健康诊断。

Enlitic 开发了从 X 线照片及 CT 扫描图像中，找出恶性肿瘤的图像识别软件。对放射科大量医疗图像数据进行机器学习，自动总结出代表恶性肿瘤形状等特征的恶性肿瘤模式。Enlitic 肺癌相关图像数据库系统的肺癌检出精度，比一名放射技师检查肺癌的精度高 5 成以上；在乳腺癌前哨淋巴结转移诊断中，基于人工智能计算系统的误诊率为 7.5%。通过该人工智能系统辅助病理学家，误诊率可进一步降至 0.5%（图 2-7）。

REAL-TIME CLINICAL SUPPORT

The National Institute of Medicine estimates that diagnostic errors affect 12 million Americans every year. More accurate and efficient decision support tools for doctors could greatly reduce that number.

Our real-time clinical support solutions provide workflow-integrated guidance to help your doctors interpret challenging cases. For example, Enlitic's deep learning technology can detect tiny fractures as small as 0.01% of an X-ray image. A heatmap overlay draws the radiologist's attention to the findings.

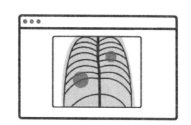

图 2-7　Enlitic 的实时临床支持系统
图表来源：公司资料、奇璞研究

在国内，已经有一些公司在医疗影像智能化方面进行探索。如全域医疗公司是一家立足于肿瘤诊疗项目的医疗影像人工智能公司，公司总部位于北京市东城区，于 2012 年成立。目前全域已与以中国医学科学院肿瘤医院为首的我国多家知名肿瘤医院形成战略合作，签约超过 500 家医院，范围遍及全国 27 个省市自治区，覆盖全国放疗单位的 35% 以上，已经具备一定规模效应。

mdaccAutoPlan 系统是依托美国 MD 安德森癌症中心多年积累的肿瘤治疗计划智能系统，已经具备一定的临床应用价值。公司应用这一系统，通过互通互联、大数据、云计算等先进技术手段，研发精准云质控、精准云协作等一系列网络信息平台。

依托 mdaccAutoPlan 系统，全域医疗主要发展三个方面的产品体系：一是全域放射治疗的质量控制平台；二是远程协作平台；三是培训交流平台。其中，远程协作平台主要就是依托 mdaccAutoPlan 系统，包括放疗靶区勾画、放疗计划制定两个模块，已经部分实现了人工智能相关的功能（图 2-8）。

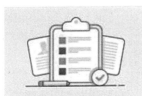

质控系统

以美国 TG 系列、中国国家和各省市要求为质控标准，实现机器和流程质控的收集和监管，为各级医院的放疗提供全方位的保障和服务。

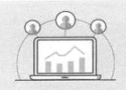

协作系统

以 mdaccAutoPlan 放疗计划算法和 TPS 拟合为依托，通过上下级医院协作执行的方式，解决放疗中精准靶区勾画和计划设计的普遍难题。

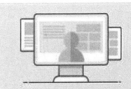

培训系统

集合行业精英及专家精彩课程、国内外经典案例及学术报告、业内大型会议视频等优质资源，提高放疗从业人员的专业水平。

图 2-8　全域医疗精准云放疗系统和质控系统
图表来源：公司资料、奇璞研究

另外又如汇医慧影公司。该公司于 2015 年 4 月在北京市成立，是一家智能医学影像平台公司。近年来打造了智能化的医学影像平台和肿瘤放疗平台，构建了影像智能筛查系统、防漏诊系统，在肿瘤、心血管等单病种领域开发人工智能辅助诊疗系统。

目前，汇医慧影公司收集了数百万级别的医学影像，通过建立人体器官模型以及深度神经网络技术，实现了病灶的高识别度。根据公司介绍，目前对于胸部 X 线的气胸、肺结核、肿块的自动诊断准确率已经达到 90%；脑核磁肿瘤的自动

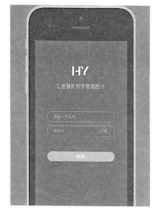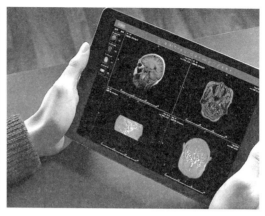

图 2-9　汇医慧影的数字智能胶片平台
图表来源：公司资料、奇璞研究

识别率超过 85%；胸部 CT 中肺结节的识别率超过 85%；乳腺钼靶中钙化斑点以及肿块的识别率均超过 90%。

汇医慧影平台中签约医生约 1 000 人，可以细分为头颈、神经、胸部、腹部、四肢以及心脏六大分支，目前累计服务患者超过 10 万例。其区域云 PACS 系统目前已经接入 400 多家医院，覆盖范围包括河南、山西、内蒙古、辽宁等地，并且与医疗器械厂商合作，将系统融入其影像设备中（图 2-9）。

· 医疗人工智能用于药品研发 ·

传统的药物研发周期长、费用高。平均来看，一种新药的开发需要 10 年时间，耗资 15 亿美元。随着药物开发难度的增大，目前一种新药可能会耗资 40 亿～120 亿美元，而且成功的概率也不高。

将人工智能技术应用到药品研发，就可以大幅降低成本，并提高药物研发成功的概率。首先，在新药筛选时，可以获得安全性较高的几种备选物。当很多种甚至成千上万个化合物都对某个疾病显示出某种疗效，但又对它们的安全性难以判断时，便可以利用人工智能来挑选最具有安全性的化合物，作为新药的最佳备选者。

其次，对于尚未进入动物实验和人体试验阶段的新药，也可以利用人工智能来检测其安全性。选择那些产生副作用概率最小、实际产生副作用危害最小的药物进入动物实验和人体试验，从而大大增加成功的概率，节约时间和成本。此外，利用人工智能还可模拟和检测药物进入体内后的吸收、分布、代谢和排泄情况，模拟给药量、浓度和效应之间的关系，加快药物研发的速度。目前人工智能药物研发主要在三大领域：抗肿瘤药、心血管药和"孤儿药"及经济欠发达地区常见传染病药。

Atomwise 公司成立于 2012 年，总部位于旧金山。公司利用超级计算机分析已有数据库，并用人工智能和复杂的算法来模拟药品研发的过程，在研发的早期评估新药研发风险，让药物研究的成本降至数千美元，并且该评估可以在几天内完成。2015 年，公司宣布在寻找埃博拉病毒治疗方案方面有一些进展，即在 Atomwise 预测的药物中，有两种或许能用来抗击埃博拉病毒，他们用时一个星期就找到了这种药物，并且成本不超过 1 000 美元。

Atomwise 还为制药公司、创业公司和研究机构提供候选药物预测服务。Atomwise 的服务可以预测哪些新药品真的有效，哪些无效。在合作伙伴方面，Atomwise 除了与 Merck 公司和 Autodesk 进行一些保密项目外，公司也持续与学术界和企业客户开展研究工作，通过辅助制药企业、生物科技公司和其他相关研究机构开展药物挖掘工作获取收入（图 2-10）。

生物科技公司也正在把人工智能和大数据结合到一起，来识别新的药物化合物，比如位于美国波士顿的生物制药公司 Berg。他通过开发的 Interrogative Biology 人工智能平台，来研究人体健康组织，探究人体分子和细胞自身防御组织以及发病原理机制，利用人工智能和大数据来推算潜在的药物化合物。这种方法不但使得靶向治疗成为今天医学治疗的趋势，而且利用人体自身的分子，来医治类似于糖尿病和癌症等疑难杂症，要比研究新药的时间成本与资金少一半。

我国在这一方面的探索还不多，其中太美医疗的电子数据采集系统（EDC）和临床实验项目管理系统（CTMS）有一定的发展为医疗人工智能的可能性。太美医疗于 2013 年成立于嘉兴。公司基于云计算和移动技术，为药物和医疗器械

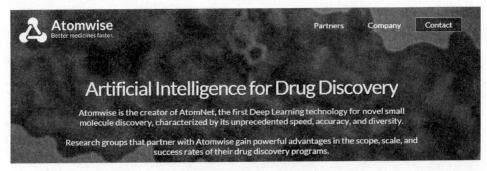

图 2-10 Atomwise 公司介绍

图表来源：公司资料、奇璞研究

临床试验提供实验数据采集解决方案，并提供后续的数据管理和统计分析服务。公司在人工智能方面有待进一步开发，更好地利用其积攒的医疗大数据。

· 医疗人工智能用于健康管理 ·

健康管理首先需要大量的个体健康检测数据，并根据人工智能和大数据分析，为个人提供有针对性的健康管理解决方案。由于其商业逻辑和模式较为清晰，结合目前快速普及的智能硬件，一种基于"智能硬件—智能平台—解决方案"的商业模式被很多公司采用。其中人工智能的作用十分重要，结合海量数据和分析结果，可以为个体设计个性化的健康管理计划，通过个人健康档案数据分析建立个性化健康管理方案，用于识别和降低疾病风险，帮助人们对健康的前瞻性管理。

Welltoks 是一家健康管理公司，于 2009 年成立于美国丹佛市。公司主要关注个人健康管理，它本身不仅提供健康数据分析和专业健康管理建议，还将此作为平台切入点，接入其他服务商，比如硬件、保险公司、内容、应用等，同时为一些健康管理公司提供管理办法。Welltoks 开发了 CaféWell 健康管理优化平台，提供习惯干预和预防性健康管理计划。平台合作方有专门记录数据的可穿戴硬件提供商，将数据精确到个人。当用户按照 Welltoks 提供的方案培养生活习惯时，它还会给予相应奖励，比如积分、礼品卡或者现金，激励用户改善健康。IBM 投资 Welltoks，将 Watson 融入 CaféWell，借助 Watson 的认知能力，从海量数据中找到科学答案，给予用户健康管理、慢性病恢复、健康食谱等指导（图 2-11）。

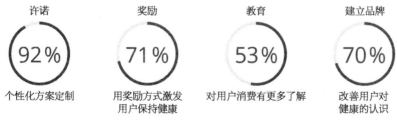

许诺	奖励	教育	建立品牌
92%	**71%**	**53%**	**70%**
个性化方案定制	用奖励方式激发用户保持健康	对用户消费有更多了解	改善用户对健康的认识

图 2-11　CaféWell 对消费者生活习惯的改善
图表来源：公司资料、奇璞研究

人工智能也可应用于精神健康管理。苹果收购的人工智能公司 Emotient 就是一家擅长通过人脸识别分析情绪的公司。Emotient 成立于 2012 年美国加利福尼亚州，公司开发的系统已经能够分辨出类似于喜悦、愤怒、悲伤、惊讶等这样的基础表情，还能够分析出一些更细微和复杂的表情，比如焦虑以及沮丧。

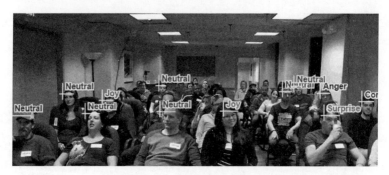

图 2-12　一个用 Emotient 的人脸情绪识别系统进行情绪识别的场景

图表来源：公司资料、奇璞研究

Emotient 起源于加利福尼亚大学的机器感知实验室（Machine Perception Lab），他们最终的目的是打造一套"无所不在"的人类情感分析系统。Emotient 利用摄像头来捕捉、记录面部肌肉运动，并根据其计算模型来分析出面部表情，最终得出关于表情的动态结果。Emotient 同时还提供 API 接口，能够将其技术轻松地与任何硬件或者软件进行整合（图 2-12）。

国内在健康管理人工智能方面也有优秀的创新型公司。例如时云医疗科技，它是一家结合了个性化医疗大数据分析系统，以及可穿戴式设备的移动健康管理技术公司。公司成立于 2012 年上海，在美国明尼苏达大学时间生物学中心支持和帮助下创立。目前公司的主要产品有 RyFit 云悦智能体质分析仪、RyMove 云动智能健康监测腕表，以及 RyZen 云律血压节律仪器等。RyFit 云悦体质分析仪是一款多功能体重秤，可以获取用户 10 项体征数据的检测。这些数据还可同时显示在手机客户端中。由于公司获得了美国顶级医学实验室"时间生物学实验室"的授权。该实验室拥有全球最大的人体连续体征数据库和分析模型，利用人工智能和大数据分析，根据用户对数据的需求和使用习惯重新设计了硬件，使其比竞争对手能更好进行用户体征数据分析并提供服务（图 2-13）。

· 医疗人工智能用于基因测序 ·

基因检测能准确检测出人体的基因信息，还能在此基础上，依靠生物信息技术计算出人体罹患癌症、心脑血管疾病、糖尿病等多种疾病的风险，从而进行早期预防与精准治疗。随着基因检测的成本逐步降低，基因检测将更加普及和得到大规模应用。但每一个人的全基因组数据会达到 100 G 的容量，如何对其进行科学的分析和计算，即成了基因检测的核心问题。

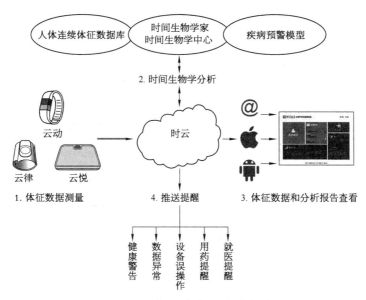

图 2-13 时云医疗的人工智能模式

图表来源：公司资料、奇璞研究

现有的生物信息方法基于统计学模型，在这一领域的研究日新月异。如谷歌子公司 Deep Mind 的 Deep Variant 检测工具、生物信息学软件 GATK、康奈尔大学的检测基因变异的软件等。这些研究都表明了医疗人工智能在基因检测方面的巨大潜力。

Deep Genomics 是于 2015 年在多伦多成立的创业公司，公司立足于人工智能和基因检测的结合。该公司能够通过深度学习技术，筛选海量以前未知的基因突变，找出致病的基因突变。Deep Genomics 引入了深入学习的人工智能技术，推出了他们的第一款产品 SPIDEX。只需将测序结果和细胞类型导入，SPIDEX 便可分析出某一变异的影响，并计算出该变异与疾病之间的关系。

在国内，天方创新、基因说、艾吉泰康等基因检测公司也逐步涉及基因测序人工智能技术。如在 2014 年成立于北京的艾吉泰康公司，公司提供多重靶向捕获测序解决方案，即在保证扩增均一性的前提下，对几千甚至上万个位点进行快速测序，使用主流的测序平台进行大批量样本平行检测与深度分析，并提出整体解决方案（图 2-14）。

总体上看，我国医疗人工智能方面的整体智能化水平普遍比较低，2B 业务多于 2C 业务，在核心技术、核心算法方面与国外相比还有一定差距。

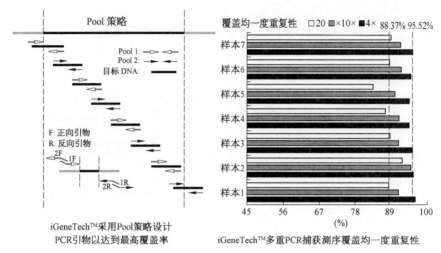

iGeneTech™采用Pool策略设计
PCR引物以达到最高覆盖率

iGeneTech™多重PCR捕获测序覆盖均一度重复性

图 2-14　艾吉泰康 MultipSeq® 多重 PCR 靶向捕获测序产品示意

图表来源：公司资料、奇璞研究

三、医疗人工智能的前景分析

· 医疗人工智能的现实需求 ·

人工智能的商业优势集中在"弥补人力资源不足""降低成本"和"提高准确度"三个方面，这些优势都是目前我国医疗产业的"痛点"。

在弥补人力资源不足方面，一个直接的市场需求就是弥补我国较大的医疗资源供给缺口。随着人口老龄化加剧、慢性疾病增长、对健康重视程度提高，医疗服务需求持续增加。从供给来看，医疗资源总量不足，有统计分析，每千人口医疗卫生机构床位数为 4.55 张，每千人口执业（助理）医师数量 2.06 人（图 2-15），且连续多年不变；我国卫生总费用超过 3 万亿元，仅占 GDP 的 5.57%，而 OECD（经合组织）国家卫生总费用占 GDP 比重平均为 9.3%。

培养医生需要周期，而且还需要大力调整体制机制，以确保医生职业自身的利益，而这些都不是在较短时间可以解决的。这就为医疗人工智能带来了巨大的需求，因为一旦能够实现机器看病，供应量将无限增加，极大弥补未来一段时间人才的供给缺口。

在降低医疗成本方面，人工智能更是有着广阔的用武之地。由于人口老龄化、慢性疾病增长、新技术的采用等因素，医疗费用支出不断上升，导致财政支出和社会负担的压力越来越大。2016 年中国全国财政医疗卫生支出 13 154 亿

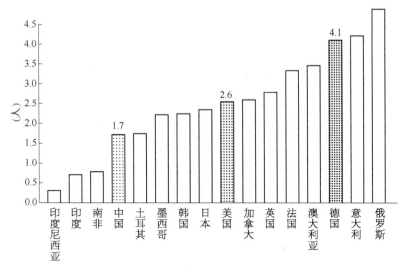

图 2-15 主要国家每千人拥有的医生数量
图表来源：OECD，国家卫计委，2014 年、奇璞研究

元，2008—2015 年，中国卫生总费用从 14 535 亿元上涨到 40 975 亿元，年均增幅达 16%。与此同时，全球医疗支出也在快速提升。在美国，医疗总支出占比达到 GDP 的 17%，且人均支出呈现每年上涨的趋势。基于这些客观事实，通过更智能的方式节省医疗成本迫在眉睫（图 2-16）。

人工智能在降低成本方面有几个方面的应用：一是通过人工智能提高患者自查自诊自我管理的比例，降低医疗支出；二是通过人工智能手段实现更早期发现、更好管理，减少后续的医疗费用支出；三是通过人工智能手段提高医疗机构、医生的工作效率，降低医疗成本；四是通过人工智能制定科学合理的健康医疗方案，减少不合理的医疗支出。

最后，就是医疗人工智能在提高医疗准确度的方面。人工智能高效计算的优势，在医疗行业大有可为。医学是一门靠归纳逻辑、经验学习、循证运用的学科。它高度依赖案例、数据、经验的积累，需要从业者有足够的计算能力。就记忆力和计算能力而言，人工智能远优于人脑。另一方面，医疗健康数据呈指数级增长，已经远远超出人类认知能力的范围。而机器的运算速度、准确程度、更新速度、稳定性都要好于人工，在处理医疗海量数据方面具有明显的优势，也为医疗人工智能的发展创造了土壤。

如果结合我国的医疗体制改革，医疗人工智能将大有用武之地。医疗人工智能对促进分级诊疗，提升基层医疗服务能力，缓解医疗资源分配不均方面也将发挥重

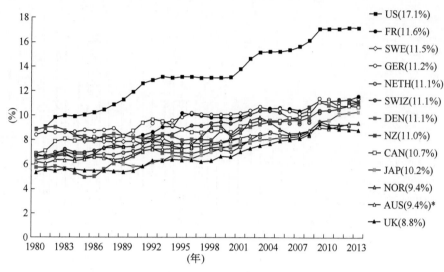

图 2-16　医疗开支占 GDP 比重（1980—2013 年）

图表来源：OECD，奇璞研究

*2012。GDP 即国内的生产总值，荷兰与瑞士的数据仅指当前开支，不包括医疗服务供应商的资本形成

要作用。特别是医疗人工智能中的辅助诊断系统，对于大量常见病、多发病、慢性病都可以提供更为智能便捷的诊断方案，基层医生借助于智能辅助系统，就能进行初步的诊断工作，医疗人工智能就可以更好地促进我国分级诊疗制度的形成。

·医疗人工智能的政策导向·

近年来，随着人工智能技术的不断成熟，已经逐步开始像早期"互联网+"一样，在各个领域得到应用。虽然人工智能整体上还未达到技术成熟，但显示出的技术颠覆前景已经足够吸引社会和资本高度关注，我国已经将人工智能作为未来重要战略性新兴产业进行规划，人工智能产业面临重要的发展机遇。

从国家层面，7 月 20 日，国务院印发《新一代人工智能发展规划》，提出了面向 2030 年我国新一代人工智能发展的指导思想和战略目标，部署构筑我国人工智能发展的先发优势，加快建设创新型国家和世界科技强国。提出：到 2020 年，人工智能总体技术和应用与世界先进水平同步，人工智能产业成为新的重要经济增长点，人工智能技术应用成为改善民生的新途径；到 2025 年，人工智能基础理论实现重大突破，部分技术与应用达到世界领先水平，人工智能成为我国产业升级和经济转型的主要动力，智能社会建设取得积极进展；到 2030 年，人工智能理论、技术与应用总体达到世界领先水平，成为世界主要人工智能创新中心。人工智能发展受到国家政策的高度重视。

另一方面，若干地方已经将人工智能作为重要的产业增长点，加大对人工智能产业的重视。如上海市正打造人工智能发展高地，通过完善产业环境，吸引人工智能企业和人才在上海集聚。目前在浦东新区和杨浦区已经形成了一定规模的人工智能产业。如智能语音技术公司流利说、"人工智能 + 早教机器人"元趣信息、机器视觉人工智能企业依图科技等。根据职场社交平台领英（LinkedIn）的调查，目前国内近 70% 的人工智能人才集聚在北京和上海，其中上海占比约33.7%，仅次于北京。

· 医疗人工智能面临的挑战 ·

尽管人工智能在医疗领域有广阔的发展前景，但是在具体应用上依然会面临很多问题。

首先就是数据质量问题。有效健康数据是人工智能应用的基础，而目前的健康大数据在电子化程度、标准化程度和共享机制三个维度上均有缺陷。数据电子化方面，医生开诊断单时习惯于采用手写，电子病历的电子化程度也较低。在美国，到 2014 年，电子病历的使用率达到 61%。在中国，2014 年 2 622 家参与电子病历应用水平分级评价的医院中，仍有 46.4% 未形成电子病历。目前国内 2 万多家医院及更大数量的基层医疗机构，仍然有大量以书面形式记录病历和资料。数据标准化方面，医疗大数据当中最有价值的部分目前主要在医院内，由传统医疗机构掌握，由于不同医疗系统之间的异构性，存在数据割裂、无法互联互通的情况。数据共享机制方面，目前仍然缺乏医疗数据的共享机制。相关法律规定缺位给医疗数据的获取、使用与分享带来不便。

其次是医疗问题本身就无比复杂，人工智能技术成熟度需要进一步提高。同种疾病会有不同症状，同种症状会对应不同疾病，在疾病的症状与结果之间没有确定的对应关系，不同疾病之间也没有清晰的边界，而且还会存在同时发病的情况。这种情况，就让很多医疗数据知识库面临逻辑上的问题。也正是因为医疗如此复杂，造成了过去五十年对这个问题的研究迟迟没有突破。而这些问题还是在第一环节诊断上，到后面的治疗环节还会面临医院、医生、药店建立怎样的商业生态等诸多问题。目前医疗人工智能只能形成单点突破的形势，要再更高层面、更广范围提供医疗人工智能服务尚需要技术的进一步提高完善。

最后，或许也更为重要的问题是，医保能否对医疗人工智能进行支付的问题。正像前文所述，医疗人工智能广泛深入医疗服务的各个领域，可以大幅降低医疗费用，但同时医疗人工智能能够大范围推广应用，也需要医疗保险方对其进行支持并给予补偿。一方面，医疗人工智能系统对于开发者和使用者都是一笔不小的开支，医疗服务机构也并非都对降低医疗成本具备足够的动力，需要医疗支付方给予一定的激励引导；另一方面是医疗大数据的合理使用。通过医保的授权和管理，支持符合条件的医疗人工智能系统应用基于医保的医疗大数据，除保证医疗数据安全之外，进一步推动医疗人工智能系统的不断完善，进一步提高使用效率，在降低医疗费用方面发挥更大的作用。

参考资料

1. 全域医疗完成 1.8 亿人民币 A2 轮融资，正和磁系资本和联基金领投. 刘勇. 36 氪.
2. 医疗人工智能报告：五十多年失败 怎换得万千宠爱？36 氪.
3. 医疗人工智能势不可挡，五大挑战让它难以取代医生. 高工机器人网.
4. 2016 年人工智能＋医疗健康创新趋势报告. 动脉网.
5. "人工智能＋医疗"应用驶入快车道. 东方证券.
6. 2015 年中国人工智能应用市场研究报告. 艾瑞咨询.
7. 人工智能搭上医疗可以做什么？动脉网.
8. IBM Watson 人工智能医疗应用详情剖析. 动脉网.
9. 循证医学、颠覆规则，大数据健康查询分析工具"半个医生"欲当半个全科医生. 36 氪.
10. 扫描 145 家中美创业公司：梦想更大，还是坑更大？36 氪.
11. 人工智能与生命科学：AI 在医疗健康十大领域应用前景. 亿欧网.
12. 以肿瘤为重心，IBM Watson 人工智能在九大医疗领域中布局突破. 动脉网.
13. 人工智能引领行业新变革. 方正证券.
14. 人工智能即将进入产业爆发的拐点. 弘则研究.
15. 错过医疗人工智能，至少错过八成医疗市场. 搜狐网.
16. 人工智能及在医疗领域的应用. 孔祥溢，王任直. 医学信息学杂志. 2016.
17. 微软的下一个 AI 大项目：开发人工智能帮助治疗癌症. 腾讯科技.
18. 苹果在人工智能领域会有哪些动作？从它近年的收购或许能看出来. 量子位. 公众号 QbitAI.
19. 微信＋人工智能？腾讯如何在医疗"连接一切". 未来科技探索.
20. 人工智能：撬动智慧医疗. 刘鹏宇. 视野.
21. 人工智能开始深入医疗产业智慧医疗正当其时. 江诚. 现代养生.
22. 人工智能在医疗健康领域都做了什么？智慧健康.
23. 上海有城市"魅力"，也要靠人的"努力". 上观新闻.
24. 医疗大数据、人工智能与分级诊疗. 蔡江南. 中欧卫生管理与政策中心.
25. Apple just bought new tech that can analyze your emotions — here's how it works. Business insider. 2016.

研究报告二
近期基本医疗保险制度改革探索与实践

【前言】从近期我国医改政策趋势上看，医疗保险方面的改革将日益成为撬动三医联动、推进分级诊疗的政策重点，也是推进我国整体医疗改革进一步深化的焦点。我国医疗保险体制先天的带有城乡二元性、管办合一等特点，成为阻碍我国进一步深化医疗卫生体制改革的体制性障碍。新一轮医疗保险体制改革将紧密围绕这些体制性弊端，结合各地医保运行实际，创新改革思路，提升管理水平，涌现一大批值得研究借鉴的创新案例。本文抓住我国医保改革阶段性要点，在梳理我国医保体制性问题基础上，首先总结我国统筹城乡医保政策模式和经验，对各类创新模式进行案例研究；其次重点研究我国医保支付方式改革，对总额控制、按人头付费、按病种付费等重点改革领域都进行了研究和梳理；最后，本文讨论了长期护理险在我国的发展，并以青岛为例进行案例分析。后面本文也对目前的医疗保险体制改革提出了自己的政策建议。

一、近期医疗保险体制改革政策与重点

· 我国医疗保险改革历程 ·

我国目前的基本医疗保险制度起源于改革开放之后，总体上是随着中国特色社会主义市场经济体制的建立而逐步确立和发展的。所以我国的基本医疗保险体制先天上就具备时代特点，如"新老划断"的机制设计、典型的城乡二元社会保障结构、以区域试点突破的渐进式改革等特点十分鲜明。

1. 城镇基本医疗保险制度　在城镇，改革开放之前主要实行公费医疗保障制度和劳保医疗保障制度。自十一届三中全会后，一些企业和地方就已经开始自发地对传统职工医疗保障制度进行改革探索。1989 年，国家卫生部、财政部颁布了《关于公费医疗管理办法的通知》，在公费医疗开支范围内对具体的 13 种自费项目进行了

说明，开始了个人需要承担医疗费用的时代。同年 3 月，在丹东、四平、黄石、株洲进行医疗保险制度改革试点，同时在深圳、海南进行社会保障制度综合改革试点。

1994 年，国家体改委、财政部、劳动部、卫生部共同制定了《关于职工医疗制度改革的试点意见》，经国务院批准，在江苏省镇江市、江西省九江市进行了试点，即著名的"两江试点"。在"两江试点"的基础上，1996 年 4 月，国务院办公厅转发了国家体改委、财政部、劳动部、卫生部四部委《关于职工医疗保障制度改革扩大试点的意见》，进行更大范围的试点。1998 年 12 月，国务院召开全国医疗保险制度改革工作会议，发布了《国务院关于建立城镇职工基本医疗保险制度的决定》，明确了医疗保险制度改革的目标任务、基本原则和政策框架，城镇基本医疗保险制度的确立。

1998 年后，城镇基本医疗保险制度开始得到迅速推广，基本医疗保险制度不断扩容，多层次的城镇医疗保障体系逐步建立，逐步将军队退伍人员、铁路职工人员、灵活就业人员、混合所有制企业和非公有制经济组织从业人员以及农村进城务工人员纳入医疗保险范围。

2. 城镇居民医疗保险制度　城镇居民医疗保险是以没有参加城镇职工医疗保险的城镇未成年人，和没有工作的居民为主要参保对象的医疗保险制度。2006 年的十六届六中全会通过的《中共中央关于构建社会主义和谐社会若干重大问题的决定》进一步明确提出"建立以大病统筹为主的城镇居民医疗保险"。2007 年 4 月，国务院总理温家宝主持召开国务院常务会议，决定开展城镇居民基本医疗保险制度试点，并明确 2007 年将在有条件的省份选择一两个市，进行建立以大病统筹为主的城镇居民基本医疗保险制度试点。

城镇居民基本医疗保险试点从 2007 年下半年开始启动，2008 年总结试点经验、继续推广，在全国范围内逐步推开。

3. 农村基本医疗保险制度　农村地区医疗保障制度的核心部分是农村合作医疗制度。早在 20 世纪 40 年代，陕甘宁边区就出现了具有卫生合作性质的医药合作社。新中国成立以后，随着农业合作化的不断升级，农村合作医疗制度也得到了很大发展。

1993 年，中共中央在《关于建立社会主义市场经济体制若干问题的决定》中，提出要"发展和完善农村合作医疗制度"。1997 年 1 月，中共中央、国务院颁发了《关于卫生改革与发展的决定》，要求"积极稳妥地发展和完善农村合作医疗制度"，"力争到 2000 年在农村多数地区建立起各种形式的合作医疗制度"。

2003 年 1 月 16 日，国务院办公厅转发了卫生部、财政部和农业部的《关于建立新型农村合作医疗制度的意见》，要求"从 2003 年起，各省、自治区、直辖市至少要选择 2～3 个县（市）先行试点，取得经验后逐步推开。到 2010 年，实现在全国建立基本覆盖农村居民的新型农村合作医疗制度的目标"。虽然冠以"新型农村合作医疗制度"的名称，实际上不再是农民自我负责的合作型医疗制度，而是由政府与农民分担责任并步入社会化发展阶段的现代基本医疗保险制度，这一举措宣告了农民没有社会医疗保险的历史结束（图 2-17、2-18）。

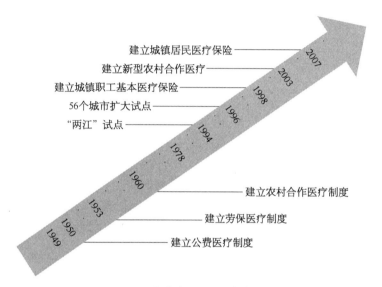

图 2-17 2009 年前我国医保制度改革主要历程
图表来源：奇璞研究，中国社会医疗保险改革，陈滔

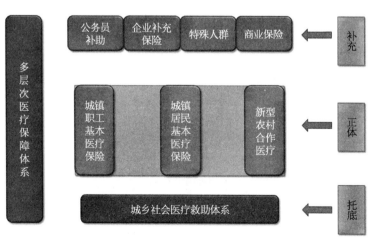

图 2-18 我国医疗保险框架体系
图表来源：奇璞研究，医疗保险基本政策与改革发展，吕浩

2009 年 3 月，中共中央、国务院发布《关于深化医药卫生体制改革的意见》（中发 [2009] 6 号），和国务院发布《医药卫生体制改革近期重点实施方案（2009—2011）》（国发 [2009] 12 号），正式启动了新一轮医改。其主要目标之一就是城镇职工医保、城镇居民医保、新型农村合作医疗三项基本医疗保险覆盖率到 2011 年要达到 90%，这一目标实际上在 2010 年就提前实现了。

4. 我国医疗保险体制改革取得伟大成绩　30 几年来，我国社会保障事业经历了从改革探索到制度建立完善，再到全面推进的演变过程。

到 2016 年末，全国参加城镇基本医疗保险人数为 74 392 万人，比上年末增加 7 810 万人。其中，参加职工基本医疗保险人数 29 532 万人，比上年末增加 638 万人；参加城镇居民基本医疗保险人数为 44 860 万人，比上年末增加 7 171 万人。截止到 2015 年，全国参加新型农村合作医疗人口数达 6.7 亿人，参合率为 98.8%。城镇职工医保、新农合和城镇居民医保覆盖总人数超过 13 亿，实现"全民医保"。我国建立起世界上最大的社保体系，取得的成果举世瞩目。2016 年 11 月，国际社会保障协会第 32 届全球大会授予中国政府"社会保障杰出成就奖"（图 2-19）。

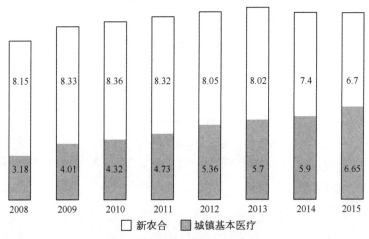

图 2-19　近年我国基本医疗保险参保人数（亿人）
图表来源：奇璞研究，中国劳动和社会保障部，国家卫计委

· 现阶段我国医疗保险制度面临的主要问题 ·

随着基本医疗参保人数超过 13 亿，参保率接近 100%，规模总量的增长已经达到瓶颈。2013—2015 年，城镇和新农合基本医保的参保总人数分别是 13.7 亿人、13.4 亿人和 13.4 亿人，参保总人数的增长已经进入平稳期，数量甚至还微

有下降。特别是新农合的参保人数，从 2010 年后即呈现总量下降的趋势，这一方面受我国城镇化水平不断提高的影响；另一方面也与新农合农村青年人参保意愿低、用起来不方便、报销速度慢、不能异地看病报销等因素有关，折射出了我国基本医疗保障机制尚需进一步完善。

现阶段我国医疗保险制度面临两个方面的风险：一是内部风险，主要是根据城乡二元化结构导致的基本医疗体制机制问题。由于历史原因，我国基本医疗保障体制延续城乡二元化的构建，其中城镇基本医疗保险主要由劳动和社会保障部门负责管理经办，新农合主要由各地卫生部门负责管理经办。各个医疗保障待遇具备一定差异，城乡及不同地区之间不平等。与城镇职工医疗保险相比，城镇居民和新农合的待遇水平明显较低，中西部和东部沿海地区之间相比较差距大。如从人均筹资和支出水平上看，这三项制度的筹资水平之比大体上是——农民：城镇居民：城镇职工 = 1：3：6（图 2-20）。

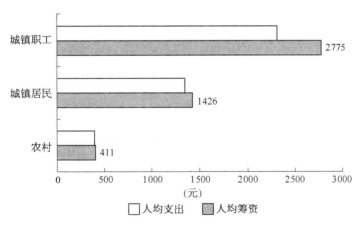

图 2-20　我国各类基本医疗保险人均筹资和支出水平（2014 年）
图表来源：奇璞研究，中国劳动和社会保障部，国家卫计委

另外一个内部风险是医疗保障缺乏可持续性。这点集中表现在医疗费用成本控制机制还没有完全建立，经办服务能力不适应社会快速发展的需要，各地医疗保险经办机构人员普遍存在人手不足等问题。这就说明除了城乡二元的体制机制需要修正以外，医保经办机构内部的能力建设也要同步加强。

二是外部风险，主要指医疗保障体系抗风险能力有限。随着我国老龄化程度日益加深，医疗费用支出势必"刚性"上涨，在参保人群规模达到天花板后，医疗保障资金体系面临的压力日益增大。2011—2016 年，结余比率由 2011 年的

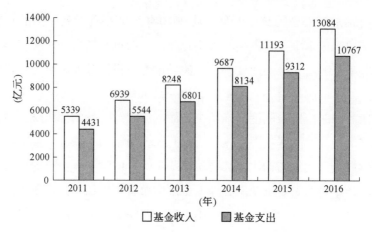

图 2-21 我国城镇基本医疗保险基金收支情况
图表来源：奇璞研究，中国劳动和社会保障部

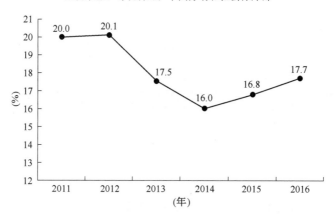

图 2-22 我国城镇基本医疗保险基金结余比例
图表来源：奇璞研究，中国劳动和社会保障部

20.0%，逐步下降到 2016 年的 17.7%（图 2-21、2-22）。

2013—2015 年，新农合基金收入的平均增速为 10.0%，新农合基金支出年均增速为 7.9%，而结余比率经常在 10% 以下，整体风险承担能力弱于城镇基本医疗保险（图 2-23）。

由于我国基本医疗保险的基本原则就是"以收定支"，所以原则上各地医保资金不存在"亏损"的可能，只能将医疗费用支出的压力转移给政府或个人，降低基本医保的基本保障能力。

随着我国社会经济的进一步发展，老龄化水平的逐步提高，内部结构性和制度性问题、外部的抗风险能力受到日益严重的挑战。

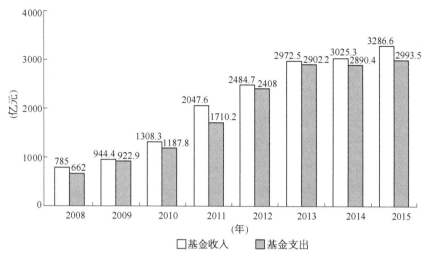

图 2-23　我国新农合医疗保险基金收支情况
图表来源：奇璞研究，国家卫计委

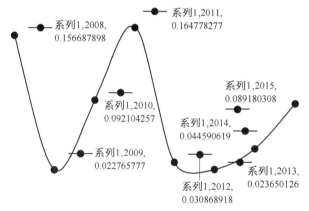

图 2-24　我国新农合医疗保险基金结余比率
图表来源：奇璞研究，国家卫计委

·近期我国医保改革重点政策·

近期我国基本医疗保险制度的改革基本上针对上述问题进行推进。

重点改革政策一：整合城乡居民基本医疗保险制度，调整内部结构性问题

2016 年 1 月，国务院印发《关于整合城乡居民基本医疗保险制度的意见》，就整合城镇居民基本医疗保险和新型农村合作医疗两项制度、建立统一的城乡居民基本医疗保险制度提出明确要求。本项制度主要针对两项制度城乡分割的负面作用，着力解决存在着的重复参保、重复投入、待遇不够等问题。

本《意见》就整合城乡居民医保制度政策明确提出了"六统一"的要求，即统一覆盖范围、统一筹资政策、统一保障待遇、统一医保目录、统一定点管理、统一基金管理。其中重点是要整合其筹资和待遇保障政策。通过"六统一"，进一步提高基本医疗保险经办管理能力，提升服务效能，促进制度公平。

2016年10月，人社部印发《关于深入学习贯彻全国卫生与健康大会精神的通知》，提出要加快推动城乡基本医保整合，2017年开始建立统一的城乡居民医保制度。

2017年1月，《国务院办公厅关于印发生育保险和职工基本医疗保险合并实施试点方案的通知》公布，提出2017年6月底前在河北省邯郸市、山西省晋中市、辽宁省沈阳市等12个城市启动试点，试点期限为一年左右。这也从一个侧面反映出我国进一步提高基本医疗保险整合水平的政策力度。

表2-5 我国推进医保整合相关政策

文 件 名 称	发 布 时 间
《国务院关于整合城乡居民基本医疗保险制度的意见》	2016年1月
《国务院办公厅关于印发生育保险和职工基本医疗保险合并实施试点方案的通知》	2017年1月

数据来源：奇璞研究

重点改革政策二：医保支付方式改革，提高医保经办能力

早在2015年，医保支付方式改革就被提到了议事日程。在2015年5月，国务院颁布的《关于城市公立医院综合改革试点的指导意见》中，即提到"在医保支付、价格调整、绩效考评等方面实行差别化的改革政策"，要求"建立以按病种付费为主，按人头付费、按服务单元付费等复合型付费方式，逐步减少按项目付费""鼓励推行按疾病诊断相关组（DRGs）付费方式"。

2016年9月，国家卫计委和财政部又联合发布《关于做好2016年县级公立医院综合改革工作的通知》的文件，再一次提出医保支付方式改革的问题，要求"统一经办管理，可进行设立医保基金管理中心的试点，承担基金支付和管理、药品采购和费用结算、医保支付标准谈判、定点机构的协议管理和结算等职能"，充分发挥医保的监督制约作用。这就为进一步推动医保管理体制机制改革打开政策空间。

2017年6月，改革医保支付制度的专项文件——《国务院办公厅关于进一步深化基本医疗保险支付方式改革的指导意见》——出台，提出要进一步加强医保基金预算管理，全面推行以按病种付费为主的多元复合式医保支付方式。此

外，国家选择部分地区开展 DRGs 付费试点，鼓励各地完善按人头、按床日等多种付费方式，降低按项目付费比例。

国家人社部医疗保险司司长陈金甫表示，本文件的一大亮点是提出了针对不同医疗服务的特点，实行多元复合式医保支付方式的改革思路，提高医保经办的精确性。如对住院医疗服务，主要按病种、按疾病诊断相关分组付费；长期、慢性病住院医疗服务可按床日付费；对基层医疗服务，可按人头付费；积极探索将按人头付费与慢性病管理相结合；对不宜打包付费的复杂病例和门诊费用，可按项目付费。同时，探索符合中医药服务特点的支付方式。

表2-6 我国推进医保支付方式改革相关政策

文 件 名 称	发 布 时 间
《国务院办公厅关于城市公立医院综合改革试点的指导意见》	2015 年 5 月
《国务院办公厅关于推进分级诊疗制度建设的指导意见》	2015 年 9 月
《国务院办公厅关于进一步深化基本医疗保险支付方式改革的指导意见》	2017 年 6 月

数据来源：奇璞研究

重点改革政策三：探索长期护理保险制度，应对老龄化危机

2016 年 7 月，国家人社部办公厅颁发《关于开展长期护理保险制度试点的指导意见》，我国将正式启动长期护理保险制度试点，利用 1～2 年试点时间，探索建立以社会互助共济方式筹集资金，为长期失能人员的基本生活照料和与基本生活密切相关的医疗护理提供资金或服务保障的社会保险制度。首批试点包括河北承德市、上海市等 15 个城市。试点阶段，长期护理保险制度原则上主要覆盖职工基本医疗保险参保人群。

在筹资方面，《意见》规定，"试点阶段，可通过优化职工医保统账结构、划转职工医保统筹基金结余、调剂职工医保费率等途径筹集资金，并逐步探索建立互助共济、责任共担的长期护理保险多渠道筹资机制。"

长期护理保险是应对人口老龄化、适当降低参保人长期护理负担的重要措施，有可能发展成为我国现有"五险"之外的第六项社会保险制度。

2016 年 12 月，《国务院办公厅关于全面放开养老服务市场提升养老服务质量的若干意见》颁发，提出要探索建立长期护理保险制度，形成多元化的保险筹资模式。长期护理险开始成为我国养老产业的重要组成部分。

2017 年 2 月，有着深远意义的《"十三五"国家老龄事业发展和养老体系建设规划》颁布，明确提出探索建立长期护理保险制度。开展长期护理保险试点的地区要统筹施策，做好长期护理保险与重度残疾人护理补贴、经济困难失能老年人护理补贴等福利性护理补贴项目的整合衔接，提高资源配置效率效益。本文件还提出，鼓励商业保险公司开发适销对路的长期护理保险产品和服务，满足老年人多样化、多层次长期护理保障需求。

2017 年 7 月，国务院办公厅发布《关于加快发展商业养老保险的若干意见》，文件首次提出逐步建立老年人长期照护、康养结合、医养结合等综合养老保障计划，健全养老、康复、护理、医疗等服务保障体系。大力发展老年人意外伤害保险、老年人长期护理保险、老年人住房反向抵押养老保险等适老性强的商业保险，其中长期护理险作为其重要支撑内容得以体现（表 2-7）。

表 2-7 我国推进医保支付方式改革相关政策

文 件 名 称	发 布 时 间
《关于开展长期护理保险制度试点的指导意见》	2016 年 7 月
《国务院办公厅关于全面放开养老服务市场提升养老服务质量的若干意见》	2016 年 12 月
《国务院关于印发"十三五"国家老龄事业发展和养老体系建设规划的通知》	2017 年 2 月
《关于加快发展商业养老保险的若干意见》	2017 年 7 月

数据来源：奇璞研究

二、基本医疗保险城乡统筹改革探索与实践

统筹城乡医保已经成为近期我国医保体制改革的一项重点。城镇职工、城镇居民和新农合三项医保同由政府主导、同属"保基本"层面、同是第三方支付机制，具备城乡统筹的客观基础。

我国探索城乡医保统筹由来已久。在城镇居民医保起步之初，部分地区如江苏太仓、成都、重庆等地，就较早地探索推进了城乡统一的居民基本医疗保险制度。2010 年，《社会保障法》颁布，明确新农合定位于基本医疗保险范围，加快推进了基层城乡医保整合的发展。到 2015 年底，已有 8 个省、39 个市及 100 多个县在其行政区域内实现了城乡居民基本医疗保险制度整合。

· 城乡医保统筹的模式和经验 ·

各地在探索推进城乡医保整合的过程中，因管理体制、制度模式及经办管理服务格局的不同，涌现出多种模式。

1. 四种行政管理体制模式　从统筹后的行政管理体制看，主要形成四种模式：一是人社部主管；二是卫生部门主管；三是卫生部门和人社部配合共管；四是另建政府独立机构专门管理（表2-8）。

表2-8　城乡医保统筹行政管理体制模式

行政管理体制模式		代 表 地 区
由人社部门主管	14个省（区、直辖市）	天津市、山东省、浙江省、广东省、青海省、宁夏、重庆市、新疆生产建设兵团
	39个地级市	马鞍山市、厦门市、三亚市、长沙市、无锡市区、苏州市、南通市、镇江市、成都市、昆明市、乌鲁木齐等
	70多个县	略
由卫生部门主管	4个地级市	安徽宁国市、福建莆田市、江苏常熟市、贵州毕节市
	37个县	略
由第三方独立机构	—	湖南邵阳县、永州市蓝山县等
共同管理	—	陕西省延安市等

数据来源：奇璞研究，基本医疗保险城乡统筹与制度融合的五种驱动模式，袁涛

目前，我国已经先行先试整合城乡居民的省（市、区）有：山东、河北、青海、上海、天津、重庆、宁夏、浙江、广东、湖北、内蒙古、湖南、北京、广西。这些省（市、区）都是根据自身实际情况，进行了全面系统的整合重建。已实施城乡居民医保整合的14个省（市、区），其整合工作均是由人社部门统一管理的。除这14个省（市、区）外，全国还有39个地级市在全市范围、42个地级市在部分区县开展了城乡居民医保整合，这些地区也都是由人社部门牵头整合工作的。相较于卫生部门，人社部门在明确归口管理的省份数量上占上风，在人数上也是占绝对上风，是未来城乡医保统筹的主流行政管理模式。

2. 两种制度整合模式　从制度整合的程度看，人社部门管理下的城乡基本医疗保险制度整合大致可以分为两种：一是高度整合的"三险合一"模式，即城乡居民适用同一费率、同一待遇、同一经办服务等；二是虽然统一由人社部门主管，但具体制度分设，聚合后的城乡居民医保制度设计，又可分为"一制一

档""一制两档"或"一制多档"模式。

而在卫生部门主导下的城乡基本医保制度整合，由于职工医保仍由人社部门管理，所以多是将居民医保按新农合制度模式整合为"一制一档"。

从账户结构看，已经实现整合的省市中，其城乡居民医保大多没有设立个人账户，只有甘肃金昌市、广东汕尾市、陕西延安市、青海海西州四个地区参照"统账结合"的职工医保模式开设了居民医保个人账户。

3. 五种经办服务机构组织模式　从经办机构属性上看，各地城乡居民医保的经办机构有以下五种模式：一是人社部门下属医保中心或社保中心；二是卫生部门下属新农合经办机构或医保中心；三是有两个部门共同管理的经办机构，通常采取"一套班子，两块牌子"的方法；四是直属政府的经办机构；五是委托商业保险公司代办。目前以人社部门下属成立专门的经办机构是主流办法。

4. 五种制度融合驱动模式　由于缺乏中央顶层设计和统一安排，全国各地在推进居民城乡医保统一的过程中，就面临一个主导推动力的问题。通过梳理总结目前的城乡医保统筹的方法，可以大体总结出五种驱动模式。

以"管理体制统一"推动的"制度统一"模式，以宁夏为代表，在石嘴山和固原两市，通过将新农合业务统一划归人社部门推动制度和经办业务整合，形成"一制三档"。

以"经办机构整合"推动"制度整合"模式，以贵州为代表，在黔西南州先行推动经办业务整合，将人社部门和卫生部门的经办业务合并运行、合署办公，形成"一制两档"，进而推动城乡统筹。

以卫生部门统筹管理的"一制一档统一经办"模式，以贵州毕节为代表，2010—2012 年，将除职工医保外的全市所有城镇居民按照新农合政策进行登记管理，卫生部门为统一经办机构，采取"一制一档"。

财务困境倒逼改革的"三明"模式。

高度整合"三保合一"模式，如东莞市，2008 年即形成了"三保合一"，至 2013 年，通过"职工医保快车不加速，农居民医保慢车勤加速"，逐步推进制度对接和合并。

城乡居民医保制度整合是一项复杂的系统工程，需要各部门的支持和配合，其中省医改领导小组发挥了巨大的作用（图 2-25）。

· 经办机构整合双重管理：延安模式 ·

2010 年，延安市被确定为陕西省城乡一体化综合配套改革试验区，并出台了《关于延安市率先实现城乡统筹意见的文件》（陕发〔2010〕7 号）。延安市于

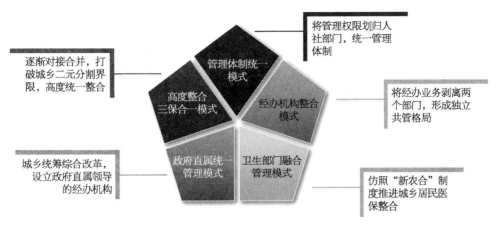

图 2-25　城乡医保统筹的五种驱动模式

图表来源：奇璞研究，基本医疗保险城乡统筹与制度融合的五种驱动模式，袁涛

2010 年 10 月出台《全市城乡居民基本医疗保险改革实施办法》，从八个方面推进城镇居民保险与新农合整合。

本次整合是将城镇居民保险与新农合合并统一，定名为"城乡居民基本医疗保险"，实行市级统筹，并纳入社会保障基金财政专户统一管理，单独建账，专款专用。

为提高管理效能，城乡居民医保整合后，市、县两级分别成立相应的经办机构，受人社局和卫生和计划生育局双重管理。市、县两级城乡居民医疗保险经办机构分别负责所在管辖范围内的基金预决算、筹集和支付管理、综合管理"两定"机构等。城乡居民基本医疗保险整合后，废除原城镇居民医保卡和新农合医保本，改为全市统一制作的医保卡。

统一后的城乡居民保险实施"自愿参保"原则，采取"个人缴费＋财政补助"模式，筹资标准分为 100 元、150 元和 200 元三档。

城乡居民基本医疗保险覆盖住院医疗费报销、门诊大病报销、门诊特殊疾病报销三类，普通门诊不予统筹报销，可从门诊个人账户中扣除门诊费用，门诊个人账户每人每年划拨 60 元。

以延安市子长县为例，子长县人民医院是陕西省首批公立医院改革试点单位。早在 2008 年，子长县就开始探索以"平价医院"为主要内容的县级公立医院改革，并取得了丰富的改革成果。子长县推进城乡居民医保统筹过程中采取"统一管理和经办，多部门业务指导"的方法，城乡居民基本医疗保险政策和各项管理标准由人社部门会同卫生等相关部门制定，原卫生和计划生育局管理的新农合基金、业务等移交人社局，基本由人社局负责管理。通过改革，子长县城乡居民基本医疗参保人数进一步提高，实现除职工以外人员全覆盖，人均筹资额由 2012 年 297.88 元提高到 2015 年 489.85 元。连续 5 年荣获全省医改先进表彰（表 2-9）。

表 2-9　子长县城乡居民基本医疗保险参保及筹资情况

指　　标	2012 年	2013 年	2014 年	2015 年
参保人数（人）	231 669	257 330	247 598	246 872
筹资总额（万元）	6 901	8 934	10 226	12 093
人均筹资额（元）	297.88	347.18	413.01	489.85

数据来源：奇璞研究，城乡居民基本医疗保险整合与实践研究，刘锦林等

在改革的过程中，也发现随着保障待遇的提高，医疗需求得到释放的情况。改革后，城乡居民医保基金支出大幅增长。从 2012 年的 5 754.74 万元，增加至 2014 年的 11 463.50 万元，增幅达到近 200%（表 2-10）。

表 2-10　子长县城乡居民基本医疗保险收支结余情况

指　　标	2012 年	2013 年	2014 年
基金收入（万元）	6 901	8 934	10 226
基金支出（万元）	5 754.74	10 564.98	11 463.5
基金结余（万元）	1 146.26	−1 630.98	−1 237.5
支出占比（%）	83.39	118.26	112.10

数据来源：奇璞研究，城乡居民基本医疗保险整合与实践研究，刘锦林等

·高度整合"三保合一"：东莞模式·

2015 全国"两会"期间，中央电视台《朝闻天下》栏目两会专题中介绍了东莞"三保合一"的医保模式，得到了社会的广泛关注。实际上，早在 2004 年，东莞市就建立起统一的城乡居民基本医疗保险制度，与职工医保制度并行，但统一管理；2008 年 7 月，东莞市成功实现企业职工和居民医保制度的全面接轨，将农居民与绝大部分职工统一在一个制度内，按照相同的缴费，享受相同的待遇，形成全市统一的医保统筹基金。这一年东莞也开始推行社区门诊制度。

2013 年，东莞市按照"一个制度、多层保障"思路，对城乡一体的基本医疗保险制度进行重新构建。其制度设计坚持"住院统筹"模式，在基本险层面彻

底实现所有参保人统一。高于全民医保制度的原职工医保待遇（如个人账户），以补充医疗保险形式进行衔接，确保全民医保制度的顺利推行。并在此基础上建立住院补充医疗保险、医疗保险个人账户等补充险，向所有有需要的基本险参保人开放，最终很好地解决了东莞市医疗保险公平性的问题。

东莞市较早地由社保部门统一归口管理，通过"保持职工医保待遇水平稳步增长，农居民医保筹资水平适当快速提高"的方式，在 2008 年实现了两项制度的对接与合并，实现了在缴费、待遇、基金、管理方面的完全统一，进一步增强医保基金的抗风险和调剂共济能力。

东莞的"三保合一"医疗制度如同金字塔，最基层为基本医疗保险，其次是住院补充医疗保险、门诊补充医疗保险、其他补充医疗保险。东莞不同于其他地区的做法是，基本医疗保险的保障不仅包括居民、农民、职工，还包括了公务员和事业单位人员，每年缴费 782.4 元，由财政、个人、单位按照比例缴纳；住院补充医疗保险包住院包大病，住院及特定门诊基本医疗费用年度最高支付限额最高达 20 万元 / 人年；单位待遇好的可以参加门诊补充医疗保险，门诊报销比例会大幅提高，社区门诊发生基本医疗费基金按 70% 核付，不设起付线和最高封顶线；其他补充医疗保险享受其他基本医疗保险所有待遇，住院报销比例更可以达到 85%，没有封顶线。

此外，东莞还从基本的医保基金中拿出一部分为参保人员投保商业险及大病医疗保险，用有限的钱采取多种方式，尽可能提高百姓的保障水平（图 2-26）。

东莞作为珠三角城市，在拥有大量外来务工人员的特殊环境下，先行先试成功探索了一条"三保合一"的政策，医保参保人数从最初的 215 万人到现在的 616 万人，覆盖的人群更广。现在生活在东莞的市民不论是城镇居民还是农民，不论是企业职工还是公务员，都享受同一个医疗保障水平，报销水平也在全国排列前茅，为探索城乡医保统筹提供了较好的范例（图 2-27）。

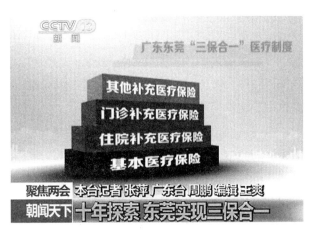

图 2-26　央视对东莞"三保合一"的报道
图表来源：奇璞研究，央视报道，东莞实现三保合一

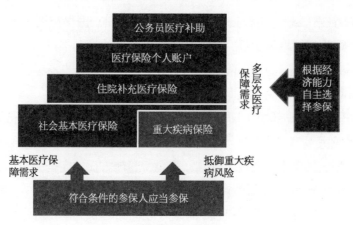

图 2-27　东莞市社会医疗保险制度框架
图表来源：奇璞研究，东莞市全民医保的现状及思考，莫艳欢

·政府直属统一管理：三明模式·

三明市地处福建西北部，属于新中国成立后先有厂后有城而发展起来的新老混合工业城市，退休职工较多，给财政带来一定压力。2010 年三明市职工医保统筹基金收不抵支约 1.4 亿元，2011 年实际超支约 2.1 亿元，分别占到当年市级地方财政收入的 11.66%、14.42%，财政无力兜底，基金欠付全市 22 家公立医院药费 1 700 多万元。

2011 年，三明市成立深化医疗卫生体制改革领导小组，将全市隶属于卫生、社保、药品、财政等不同部门的 24 个医保相关经办机构进行整合，将原本分由 3 位副市长各管的医疗、医药、医保三项工作，统一交给了 1 位副市长来管，组建隶属于市政府的"三明市医疗保障基金管理中心"，由财政局代管。

在制度模式上，三明统一城乡筹资、财政补助和待遇保障标准，将城市居民医保与新农合医保进行整合，统一为城乡居民医保，并与城镇职工医保一起交由医保中心统一管理，实现"三保合一"。

另一方面，三明市抓住"三保合一"的机会，提高医保基金管理的效能。三明市将药品集中采购职能并入医保管理中心，医院向医保中心报送临床用药需求目录，医管中心负责统一采购和结算；另外，三明市还改革支付方式，实行医疗费用总额控制；推进单病种付费改革；实行次均费用限额付费；实行按床日限额付费制度；实行医保基准价格制度；实行差别化的报销补偿政策；实行中药全额报销；建立医保谈判机制；建立医院周转金制度，提高医保资金管理的经办水平。

"三保合一"后改革效果十分明显。据统计，三明市 22 家公立医院城镇职工医保住院次均费用由改革前 2011 年的 6 553 元下降到 2015 年的 5343 元；城乡居民（含城镇居民、新农合农民）住院个人次均自付费用由改革前 2011 年的 2 194 元下降到 2015 年的 1 757 元。医保资金连年结余，2014 年结余达 8 600 余万元，2015 年职工医保结余更是高达 1.6 亿元。

三、基本医疗保险支付方式改革探索与实践

我国从 2010 年就开始逐步探索医疗保险支付方式改革。2011 年，人社部发布《关于进一步推医疗保险付费方式改革的意见》，之后每年都会出台医疗保险支付方式方面的改革政策，基本医疗保险的支付模式改革已经成为我国基本医疗保险制度改革中的重要内容（表 2-11）。

表 2-11 历年医保支付改革政策

文件发布日期	文 件 名 称	与支付方式有关的政策内容
2009 年 4 月	《国务院关于印发医药卫生体制改革近期重点实施方案 (2009—2011 年) 的通知》	鼓励地方积极探索建立医保经办机构与医药服务提供方的谈判机制和付费方式改革，合理确定药品、医疗服务和医用材料支付标准，控制成本费用
2011 年 3 月	《国务院办公厅关于印发 2011 年公立医院改革试点工作安排的通知》	探索多种基本医疗保障付费方式改革，大力推行按人头付费、按病种付费、总额预付等多种支付方式
2011 年 5 月	《人社部关于进一步推进医疗保险付费方式改革的意见》	当前推进付费方式改革的任务目标是：结合基金收支预算管理加强总额控制，探索总额预付。在此基础上，结合门诊统筹的开展探索按人头付费，结合住院门诊大病的保障探索按病种付费。建立和完善医疗保险经办机构与医疗机构的谈判协商机制与风险分担机制，逐步形成与基本医疗保险制度发展相适应，激励与约束并重的支付制度
2011 年 9 月	《国务院关于印发中国老龄事业发展"十二五"规划的通知》	全面推进基本医疗费用即时结算，改革付费方式
2012 年 3 月	《国务院关于印发"十二五"期间深化医药卫生体制改革规划暨实施方案的通知》	强化医保对医疗服务的监控作用，采取总额预付、按人头、按病种付费等复合支付方式，引导医疗机构主动控制成本，同时加强监管，规范诊疗行为、提高服务质量
2012 年 6 月	《国务院办公厅印发关于县级公立医院综合改革试点意见的通知》	推行总额预付、按病种、按人头、按服务单元等付费方式，加强总额控制
2012 年 6 月	《国务院关于批转社会保障"十二五"规划纲要的通知》	推进实行按病种付费、总额预付、按人头付费等方式，深化医疗保险付费方式改革

（续表）

文件发布日期	文 件 名 称	与支付方式有关的政策内容
2012 年 11 月	《人社部关于开展基本医疗保险付费总额控制的意见》	按照"结合基金收支预算管理加强总额控制，并以此为基础，结合门诊统筹的开展探索按人头付费，结合住院、门诊大病的保障探索按病种付费"的改革方向，用两年左右的时间，在所有统筹地区范围内开展总额控制工作
2014 年 11 月	《推进药品价格改革方案（征求意见稿)》	同步推进医保支付方式改革，实行总额控制基础上的按病种、按人头付费等复合型付费方式，建立医疗机构合理用药、合理诊疗的内在激励机制，减轻患者费用负担
2015 年 5 月	《国务院办公厅关于全面推开县级公立医院综合改革的实施意见》	到 2017 年，全面实行以按病种付费为主，按人头付费、按床日付费等复合型付费方式
2015 年 5 月	《国务院办公厅关于印发深化医药卫生体制改革 2014 年工作总结和 2015 年重点工作任务的通知》	指导各地在加强基金预算管理的基础上，推进医保付费总额控制工作，普遍开展按人头、按病种等多种付费方式相结合的复合付费方式改革
2015 年 5 月	《国务院办公厅关于城市公立医院综合改革试点的指导意见》	充分发挥基本医保的基础性作用，强化医保基金收支预算，建立以按病种付费为主，按人头付费、按服务单元付费等复合型付费方式，逐步减少按项目付费。鼓励推行 DRGs 付费方式
2015 年 9 月	《国务院办公厅关于推进分级诊疗制度建设的指导意见》	推进医保支付方式改革，强化医保基金收支预算，建立以按病种付费为主，按人头付费、按服务单元付费等复合型付费方式，探索基层医疗卫生机构慢性病患者按人头打包付费
2016 年 1 月	《国务院关于整合城乡居民基本医疗保险制度的意见》	系统推进按人头付费、按病种付费、按床日付费、总额预付等多种付费方式相结合的复合支付方式改革，建立健全医保经办机构与医疗机构及药品供应商的谈判协商机制和风险分担机制，推动形成合理的医保支付标准，引导定点医疗机构规范服务行为，控制医疗费用不合理增长
2016 年 4 月	《国务院办公厅关于印发深化医药卫生体制改革 2016 年重点工作任务的通知》	推广地方成功经验，系统推进按人头付费、按病种付费、按床日付费、总额预付等多种付费方式相结合的复合支付方式改革

数据来源：奇璞研究

· 医保支付方式改革的国际经验和国内进展 ·

全民医保基本实现后，工作重心就从制度建设到强化管理服务转变，而其中最为核心的是付费方式及相应的服务监管。

根据国际经验，医疗保险付费方式的一种分类方法，是根据付费行为发生的次序。分为：后付制、预付制和混合制。后付制主要基于医疗成本，患者在交纳固定的保险费及挂号费等必要费用后，其实际发生的医疗费用由第三方（社会保险机构或商业保险机构）按照医疗费用清单，在结算周期结束后全部补偿给医疗服务提供方。该方式鼓励医疗服务提供方利用信息优势，提供过多的或昂贵的医疗服务，形成诱导需求等道德风险，从而导致医疗费用不断攀升。

第二种是预付制，其特点是不管患者实际的医疗费用是多少，医院具体的医疗行为有何千差万别，第三方给医院的费用补偿是固定不变的。由于预付制对医疗费用预算实现硬约束，能够有效抑制医疗服务提供方的诱导行为，防范道德风险的发生，因而，对医疗费用控制效果显著。

第三种付费方式是混合制，包括两部分：一为固定支付部分，和实际的医疗费用无关，类似预付制；二为按实际成本的一定比例支付部分，类似于后付制。在理论上，由于医疗服务提供方承担一部分医疗成本，所以能够激励医方控制医疗费用。同时，也能减缓医疗服务提供方的自选择。

另外一种付费方式的分类是根据支付单位进行分类，可以分为按项目付费、按服务单元付费、按病种付费、按人头付费总额预算等（表2-12）。

表2-12 医疗保险付费方式（按支付单元）

支付方式	优　点	缺　点
按项目付费	传统方式，能调动医生积极性，服务质量好	容易刺激医生诱导需求，提供过度服务
按服务单元付费（按住院床日、按门诊诊次）	能激励医生控制床日和单次费用	可能刺激医生延长住院天数、分解就诊人次
按病种付费（单病种付费、按病种组付费）	激励医生主动控制成本和费用，能促进医疗服务规范化和提高服务质量	确定疾病分类、制定支付标准比较复杂，技术要求高，难度大
按人头付费	方法简单，易于操作，能减轻医保机构的管理负担，也能建立医生控制成本，甚至主动开展健康管理	可能促使医生减少服务、降低服务质量，推诿患者
总额预算	能激励医院主动控制成本和费用，也简化医保机构的管理，降低医保管理成本	科学确定预算标准比较难，也可能刺激医院减少服务、降低质量、推诿患者

数据来源：奇璞研究，医疗保险付费方式改革，王宗凡

按照国际经验，随着支付单元的扩大，经济风险越来越从医疗保险支付方转向医疗服务提供方转移，服务提供方降低服务质量的可能也相应增大（图2-28）。

从国外支付方式制度发展趋势看。20世纪80年代以前，大多实行的是传统的按项目付费、供方主导的模式。90年代，西方国家医改过程中，付费方式改

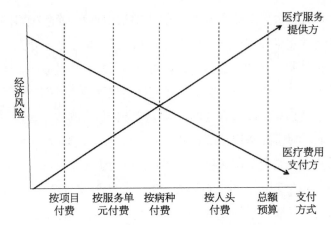

图 2-28　不同支付方式下经济风险承担的分布

图表来源：奇璞研究，医疗保险付费方式改革，王宗凡

革成为重要内容。付费方式改革以强化医保购买方功能和责任（保险方、购买方主导）、促进积极的购买为前提。改革的总体方向是：从后付制到预付制，从单一的费用控制到费用控制、服务质量兼顾。付费方式改革大多从（总额）预算约束开始，从供方主导的按项目付费，转向购买方主导的总额预算。在住院支付方式上，DRGs 成为主流的付费方式；在门诊支付方式上，实行医药分开；医师服务实行按人头付费并精细化人头费计算方法；门诊药品实行总额控制下的按量付费（FFS），且增加个人对药品的支付责任（个人付费）。

各国的医保支付制度都是各种支付方式的多元组合。例如德国，1985 年前是按项目付费；1985 年后逐步采用总额预算，实行弹性总额预算下的按单元（床日）付费；1996 年后引入部分病种的按病种付费；1999 年，德国决定引入 DRGs；2009 年在全国普遍实行 DRGs。目前，德国门诊支付采取总额预付下的点数法，住院支付转向 DRGs。又例如荷兰，2005 年后开始逐步用 DRGs 替代总额预算；门诊支付方面，全科医师按人头付费为主、按其他付费为辅（咨询费按次付费、出诊费按次付费、非工作时间按小时计费、预防服务按项目付费），专科医师按项目付费或工资制；药品支付采取按项目付费。

我国目前的基本医疗保险付费方式，正从传统的、单一的按项目付费，逐步向混合式多元支付方式发展。一些地区实行了总额预算，很多地区对部分病种实行了单病种付费，并且病种范围不断扩大。但总的来说，按项目付费仍然是各地医疗保险支付方式的主流，实行总额预算的地方比较少，支付方式还比较落后、传统。

　　自新一轮医改以来，全国各地区不断推进医保支付制度改革。首批 16 个公立医院改革试点城市，在积极探索按病种付费、按人头付费、总额预付等支付方式。这些试点城市医保支付方式改革，全部提出了总额预付和按病种付费的要求。门诊医疗费用主要以按人头付费为主，而住院及门诊大病医疗费用采用以按病种付费为主的多元化混合付费方式。目前首批 16 个公立医院改革试点城市基本上建立了较为完善的总额预付制度，医疗机构和医保经办机构之间通过谈判使医保资金得到更高效、更合理的运用，改革取得了一定成果。

·借助总额控制提高经办效能：成都案例·

　　2013 年 6 月起，成都市在全市范围内推进实施基本医疗保险付费总额控制制度，将城镇职工、城乡居民基本医保基金向定点医疗机构按项目支付的年度住院医疗费用纳入总额控制实施范围（表 2-13）。

表 2-13　成都市定点医疗机构总额控制实施情况

医疗机构级别	定点医疗机构数量（家）
三级医院	43
二级医院	111
一级及以下医院	309
社区卫生服务中心	73
乡镇卫生中心	224
合　　计	760

数据来源：奇璞研究，医保总额控制纵深推进路径研究，李刚

　　成都市根据《关于开展基本医疗保险付费总额控制的意见》，制订了总额控制的操作办法、结算、考核等多个配套文件，实施"月度控制、季度考核、超值分担、结余激励"的总额控制办法。2015 年成都市人社局、市财政局、市卫计委联合下发了《关于开展基本医疗保险付费总额控制工作的意见》，对成都市总额控制的范围、目标、指标、部门职责等都做了明确的确定。同时，形成了涵盖总额控制预算、分配、结算、考核、清算的标准化工作流程（图 2-29）。

　　通过推进总额控制制度，成都市逐步建立规范化的协商谈判机制。包括市县

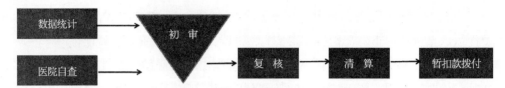

图 2-29 成都市总额控制考核工作流程
图表来源：奇璞研究，医保总额控制纵深推进路径研究，李刚

两级分别建立了由人社部门牵头，财政、卫计、医改、医保等多个部门共同参与的总额控制协商会议机制，审议总额控制方案；另一方面，市县两级医保经办机构与定点医疗机构，建立了有效的沟通协商机制，在总额控制目标分配、指标下达等方面建立了谈判机制，制定了《总额控制谈判协商意见书》《总额控制考核和暂扣款拨付知情免签同意书》等，实现了协商结果形成文字资料备存。

此外，为保证总额控制工作的科学性、公正性和合理性，成都市创新性的构建了差异化的考核评价体系。根据定点医疗机构服务范围及服务特色，在综合考虑住院床位规模变化的前提下，结合同圈层、同级别、同类定点医疗机构医疗服务水平及相关指标，构建以定点医疗机构服务能力评估为核心的综合考核评价体系。

成都市在推进总额控制制度的同时，加强了对总额控制过程的管理。就管辖范围内定点医疗机构的就诊、住院、用药、开放床位数、平均住院天数等十余项重点指标进行量化管理。成都市通过建立对口联系基层制度，来进一步夯实总额控制制度。2013 年 8 月以来，成都市医保局建立局长分片包干、业务处室对口联系的基层工作机制，切实推进总额控制制度。

成都市在实施总额控制制度下，基本医疗保障改革取得了较好的改革效果。主要表现在：统筹基金支付住院费用增幅明显减小、统筹基金次均支付费用增幅明显减小、住院人次增幅逐年减小等方面，逐步建立起了抑制医疗费用不合理增长的管理机制（表 2-14、2-15，图 2-30）。

表 2-14 成都市城镇职工住院统筹基金支付费用增长情况

年　　度	基金支付较上年度增幅
2012	28.13%
2013	8.18%
2014	8.32%（剔除同期增加的高额医疗费用后的可比数据）

数据来源：奇璞研究，医保总额控制纵深推进路径研究，李刚

表 2-15　成都市城镇职工住院统筹基金次均支付费用增长情况

年　　度	次均统筹支付增幅
2012	6.45%
2013	−2.29%
2014	1.71%（剔除同期增加的高额医疗费用后的可比数据）

数据来源：奇璞研究，医保总额控制纵深推进路径研究，李刚

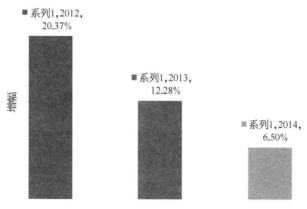

图 2-30　成都市 2012—2014 年城镇职工住院人次增幅
图表来源：奇璞研究，医保总额控制纵深推进路径研究，李刚

· 在慢性病领域开展按人头付费的探索：天津案例 ·

按人头付费方式，对于缓解医疗保险基金负担、减轻患者医疗费用、优化医疗资源等方面具有积极意义，是一种切实可行的医疗费用付费方式。在改革大环境的趋势下，各地在按人头付费方面进行了一系列改革试点，并取得了一定的成果。例如上海市浦东新区从 2012 年 8 月起，对辖区的新农合实施按人头付费的改革，在改革实施的前五个月中节约医疗费用支出 16.27%，参合人群次均门诊费用同比下降 12.20%。重庆市黔江区于 2007 年 7 月开始，在 51 个街道乡镇卫生室试点按人头付费，2010 年与 2009 年相比，试点的门诊次均费用下降了8.94%，门诊人次增加了 31.93%，乡村医生的收入增长了 21%。湖南省常德市作为实施城居保住院按人头付费改革的代表城市，其住院患者支付费用和平均住院日也有显著下降。

2001 年 11 月 1 日，天津市人社局、天津市卫计委发布并执行《天津市城镇职工基本医疗保险门诊特殊病种管理办法》，将糖尿病纳入天津市城镇职工医保

的门诊特殊病种（门特）报销范围。虽然天津市门特制度建立已久，但由于天津市经济的快速发展，医疗水平的提高，人口老龄化及一些政策上的缺陷，天津市门特费用逐年增加，给天津市医保基金形成了巨大的负担。

2014 年 1 月 1 日，天津市在南开区三潭医院正式启动"糖尿病门特按人头付费"试点工作，2014 年 8 月 1 日起，天津市又增加了 16 家试点医院，扩大了"糖尿病门特按人头付费制度"的试点范围。

具体的改革办法是：在试点医院签约的患者发生的门特费用，其中医疗保险报销的部分，由医保部门按人头付费的方式与试点医院结算。糖尿病门特按人头付费的费用标准，是根据天津市近三年的平均支付水平，参考职工医保和居民医保的报销比例，分别测算参保类型人群的人头费用标准，并根据医保定点医院签约的患者人数确定年度的预算总额。

在医保部门对试点医院的监督管理方面，第一，对试点医院实行按人头付费，其预付费用"结余留用，超支不补"；第二，社保中心与试点医院签订协议，将签约患者的满意率、知情权、负担率等纳入监管范围，进行综合监管。

天津市三潭医院项目试点以来，签约患者的糖尿病费用逐步下降。7 个月累计下降 760.63 元，下降幅度达 38.00%，按人头付费支付方式改革效果显著（图 2-31）。

在慢性病领域特殊病种门诊采取按人头付费的方法，具有一定的创新性。门诊特殊病种因为可以通过门诊治疗、不需要住院、长期靠药物维持病情稳定、便

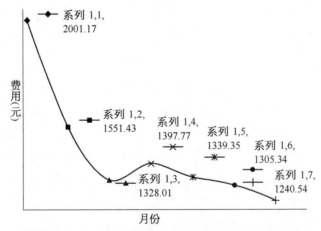

图 2-31　天津市三潭医院 1～7 月患者人均费用变化情况

图表来源：奇璞研究，糖尿病按人头付费支付方式改革对医保费用影响效果分析，刘明瑶

于选取一家定点医院就近就医等特点，为按人头付费的支付方式推广提供了便利的条件。

·利用付费方式提高精细化管理水平：北京案例·

按疾病诊断相关分组（DRGs）付费，是指根据患者年龄、疾病诊断、合并症、并发症、治疗方式、病症严重程度及疗效等多种因素，将诊断相近、治疗手段相近、医疗费用相近的住院患者分入若干病组，与医保部门制订这些病组的病种限价，然后以定额付费方式，预付款制度结算医保费用。实际超过费用超过限价部分医院自行负担；低于限价部分成为医院利润。

目前临床中有 20 000 多种诊断、2 000 多种手术操作，其可包含 DRGs 几百到上千组不等。DRGs 付费是一种能够较好地平衡医保方风险与服务提供方风险、兼顾费用控制与服务质量保证的支付方式。目前，国外大都采用 DRGs，如美国的 DRGs、英国的 HRGs、法国的 GHMs、加拿大的 CMGs 和澳大利亚的 AN-DRGs 等，其是目前国际上较为主流与先进的按病种支付方式。

2008 年底，北京市基于北京本地的数据环境和政策管理环境，初步开发出北京 DRGs，经过两年多的应用实践和细化调整，此 DRGs 日趋成熟，命名为"BJ-DRGs"。2011 年 8 月起，北京市医保部门实行按病种付费的医疗保险支付方式，取代之前主要的按人头付费、总额付费支付方式，北京大学第三医院、北京大学人民医院、北京朝阳医院、北京天坛医院、首都医科大学宣武医院、首都医科大学附属北京友谊医院 6 家定点医疗机构，成为 DRGs 付费首批试点医院，北京成为国内首个使用 DRGs-PPS 试点的城市。

BJ-DRGs 分组的基本逻辑与国际上其他 DRGs 的逻辑相近，按照三步骤的分类策略。先将病历按照主要诊断进行分类，形成以解剖和生理系统为主要分类特征的疾病大类（MDC）。然后综合考虑主要诊断和主要操作，将病历细分为 ADRGs（adjacent diagnosis related groups），一个 ADRGs 中包含一个或以上的 DRGs。最后综合考虑病例和其他个体特征、合并症和并发症，将 ADGRs 细分为 DRGs（图 2-32）。

根据一项研究，实施 DRGs 的试点医院，人均费用下降速度比非试点医院快，出院总人次上升速度比非试点医院快，试点医院药占比下降速度比非试点医院快。实施 DRGs 后，试点医院的经济性、效率性和效果性指标均比非试点医院

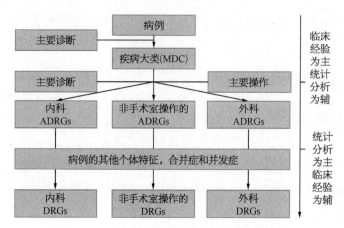

图 2-32　BJ-DRGs 的基本逻辑和病例组合过程

图表来源：奇璞研究，北京诊断相关组的分组过程和方法，简伟研等

有优势（图 2-33）。

　　除北京外，其他地区也开展了按病种付费方式的改革，取得了一定的改革成果。如上海，为了控制医疗费用的快速上涨，上海市在 2004—2005 年针对城镇职工基本医疗保险项目的住院费用，进行了按病种付费试点。在试点中选取了 15 个病种，将同级医院该病种的平均花费作为支付标准上限。超过结算标准的部分由医院负担 85%。在镇江，从 2001 年开始对 82 类疾病实行按病种付费试点，在病种付费范围内，按给付标准支付，实行超支不补，结余归院。这一改革减少了此前总额预付所带来的三级医院推诿重病患者的现象。

四、基本医疗保险开展长期护理险的创新探索

　　长期护理保险（long-term care insurance）属于健康保险范畴，最早起源于 20 世纪 70 年代的美国。美国健康保险协会（Health Insurance Association of American，HIAA）将长期护理保险定义为：在一个较长的时间内，持续地为患有慢性病或者功能性损伤的人，提供的护理费用补偿。美国人寿管理协会（Life Office Management Association，Inc，LOMA）对长期护理保险的定义为：为由于年老或严重疾病或意外伤害影响，需在家或护理机构接受稳定护理的被保险人，在支付医疗或其他服务费用时进行补偿的一种保险。

　　2016 年 7 月份，人力资源和社会保障部发布了《关于开展长期护理保险制度试点的指导意见》。这是我国在国家级层面推进长期护理险的首次探索。提出

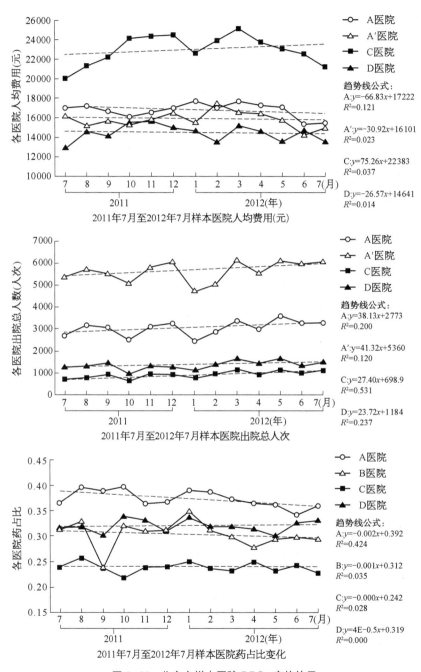

图 2-33 北京市样本医院 DRGs 实施效果

图表来源：奇璞研究，北京市样本医院 DRGs 实施效果评价，宋晓祥等

在河北承德市、吉林长春市、上海市、重庆市等 15 地启动长期护理保险制度试点，其中，吉林、山东将作为国家试点的重点联系省份。

在保障范围方面，本次政策提出将长期处于失能状态的参保人群确定为保障对象。在参保范围方面，提出在试点阶段，长期护理保险制度原则上主要覆盖职工基本医疗保险参保人群。在资金筹集方面，试点阶段，可通过优化职工医保统账结构、划转职工医保统筹基金结余、调剂职工医保费率等途径筹集资金。在待遇支付方面，提出基金支付水平总体上控制在 70% 左右。试点地区可根据各自实际情况出台相关规定。

· 国外长期护理险发展情况简介 ·

随着老龄化的日趋严重，20 世纪 70 年代以来，各发达国家都相继建立起长期护理体系。按照政府是否提供补贴、是否强制经营、是否纳入社会基本医疗保险等划分，现今的长期护理保险类型可划分为：以美国为代表的私营、非补贴、自愿投保商业保险模式；以荷兰为代表的私营、补贴和强制投保模式；以德国、日本为代表的公营、部分补贴和法定长期护理社会保险模式；以英国为代表的公营、公费负担模式。

按照老年护理模式划分：第一类为以美国、德国等为代表的老年人长期护理保险模式；第二类为以澳大利亚为代表的看护服务模式；第三类为以法国为代表的支付看护金模式；第四类则为以瑞典、芬兰等北欧高福利国家为代表的家庭津贴模式。其中，美国是长期护理保险出现最早的国家。

1. 美国的长期护理险 美国长期护理保险属于混合型长期护理保险模式，它由公共保障（社会保险）和商业保险共同构成。

提供长期护理保险的社会保险主要由 Medicare、Medicaid、社区生活辅助和支持计划及长期护理合作计划构成。其中 Medicare 只涵盖了必要的医疗保健。Medicaid 除了提供医疗护理费用保险外，还包含因意外或慢性病导致的长期护理费用，主要对养老院护理和家庭健康护理中的长期护理服务进行费用补偿。在机构护理和家庭护理中，Medicaid 特别偏向于机构护理，不重视家庭护理。奥巴马政府于 2011 年推出社区生活辅助和支持计划 CLASS（Community Living Assistance Services and Supports Act），由于逆向选择严重，导致该计划在 2013 年被基本废除。

长期护理合作计划（Long-term Care Insurance Partnership Policies，LTCPP）

是加利福尼亚、康涅狄格州、印第安纳州和纽约四州在 1990 年开始实施的长期护理合作计划，并且现已有 172 000 个合作计划正在实施。在适用人群方面主要为中低收入者；购买长期护理合作计划的个人，在最初支付长期护理服务费用时，应首先依赖他们的私人长期护理保险，但如果参与计划者花光了其私人长期护理保险后，可从 Medicaid 获得长期护理费用支持。多数长期护理合作计划提供的服务是全面的，包含了养老院护理、以家庭和社区为基础的护理。

据美国国会预算办公室的报告，长期护理支出的大部分资金来源于 Medicare 和 Medicaid（图 2-34）。

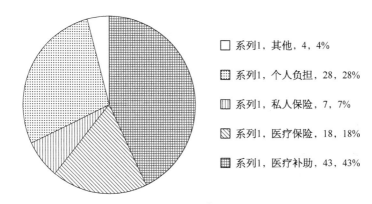

图 2-34　美国长期护理资金来源（2006 年）

图表来源：奇璞研究，美国长期护理保险体系：发端、架构、问题与启示，胡宏伟等

2. 德国的长期护理险　老龄化问题也是倒逼德国加快推进长期护理险的一个契机。1995 年之前，德国的长期护理服务的成本由州政府承担，联邦政府不负责承担。20 世纪 90 年代以来，德国老龄化人口比例迅速超过 20%，长期护理救助支出使德国州政府面临越来越沉重的财政压力，州政府不断要求改革。1994 年德国联邦议院颁布《长期护理保险法案》，立法实施普遍的强制性的长期护理社会保障体系，将不再考虑人们的财务状况，对各年龄人口的家庭护理和护理院护理服务进行覆盖。1995 年 4 月先行覆盖家庭护理，1996 年 7 月覆盖护理院护理。此次改革使长期护理保险成为与健康保险、事故保险、养老保险、失业保险并列的德国社会保障体系的第五大支柱（图 2-35）。

3. 日本的长期护理险　在老年护理需求迅速增加、家庭养老护理功能日渐衰弱等背景下，1997 年 12 月，日本国会表决通过了护理保险法案，2000 年 4 月 1 日，该制度在日本正式实施。日本也是以独立的保险制度提供老年护理保障的少数国家之一。

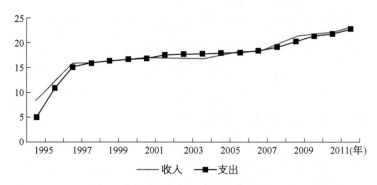

图 2-35 德国长期护理保险基金的财务收支状况（10 亿欧元）
图表来源：奇璞研究，德国长期护理保险：制度设计、经济影响与启示，郝君富等
Theobald, H., Hampel, S. Radical Institutional Change and Incremental Transformation: Long-Term Care Insurance in Germany [A]. Ranci, C., Pavolini, E. Reforms in Long-Term Care Policies in Europe [C]. Springer Science Business Media, New York, 2013, DOI 10.1007/978−1−4614−4502−9_6.

日本长期护理保险由基层地方政府——市町村来充当保险人的角色，市町村除了具有决定给付、实施给付的事权，还具有决定保险费率、征收和管理保险费的财权，市町村同时也承担部分保险费用。此外，国家和都道府县也会为其提供财政和行政支援，以确保制度顺利运行。

日本的护理保险制度以所有 40 岁以上的本国居民为保障对象。在所有被保险人中，65 岁及以上的人群为第一顺位被保险人，40～64 岁的人群为第二顺位被保险人。

日本长期护理保险费用来源于两个方面：一是政府筹资占 50%，其中国家层面负担 25%（5% 作为平衡各市町村的调整支付金），都道府县和市町村各负担 12.5%；二是由被保险人承担 50%。支付项目上，主要包括护理给付、护理预防给付、高额护理（预防）给付、特定入所者护理（预防）给付、高额医疗合算护理（预防）给付和市町村特别给付 6 种。此外，按类型划分又可分为居家服务、社区服务、机构服务 3 类。日本的长期护理险服务项目细致，保障全面（表 2-16）。

表 2-16 日本长期护理保险制度的给付内容

项　　目	护　理　给　付	护理预防给付
居家服务	上门介护	护理预防上门介护
	上门入浴介护	护理预防上门入浴介护
	上门看护	护理预防上门看护
	上门访问康复指导	护理预防上门访问康复指导
	居家疗养管理指导	护理预防居家疗养管理指导

（续表）

项　目	护　理　给　付	护理预防给付
居家服务	日托护理	护理预防日托护理
	日托康复指导	护理预防日托康复指导
	短期入住生活护理	护理预防型短期入住生活护理
	短期入住疗养护理	护理预防型短期入住疗养护理
	特定机构入住者的生活护理	护理预防型特定机构入住者的生活护理
	福利用品租赁	护理预防型福利用品租赁
	特定福利用品销售	护理预防型特定福利用品销售
紧贴社区型服务	定期巡回上门看护	护理预防认知症日托护理
	夜间上门看护	护理预防小规模多功能型居家看护
	认知症（痴呆）日托护理	护理预防认知症共同生活护理
	小规模多功能型居家看护	
	认知症（痴呆）共同生活护理	
	紧贴社区型特定机构入住者的生活护理	
	紧贴社区型老人福利机构入住者生活护理	
	复合型服务	
机构服务	护理老人福利机构（特别养护老人院）	
	护理老人保健机构（老人保健机构）	
	护理疗养型医疗机构	
其　他	房屋改装费支付	房屋改装费支付

数据来源：奇璞研究，日本长期护理保险制度的经验与启示，陈晨等

· 我国在长期护理险方面的实践：青岛案例 ·

在地方改革方面，上海、青岛等地已经先期开展了长期护理险的探索。以青岛市为例。截至 2015 年底，青岛市 780 万户籍人口中，60 岁以上老年人口达到 161 万，占总人口的 20.6%，高出全国 4.5 个百分点。青岛半失能老人接近 20 万人，完全失能老人接近 10 万人。由于制度缺失，许多失能老人面临医院不能养、养老院不能医的"两难"困境（图 2-36）。

经过多年探索实践，2012 年青岛市出台《关于建立长期护理保险制度的意

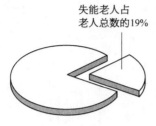

失能老人占
老人总数的19%

图 2-36   青岛市失能老人占全部老人总数
的 19%
图表来源：奇璞研究，青岛市在全国率先创新
建立长期医疗护理保险制度，青岛市社会保险
事业局

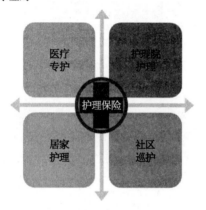

图 2-37   青岛市长期护理四种模式
图表来源：奇璞研究，青岛市在全国率先创新
建立长期医疗护理保险制度，青岛市社会保险
事业局

见》，正式建立城镇长期医疗护理保险制度；2015 年实现制度城乡统筹全面覆盖。青岛护理保险制度的核心是，将医疗保障和护理保障适度分开、医疗和养老有机结合，也就是在"老有所养""病有所医"的基础上，通过"医养结合"破解"医养两难"，建立起对失能老人的长期护理保险，实现"护有所保"。

青岛市长期护理险制度创新培育"专护、院护、家护、巡护"四种护理模式。护理模式就是制度运行的基础。针对重症失能老人，依托二、三级医院建立了"医院专护"模式；针对终末期及临终关怀老人，依托社区护理院建立了"护理院护理"模式；针对居家失能老人，依托社区医疗机构实施登门服务的"居家护理"模式；针对农村失能老人，依托乡镇卫生院和村卫生室建立了进门入户的"巡诊护理"模式（图 2-37）。

青岛市长期护理险在没有财政投入、不增加单位和个人缴费负担的情况下，通过优化调整医保基金支出结构，每年将医保基金结余的 0.2% 划入长期护理险，解决了资金来源。从四年多来的情况看，医疗保险和护理保险两项基金的运行是稳健和可持续的。

4 年多来，全市有 4 万余名失能老人享受护理保险待遇，护理基金支出 11.2 亿元。他们平均年龄 80.4 岁，1 万多名老人有尊严地走完了生命的最后旅程，平均在床生存时间 310 天，实现了较好的社会价值，创新效果很好。

五、现阶段医疗保险制度改革与政策建议

从发展趋势看，医保必将成为医疗卫生行业的一个重要引导力量，发挥资源分配和资源有效利用的调节功能，成为三医（医疗服务、药品、医疗保险）联动

的一个杠杆。因此，医保面临着转型升级、进入 2.0 版本的挑战。总体上看，未来我国医保制度改革将集中在医保与医疗服务、医保与药品价格等之间的体制机制建设方面。

· 建议一：发挥医保制度价格杠杆作用，推动医疗资源分配和有效利用 ·

在许多国家，医保支付标准成为商业医保的重要参考，对医疗价格发挥着重要的影响。作为支付标准和价格来说，主要通过三个因素发挥调节作用：支付单位、比价结构、增长速度。

1. 强化支付单位的硬约束，完善医疗保险方和医疗服务方风险共担机制　与其他行业不同，医疗服务的支付单位可以有多种选择，主要体现在不同层次上的捆绑打包，可以从最基础的按项目付费，到按事件付费（按病种付费是其中的一种）、按人头付费，最后到总额付费。实际上，不同的支付单位起着将财务风险在医疗服务方和医疗保险方之间分摊的作用。支付单位越小，医保方承担的风险越大；反之，支付单位打包程度越高，医疗方承担的风险就越大。所以，选择什么支付单位需要考虑双方的风险承担能力。

当社会医保无法通过增加收入来降低财务风险时，就只能要求医疗方控制风险。选择合适的支付单位有利于调动医疗方的积极性，将双方的利益进行协调。当使用打包支付方式后，结余或亏损需要由医疗方来获得或承担，只有这样才能调动他们的积极性。支付单位带来的约束应当成为真正的硬约束，而不是软约束。

2. 优化比价结构，撬动医疗服务市场化定价机制　比价结构直接决定了不同种类的医疗服务之间的补偿关系，对于医疗资源的分配具有直接的调节作用。通常存在的问题是，对硬件（药品、耗材、检查）的补偿过高，而对于人员服务的补偿过低；手术的补偿容易过高，而诊断、咨询、疾病管理的补偿过低。

合理比价结构一方面需要考虑成本，同时还需要考虑供求之间的关系。医疗服务补偿严重不足造成了医务人员收入补偿不足，进一步造成了医务人员的严重短缺和行为扭曲，导致了医疗领域的一系列问题。

在比价结构上，长期以来发改委承担着定价工作，医保完全是被动接受的角色。随着发改委逐步退出定价，医保面临着需要参与价格形成机制，从而承担起比价结构形成和调整的任务。

3. 合理控制医疗费用增长速度，完善医保资金可持续发展机制　支付水平需要根据各种相关因素的变化进行调整，这包括成本、物价水平、技术发展、供求因素等。增长速度的变化需要兼顾各方利益，过高会影响医保的可持续性，过低又会影响医疗方的可持续性，因此合理的增长速度需要通过利益相关方的协商谈判来决定。作为主要支付方和医保参与者利益的代表，医保应该在这个机制中发挥重要作用。

· 建议二：扩展医疗保险报销范围，鼓励搅局式创新 ·

我们把一种更方便、更便宜的医疗技术或医疗服务模式称为"搅局式创新"。

通常面临新生事物的出现，既得利益方为了保护自身利益，往往会用种种借口来阻碍和限制搅局式创新的发展壮大，而最通常的理由是以保护患者安全和质量作为借口。例如，电子处方和网上药店的出现，对现有医院的以药养医带来威胁。医生诊所、医生集团的出现，也对医院的利益带来威胁。而这些新事物正属于搅局式创新，可以用更方便和更低的费用来满足患者的需要。

医保需要认识到搅局式创新的重要性，对于将新项目、服务形式纳入医保报销范围采取更加主动积极的态度，这样既可以更好满足患者需要，同时也有利于医保费用的节省。

· 建议三：强化医保经办队伍自身建设，提升治理结构和管理水平 ·

目前没有从医保经费中划出管理费用，而是由政府财政经费支持日常运转，因此带来了管理能力建设上的经费短缺问题。

医保管理面临着严重的人手短缺，缺乏专业化的保险管理人才、精算人才和信息系统人才，这也是造成管理水平难以提升的重要原因。在信息化建设方面，由于医保自身不能使用医保经费，通常需要公司给予支持。医保没有经费来支持研究，这是造成医保数据没有在研究上发挥重要作用的原因之一。

从美国的经验来看，政府主办的医保一般都从医保经费中拨出 3%～5% 的管理费用，用于人员费用、信息建设和研究经费。美国政府的老人医保提供大量研究经费，是整个国家医疗研究的重要经费来源。研究成果对于提供医保的管理效率、推动医保支付方式改革、医改政策落地都发挥了重要作用。因此，我国需要通过立法来解决允许医保经费用于医保的管理和研究。

医保管理水平的提高还需要改善医保本身的治理结构。一方面是不断提高医保经办整合力度，推动各种医保的制度统一；另一方面也应推动医保的管办分离，推动医保经办机构事务性服务与监督职能分离。目前，我国医保经办机构负担了医保参保登记、保费征缴、谈判、购买医疗、结算、各种咨询和管理服务等，既是细化政策的制定者，也是医保行政监督的执法者；既是医疗服务的购买者，也是事务性服务的提供者。应考虑将事务性服务委托市场提供，以重点强化其政策细化、服务购买及谈判、医疗服务监管者的职能，从而维护基金更加健康运行及进一步提高其专业化服务能力。同时也便于放开医保服务第三方市场，为构建政府与市场化机构、第三方机构合作模式提供制度基础。

参考资料

1. 中国经济发展和体制改革报告. 发展和改革蓝皮书.
2. 建设更加公平可持续的医疗保障制度. 何文炯.
3. 长期护理险在 15 个地区启动试点 谁为"第六大保险"埋单? 华夏时报.
4. 医疗保险基本政策与改革发展. 吕浩.
5. 中国社会医疗保险改革. 陈滔.
6. 基本医疗保险城乡统筹与制度融合的五种驱动模式. 袁涛.
7. 城乡医保统筹是一场自下而上的探索. 中国劳动保障报.
8. 陕西省人民政府关于支持延安经济结构调整若干政策措施的批复（陕 2012 年 72 号文）.
9. 子长县连续 5 年荣膺全省医改先进县称号. 延安日报.
10. 央视详解东莞"三保合一"医保政策. 东莞时间网.
11. 城乡居民基本医疗保险整合与实践研究. 刘锦林等.
12. 东莞实现三保合一. 央视报道.
13. 医疗体制改革：三明医改破冰前行. 人民日报.
14. 福建三明"三医联动"改革追踪. 新华网.
15. 福建三明医改"三医联动"为何能成功. 时代周报.
16. 福建三明市医疗保障管理局、医疗保障基金管理中心网站.
17. 东莞市全民医保的现状及思考. 莫艳欢.
18. 医疗保险付费方式研究综述. 李军山等.
19. 医疗保险付费方式改革. 王宗凡.
20. 医保总额控制纵深推进路径研究. 李刚.
21. 天津市糖尿病门特按人头付费效果的调查分析. 马蔚姝等.
22. 糖尿病按人头付费支付方式改革对医保费用影响效果分析. 刘明瑶.
23. 医疗费用支付方式改革——DRGs 简介. 朱士俊等.
24. 北京诊断相关组的分组过程和方法. 简伟研等.
25. 北京市 DRGs 付费方式问题探讨. 戴缘.
26. 北京市样本医院 DRGs 实施效果评价. 宋晓祥等.
27. 德国长期护理保险：制度设计、经济影响与启示. 郝君富等.
28. 美国长期护理保险体系：发端、架构、问题与启示. 胡宏伟等.
29. 日本长期护理保险制度的经验与启示. 陈晨等.
30. 青岛市在全国率先创新建立长期医疗护理保险制度. 青岛市社会保险事业局.

31. 医疗保险支付方式改革：实践与研究进展评述. 姚奕，陈仪，石菊. 中国卫生经济，2017 年 4 月.

32. 我国基本医疗保险制度的成就、挑战及对策. 方鹏骞，赵圣文，张霄艳，唐昌敏，付晓. 中国卫生经济，2016 年 7 月.

33. 我国公立医院医保支付制度改革进展及建议. 崔文彬，黄丞，刘向容，于广军. 中华医院管理杂志，2016 年 10 月.

34. 医保面临的挑战：转型升级为 2.0 版. 蔡江南. 江南微微语.

35. 山西省城乡居民医保整合管理路径研究. 冯虹，张玉玺. 经济问题，2016 年.

研究报告三
我国分级诊疗的核心问题和模式选择

【前言】分级诊疗机制的建立已经成为新一轮医改的关键。本文从理论和实践两个层面，概述了分级诊疗相关的核心问题。本文首先对比了国外分级诊疗的主要做法，和我国目前各地的典型案例，分析得出建立分级诊疗制度的核心问题；其次结合我国各地丰富的创新探索，一方面从信息化角度，说明在分级诊疗制度下，若干信息化分级诊疗模式；另一方面从体制机制改革角度，从不同方面阐述在现有状态下，民营医疗机构参与基层医疗服务市场的若干创新性做法，最后，从分级诊疗制度综合性、系统化角度提出四个方面的制度保障建议，包括：加强基层全科医生培养教育机制、改革基层药品用药制度、推动医疗服务价格市场化和改革医保资金管理体制机制，为分级诊疗制度的相关方提供一些参考。

一、分级诊疗及其核心问题

·分级诊疗是我国医改的关键所在·

分级诊疗在国际上没有明确的概念界定。在世界范围得到推广与运用的"三级卫生医疗服务模式"和"守门人"制度是和分级诊疗最相关的概念。三级卫生医疗服务的模式是指：三级医院主要承担危重疾病的诊疗和疑难复杂疾病的诊疗；二级医院主要承担一般疑难复杂疾病和常见多发病的诊疗；基层卫生服务中心主要承担常见病、多发病的诊疗和慢性疾病管理、康复治疗等。

国外卫生医疗体系中比较普遍推行的"守门人 (gatekeeper)"制度包含两个层面：一是全科医生对患者进行首诊；二是由全科医生管理和协调对患者的转诊，包括"转上"和"转下"。可见"守门人"制度是双向转诊的组成部分，国外实施的"守门人"制度就是当前我国提出的基层首诊制和双向转诊制度的综合。

2009 年《中共中央国务院关于深化医药卫生体制改革的意见》中指出，通过"引导一般诊疗下沉到基层，逐步实现社区首诊、分级医疗和双向转诊。"从我国各地分级诊疗的试点实践看，分级诊疗的基本模式是"基层首诊、双向转诊、急慢分治、上下联动"的诊疗模式（表 2-17，图 2-38）。

表 2-17　我国分级诊疗相关制度规定

时　间	部　门	政策事件	政　策　重　点
2017 年 4 月	国务院	国务院办公厅关于推进医疗联合体建设和发展的指导意见	2017 年，基本搭建医联体制度框架，全面启动多种形式的医联体建设试点，三级公立医院要全部参与并发挥引领作用，综合医改试点省份每个地市以及分级诊疗试点城市至少建成一个有明显成效的医联体
2017 年 4 月	国务院	深化医药卫生体制改革 2017 年重点工作任务	总结推广地方成功经验，进一步扩大试点范围，分级诊疗试点和家庭医生签约服务扩大到 85% 以上的地市。2017 年 6 月底前各省（区、市）要明确推进医疗联合体建设的工作方案。综合医改试点省份每个地市以及分级诊疗试点城市至少建成 1 个有明显成效的医疗联合体
2016 年 6 月	国家卫计委等七部委	关于印发推进家庭医生签约服务指导意见的通知	2016 年，在 200 个公立医院综合改革试点城市开展家庭医生签约服务。到 2017 年，家庭医生签约覆盖率达到 30% 以上，重点人群签约覆盖率达到 60% 以上，到 2020 年，力争将签约服务扩大到全人群
2016 年 4 月	国务院	关于印发深化医药卫生体制改革 2016 年重点工作任务的通知	在 70% 左右的地市开展试点，试点地区高血压、糖尿病患者规范化诊疗和管理率达到 30% 以上，到 2016 年底，城市家庭医生签约服务覆盖率达到 15% 以上，重点人群签约覆盖率达到 30% 以上，新制修订 50 个疾病的临床路径，力争全部三级医院、80% 以上二级医院开展临床路径管理工作
2015 年 11 月	国家卫计委、国家中医药管理局	关于做好高血压、糖尿病分级诊疗试点工作的通知	建立高血压、糖尿病患者分级诊疗健康档案；明确不同级别医疗机构的功能定位；建立团队签约服务模式；明确高血压、糖尿病分级诊疗服务流程
2015 年 9 月	国务院办公厅	关于推进分级诊疗制度建设的指导意见	部署加快推进分级诊疗制度建设，对分级诊疗制度提出了具体规划和目标盘：2015 年，所有公立医院改革试点城市和综合医改试点省份都要开展分级诊疗试点；到 2017 年，分级诊疗政策体系逐步完善；到 2020 年，分级诊疗服务能力全面提升
2015 年 5 月	国务院办公厅	关于城市公立医院综合改革试点的指导意见	推动建立分级诊疗制度。构建分级诊疗服务模式。在试点城市构建基层首诊、双向转诊、急慢分治、上下联动的分级诊疗模式。到 2015 年底，预约转诊占公立医院门诊就诊量的比例要提高到 20% 以上，减少三级医院普通门诊就诊人次。完善与分级诊疗相适应的医保政策。2015 年底前，试点城市要结合分级诊疗工作推进情况，明确促进分级诊疗的医保支付政策。对没有按照转诊程序就医的，降低医保支付比例或按规定不予支付。完善不同级别医疗机构医保差异化支付政策。适当拉开不同级别医疗机构的起付线和支付比例差距，对符合规定的转诊住院患者可以连续计算起付线

（续表）

时 间	部 门	政策事件	政 策 重 点
2015 年 3 月	国务院办公厅	关于印发全国医疗卫生服务体系规划纲要（2015—2020 年）的通知	1. 以形成分级诊疗秩序为目标，积极探索科学有效的医联体和远程医疗等多种方式。2. 允许公立医院医师多点执业，促进优质医疗资源下沉到基层。3. 建立区域在线预约挂号平台，公立医院向基层医疗卫生机构转诊患者优先安排诊疗和住院；将恢复期需要康复的患者或慢性病患者转诊到患者就近的基层医疗卫生机构。4. 发展和加强康复、老年、长期护理、慢性病管理、临终关怀等持续性医疗机构，建立急慢分治制度，提高公立医院医疗资源利用效率
2015 年 1 月	国家卫计委	2015 年卫生计生工作要点	在城市公立医院改革地区开展分级诊疗试点工作。研究制定差别化的医保报销政策，以高血压、糖尿病等慢性病和结核病防治管理为突破口，探索按病种打包、上下联动等办法，推动建立基层首诊、双向转诊、急慢分治、上下联动的分级诊疗模式。通过组建医联体、对口支援、多点执业等形式，加强县级医院临床重点专科建设，提升县级医院和基层医疗卫生机构服务能力
2014 年 3 月	国务院	国务院关于落实《政府工作报告》重点工作部门分工意见	再次将分级诊疗制度作为深化医改的核心战略提出，通过调整资源布局，加强基层建设和机制建设，引导患者在基层机构首诊，并通过基层机构与医院的对接合作，建立有序、顺畅的转诊体系，最终实现方便群众就医和减轻其医药费用负担的目的
2013 年 11 月	中共中央	关于全面深化改革若干重大问题的决定	完善合理分级诊疗模式，建立社区医生和居民契约服务关系
2009 年 3 月	国务院	关于深化医药卫生体制改革的意见	逐步建立分级诊疗和双向转诊制度，为群众提供便捷、低成本的基本医疗卫生服务

数据来源：国家卫计委，奇璞研究

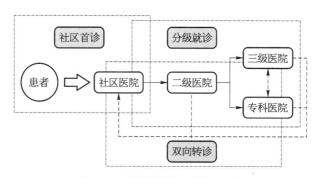

图 2-38 我国分级诊疗模式示意
图表来源：奇璞研究

　　分级诊疗属于影响到医疗市场全局性的基础性制度改革，同时可以从根本上解决我国"看病难、看病贵"的问题，对于构建一个让人民群众便捷、安全、有效、明白的和谐就医环境，提升医疗服务水平，提升社会满意度有着重要作用。

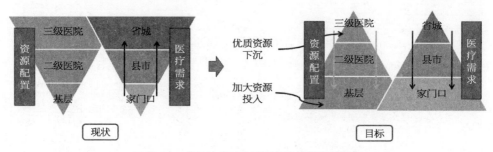

图 2-39 分级诊疗对我国医疗改革的深刻影响
图表来源：医疗 4.0——纳里健康云平台，林辉

从某种角度讲，分级诊疗改革的成败是检验我国新一轮医疗改革成败的试金石（图 2-39）。

·国外分级诊疗的经验·

在研究国外不同国家分级诊疗模式后可以发现，各国都有其不同的主导力量，推动分级诊疗模式的形成，并且这种主导力量与该国的医疗制度与文化习惯有着深刻的联系。例如英国、美国和日本是研究得比较多的分级诊疗国家，他们分级诊疗制度的建立和运转，分别主要受政府、医疗支付方和医疗供给方三种力量主导推动。

英国推行的主要是政府主导下的分级诊疗模式，该模式主要由三个制度组成：一是严格的医疗机构分类，英国根据医疗服务的内容将医疗服务分为初级、二级和三级。二是实行严格的"守门人"制度。三是实行严格的社区首诊制度，并制定法律提供制度保障（图 2-40）。

美国的分级诊疗制度受医疗市场化的影响较为深刻。非医疗保险覆盖人群，主要是通过医疗市场直接购买服务的方式，不存在分级诊疗；医疗保险覆盖人群，则在医疗保险支付方主导下，形成了一套分级诊疗机制。

一方面美国也普遍实行全科医生（家庭医生）首诊制度，说明从市场化效率角度考虑，全科医生（家庭医生）首诊制度有其降低医疗成本的可取之处；另一方面，医保支付方从提高自身管理能力和业务效益的方面考虑，对医生的医疗行为和患者的就诊行为都采用了越来越精细化的管理。如美国的医疗保险公司普遍实行 DRGs 付费的支付方式。DRGs 为各种保险提供管理和报销的重要依据。这种支付方式限定了各类疾病住院标准与时间周期，如某个病种或手术，患者恢复到了某种程度，必须转到基层医疗机构或回家接受全科医生治疗。否则，延期出

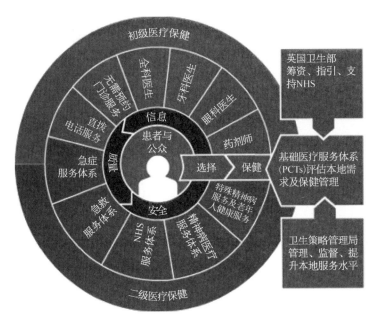

图 2-40 英国分级诊疗模式示意
图表来源：奇璞研究，NHS

院的治疗费用由医疗方承担。多年的实践表明，DRGs 这种支付方式，除了兼顾政府、医院、患者各方利益，还能约束患者的就医行为，有利于双向转诊的有序进行（图 2-41）。

日本的分级诊疗制度模式与欧美不同，通过将医疗机构进行精细的分类，构建了区域医疗三级医疗圈。日本对医院的分类，除了按照所有制、医院等级进行分类外，还按照功能进行分类，主要包括特定机能医院、地域医疗支援医院、疗养型医院、精神病医院等。

特定机能医院功能定位三个：提供高精尖医疗服务；先进医疗技术引进开发和评价；高精尖医疗技术研修培训。截至 2013 年 4 月，日本共有特定机能医院 86 家。

地域医疗支援医院是 1997 年日本医疗法第三次修订时启动的，功能定位四个：为转诊患者提供医疗服务（即区域分级诊疗中心）；医疗资源和设备共享（即区域医疗中心）；急救医疗（即区域应急救治中心）；区域医疗临床进修学习（即区域教育培训基地）。截至 2012 年 11 月，日本共有地域医疗支援医院 439 家。

此外，为了推进区域专病和临床重点专科建设，日本通过专病定点医院等形式实施。以日本静冈县立综合医院为例，共挂靠 9 个专病定点医院。

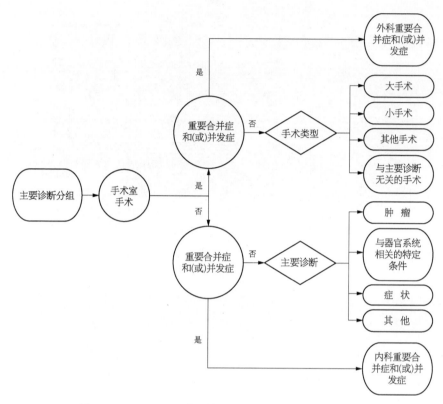

图 2-41　AP-DRGs 典型结构（伴有重要合并症 / 伴随病）

图表来源：黄因敏，美国诊断相关组的引进

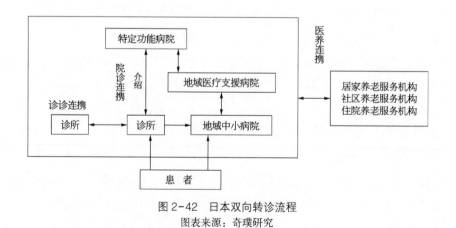

图 2-42　日本双向转诊流程

图表来源：奇璞研究

通过对医疗机构精细化的分类，日本形成了医疗供给方主导的分级诊疗制度。

各国的分级诊疗制度虽然主导形成力量不同，但也都有确保分级诊疗制度实行的制度共性。一是严格的转诊制度。高等级医疗机构几乎不设门诊，患者绝大部分都来自下级医疗机构的转诊。二是基层医疗服务能力的强大。这体现在对全科医生与基层医生培养方面的重视，以及优质的家庭医生服务水平，这些也是确保首诊制实现的基础保障。三是明晰的激励约束补偿机制。如基层医疗人员较高水平的薪酬待遇；对于分级诊疗制度外就诊行为的高费用等机制。

· 我国分级诊疗制度改革的探索 ·

目前全国全面实施分级诊疗制度的地方仍然不多，但各地都积极探索符合各地特色的分级诊疗模式。2013 年底，除青海、北京、青岛等部分省市试行推行分级诊疗外，全国范围内的分级诊疗和双向转诊制度还未真正得到确立。2014 年，"三明模式"开始试点探索，实行分级诊疗和双向转诊制度，实现"小病不出乡，大病不出县，急、危、重症和疑难杂症到三级医院"的目标。随后，上海、陕西、江苏、四川等省分别以省政府名义或多部门联合下发了关于分级诊疗工作的专门文件。在诸多推行分级诊疗的省市当中，青海省、北京市、浙江省和厦门市的分级诊疗做法较为成熟，已经形成了有各自特点的分级诊疗模式。

青海省把实施分级诊疗制度与深化医保支付方式改革紧密结合起来，是探索我国实施分级诊疗制度的先行者。2013 年，青海省正式实施《青海省城镇职工和城乡居民基本医疗保险分级诊疗制度》，规定了参保患者住（转）院必须遵循的分级诊疗和转诊的程序，并明确规定参保人群不通过逐级转诊就不予支付医保报销费用，这也是全国唯一在全省范围内强制推行分级诊疗的省份。据青海省卫计委统计，截至 2014 年 5 月底与 2012 年同期相比，三级医疗机构的住院人次下降了 3.5%，医保基金支出比例下降了 2.6%，而基层医疗卫生机构住院人次和医保基金支出比例分别上升了 10% 和 6.5%。

北京市则是探索医疗联合体（简称"医联体"）推进分级诊疗的方式。为促进各级医疗机构分工协作，北京地区已成立了 30 余家医联体，初步取得了成效。以中日友好医院医联体为例，该医联体 2013 年 12 月 26 日成立。由中日友好医院为核心医院，共 3 家三级医院、2 家二级医院以及 11 家社区卫生服务中心组成。该医联体内建立了患者双向转诊的绿色通道，通过搭建预约平台等方式，将疑难、危重症转至核心医院，核心医院将一些慢性病和康复期患者转至二级医院和社区卫生中心，使患者在医联体内合理流动。

浙江省采取全科医生签约的方式，推进分级诊疗。自 2012 年起，浙江省推行全科医生签约服务。为提高基层医疗服务能力，2013 年开始浙江省实施"两下沉、双提升"工程，推动省级医院与县（市、区）级医院建立紧密型合作关系，鼓励和引导优质卫生资源和卫生人才下沉到基层，助力基层医疗服务能力和服务效率的提升。在试点地区，为拉大不同首诊医院的价格差距，进一步引导患者合理、有序地分流，浙江省调整了各级医疗机构的服务价格及其报销比例。总体来看，浙江省的分级诊疗实践取得了一定成效。

厦门从 2012 年起，将推行分级诊疗作为综合医改突破口，从大医院"舍得放、放得下"、基层医疗卫生机构"愿意接、接得住"，群众"乐意去、留得住"三大问题入手，实施"慢性病先行、两病起步"的策略。以大医院专科医师、基层全科医师（家庭医师）和健康管理师"三师共管"为创新服务模式，加强政策配套和机制创新，积极引导优质医疗资源向基层下沉，形成了颇具改革特点的"厦门模式"。

厦门选择从慢性病下手推进分级诊疗，并在种类众多的慢性病中，锁定了高血压和糖尿病为主要控制病种。患者与"三师"签约，获得家庭医生服务。在"三师"的协作中，大医院专科医生的诊断和参与使得患者能在基层安心就诊。同时厦门市进行柔性引导、循序渐进的改革策略。加大医保的引导能力，在药品配备上做到"上下一边齐"，在医保报销比例上，三级医院的自付比例为 30%，而基层机构仅为 7%。通过这些政策不断推进和完善厦门市的分级诊疗。

从以上各地分级诊疗模式来看，有一些共性的举措，如强调加强基层医疗服务的硬件和软件能力、不同程度的推动建立家庭医生签约制度、采取了医保报销支付比例进行分级引导、加强了高等级医院与基层医院之间的纵向联系等。

· 分级诊疗的核心问题 ·

通过对国内外分级诊疗模式和现状的研究，可以发现分级诊疗制度有三个核心问题：一是基础医疗机构的服务能力；二是转诊制度如何设计；三是激励约束机制。

基层医疗服务质量是实现分级诊疗的客观基础，大体包括基层全科医生的可持续培养能力，与基层医生的医疗服务能力两个方面。基层医疗服务能力的建设既可以用政府的力量进行推动，也可以用市场的力量进行引导。可以用一个正三角形状来形象描述分级诊疗中基层医疗重要性的问题。

转诊制度是分级诊疗制度内在核心运行机制，对各类型医疗资源进行优化配置。它的主要运作方式是可以用信息技术得以实现，但仍需要尊重患者、医生和医保各方面的意见。可以用一个"漏斗"形状来形象化表达这一问题。

激励约束机制用来确保分级诊疗制度的有效运行，在医疗服务供方、需方和成本之间建立均衡的态势。激励约束机制的建立既可以通过政府制定政策的方法实现，也可以通过市场的作用实现。可以用一个关系图来形象地表达这一问题（表2-18）。

表2-18　分级诊疗的核心问题

分级诊疗的核心问题		说　明	形象表达
医疗资源分布	基层医疗服务能力	● 分级诊疗实现的客观基础 ● 全科医生的可持续培养机制 ● 基层医生的医疗服务质量 ● 通过政府或市场的方式实现	
	转诊制度设计	● 科学合理的医疗服务 ● 匹配医疗需求与医疗资源，在医疗成本和医疗质量之间实现平衡 ● 可以通过信息化的方式实现，但要尊重患者、医生与医保支付方的意见	
约束激励机制		● 确保分级诊疗系统的有效运行，实现医疗服务供方、需方与成本之间的均衡 ● 可以通过政府或市场的方式实现	

数据来源：奇璞研究

二、信息化技术与分级诊疗相结合

随着医疗信息化的迅猛发展，信息技术也越来越多的应用到解决医疗资源分布不均的问题当中。在分级诊疗制度下，医疗信息化的主要作用是通过建立信息平台的方式，汇聚医疗资源，增强基层医疗人员的服务能力，同时支持全科医生首诊制度的实现，推动引导整体医疗资源的下沉（图2-43）。

· 利用医疗信息化推动医疗资源下沉 ·

由于目前我国医疗资源分布呈现"倒三角"的情况，所以通过医疗信息化手段，推动医疗资源的下沉就显得十分必要，可行性程度也较高。这其中包括两种资源主体的下沉：一是高等级医疗机构的资源下沉；二是高等级医疗机构医生的资源下沉。

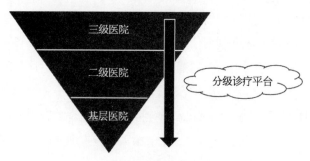

图 2-43　医疗信息化引导医疗资源下沉
图表来源：奇璞研究

从技术层面讲，以上两种医疗信息化平台与医院云平台、医生互联网平台等并无特别大的区别，两种平台也可在一种平台上实现。但作为分级诊疗平台，以上分级诊疗信息化平台将更强调其与基层医疗机构和基层医生的互联与支持。

"纳里健康"云平台是以浙江邵逸夫医院为主体，发起成立的分级诊疗平台。自 2015 年 4 月 17 日启动上线以来，已接入邵逸夫医院、杭州市江干区人民医院和八家社区卫生服务中心、两家民营医院（圣爱康复医院、浙江省青春医院）等共计 12 家医院。

"纳里健康"即是以分级诊疗为核心，通过医疗信息化手段，推动高等级医疗机构资源下沉的范例。通过创建医院与医院之间合作，帮助医院轻松构建自己的云医

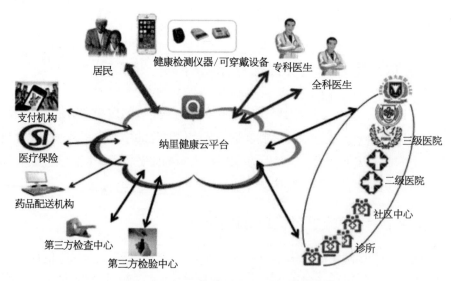

图 2-44　"纳里健康"云医院分级诊疗平台
图表来源：奇璞研究，卫宁软件

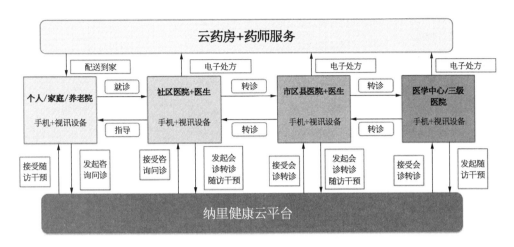

图 2-45 "纳里健康"分级诊疗体系
图表来源：奇璞研究，医疗 4.0

院平台和提供云医疗服务，为医院打造专属的医疗联合体，从而提高基层医疗的服务能力和医疗水平、提升三级医院专科医生服务效率和价值（图 2-44）。

基于这一分级诊疗平台，开展双向双明转诊、远程移动会诊、医药联动、区域检查协同、远程联合门诊、互联网教育学院等活动。平台通过对医院资源的整合和共享，打破传统医院的封闭，

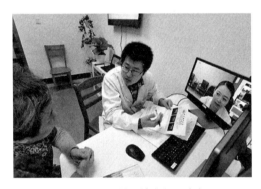

图 2-46 "纳里健康"云诊室
图表来源：奇璞研究，医疗 4.0

引导医院走向开放、竞争，实现医院资源的平台化（图 2-45、2-46）。

截止到 2015 年 8 月底，在四个多月的试运营期间，"纳里健康"云平台共服务居民 10 000 多人次，完成基层医院向三甲医院的转诊 4 000 多人次，三甲医院向基层医院提供会诊咨询达 7 000 多人次，而且业务量呈快速增长的趋势。

另外一种分级诊疗平台是通过汇聚医生专家资源进行的资源下沉。一方面是通过信息化平台，加强医生之间的联系和支持，逐步提高基层医生医疗服务的质量和能力，为分级诊疗制度的形成提供基础保障；另一方面，各类科室将在分级诊疗平台上逐步形成医生团体的梯队，在加强科室内医生相互学习的同时，也自动的形成了基层医生与上级医院医生进行转诊的"双向通道"，完成医疗资源的配置。

微医集团是由原"挂号网"整体升级而来。微医（We Doctor）是微医集团的移动互

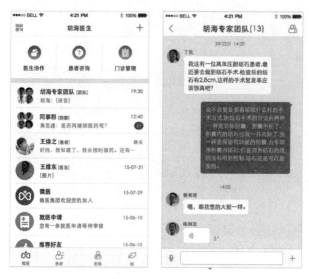

图 2-47 微医医生集团的专家团队协作
图表来源：奇璞研究，乌镇互联网医院

联网平台。微医用户版 APP 为用户提供在线问诊、智能分诊、即时挂号、院外候诊、检查检验报告、处方查询、医疗支付及动态电子病历服务。微医医生版 APP 是医生的"移动诊室"，帮助医生完成患者管理、医患交流、诊后随访、患者转诊服务。其中"智能分诊"和"患者转诊"功能提供了医生主动进行分诊转诊的操作平台。

2015 年 3 月，微医集团正式推出"微医专家团队"服务，重新定义了医生的组织和协作形式。通过互联网将专家的品牌、经验和基层医生进行匹配优化，使跨区域甚至跨学科的医生可以结成团队，共同为患者提供线上线下全程医疗服务，以团队协作形式助力国家分级诊疗政策的实现。目前，微医集团专家团队数量超过 7 000 组，专业分诊人员超过 12 000 人（图 2-47）。

在目前情况下，我国的基层医生服务质量还有待加强，医生资源网络有待形成，高等级医院医生对基层医生的支持也要依靠医疗信息平台的手段。这些需求会随着我国分级诊疗制度的推进和形成，进而不断放大，信息技术会成为推动医疗资源下沉的"利器"。

· 利用医疗信息化强化基础医疗服务能力 ·

不同于引导医疗资源下沉，信息技术也可以在基础医疗方面发挥重要作用，全面支持全科医生服务签约患者。相比于专科医生，在基层医疗机构工作的全科医生的优势表现在：在了解患者的基础上对健康问题进行全面评价；可以充分利用专科资源和社会资源提供连续性、协调性、整体性服务。不足则在于两个方面：一是对某类疾病了解不深入（广度），需依靠专科医生解决疑难和危重问题。另外一个不足是服务手段少，服务半径和可及性有限，患者分布相对分散，而这一点恰恰可以通过信息技术加以解决。

北京市丰台区方庄社区卫生服务中心，在利用信息技术提高基层医疗机构服务能力方面，进行了诸多创新。首先通过信息技术，实现"医护绑定"，开展精细化健康管理。一方面基于家庭医生平台，实现日常诊疗和健康评估工作，并根据指南系统完成面对面随访；另一方面，通过社区护士平台，完成加载诊疗信息，健康档案实时更新、完成"一对一"健康教育、为签约居民预约健康教育课程等服务，进一步提高了对签约患者进行精细化健康管理的服务能力。

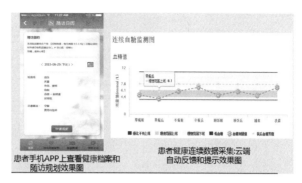

患者手机APP上查看健康档案和随访规划效果图　　患者健康连续数据采集：云端自动反馈和提示效果图

图2-48　北京方庄社区卫生服务中心患者自助管理系统
图表来源：奇璞研究，社区信息化建设助力慢性病分级诊疗，北京方庄卫生中心

其次，开发居民移动终端健康自助管理APP。患者在手机APP上可查看个人健康档案和慢性病随访规划，通过系统健康数据的分析、反馈及时接收重要临床提示、预警和家庭医生建议等，同时实现与家庭医生的实时交流（图2-48）。

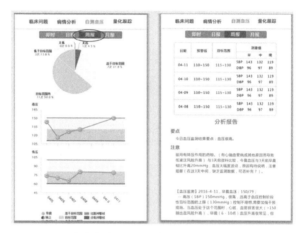

图2-49　北京方庄社区卫生服务中心医生移动健康管理系统
图表来源：奇璞研究，社区信息化建设助力慢性病分级诊疗，北京方庄卫生中心

最后，在整合系统现有功能基础上，开发医生移动终端健康管理APP。医生用手机随时对签约群体进行数字化评估和随访，实时更新健康管理信息。同时，针对患者健康数据的分析、反馈及时做出预警，提示信息定向推送（图2-49）。

当然，基于基层医疗机构的信息系统，并不仅局限于全科医生与社区患者之间的封闭的系统，他可以与外部其他大型医疗机构的信息系统进行对接，并进而实现医生协作与分级诊疗。

· 利用医疗信息化完善家庭医生首诊制度 ·

在利用医疗信息化提升基层医疗机构服务能力的同时，将医疗信息化与家

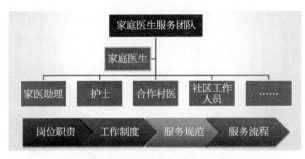

图 2-50　创业软件家庭医生团队工作流程制度信息化

图表来源：奇璞研究，公司资料

庭医生首诊制度相结合，不单单解决基层医疗机构服务能力的问题，更是辅助首诊制度完成，进而实现分级诊疗中"首诊在基层"的重要一环。

利用医疗信息化手段完善家庭医生首诊制度，一个突出的体现就是利用信息化技术，完善优化基层机构内部和外部的流程，形成规范的基层首诊制度架构。它基本上包括内部流程梳理、外部业务接口与服务效果评价激励三个主要方面。以创业软件的"分级诊疗＋居民健康管理"模式为例。首先利用信息化技术构建家庭医生服务团队体系，设计家庭医生、助理岗位职责、工作制度、服务规范，建立健康服务流程、制度、操作规范和文档内容，建立内部工作体系和流程（图 2-50）。

之后与当地家庭医生首诊制度相结合，将家庭签约服务基础工作包进行信息化技术改造。先期试点 6 个家庭医生工作团队，对 1 800 人，提供每人每年 180 元的基础包服务。由于采用了信息化的管理技术，基础服务包可根据签约需要进行个性化设计，总服务项目可达 10 类 47 项，大大扩充了家庭首诊的服务能力和范围。同时可以根据不同的服务项目，核定不同的服务价格，通过信息技术进行价格管理，这就为后续监控、评价、考核家庭医生首诊制度提供技术支撑（图 2-51）。

最后，家庭医生首诊制度内部与外部制度的信息化，对政府管理部门全面的监控、管理、制定政策提供了重要的数据来源和操作平台，为实现对该项制度的

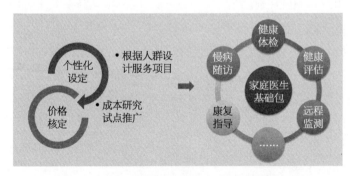

图 2-51　信息技术支持家庭医生首诊服务制度完善

图表来源：奇璞研究，公司资料

考核评价激励，提供了客观基础。通过信息化技术，政府管理部门可以制定健康服务项目质量指标，并标准化工作量，进而建立家庭医生团队的绩效分配标准。

在基础服务包基础上，由于各项服务的标准化得到了提高，可以将这一家庭医生服务平台开放给社会其他服务机构，并在当地卫生管理部门的准入下，评价其他服务机构的服务质量，为建立公平的基础医疗服务市场提供了可能（图 2-52）。

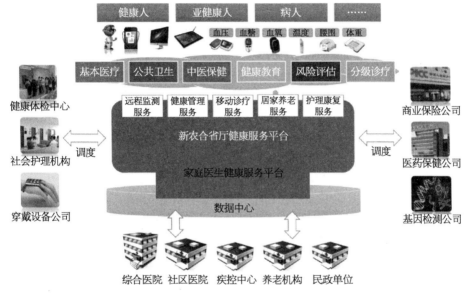

图 2-52　将家庭医生服务平台对接有服务条件的第三方
图表来源：奇璞研究，公司资料

2015 年 12 月 28 日，创业软件与南京市浦口区卫生局签订了关于浦口区基于家庭医生制的分级诊疗体系构建合作协议，并在桥林、永宁、江浦区试行。这种模式已经在江苏等其他地区开始试点推广，提高了家庭医生首诊制度的有效性，较好地促进了分级诊疗制度的实现。

三、医疗卫生体制改革与分级诊疗相结合

我国基层医疗服务的缺失和缺位，是造成看病难和看病贵的重要原因，也是医疗服务体系倒金字塔现象长期无法改变的重要原因。基层医疗服务的问题一方面与我国医生收入和就业体制有关；另一方面也与基层医疗运行的体制机制有关。

长期以来，我国是由政府和公立医疗机构来负责基层或基本医疗，让市场涉足非基本医疗。这种体制机制安排背后的理由是认为基层医疗关系到老百姓的生命健康，因此不适合交给市场。还有一个理由是担心基层或基础医疗服务无利可图，甚至会亏损，所以需要政府和公立机构来承担。然而如果参考其他国家的基层医疗服务体制机制，事实恰恰与这种认识误区相反。世界各国的基层（基本）医疗多是由非公立医疗机构构成，发挥市场机制的主导作用。

这就涉及了机构性质与服务性质之间关系的重要问题。所谓机构性质，是指机构的所有制性质，由政府或非营利性组织创建的机构一般可以归为公益性机构，由企业或私人创办的机构一般归为营利性机构。

但服务性质是属于另外一个概念范畴。根据业内专家的观点，公共服务可以分为公共产品、准公共产品和私有产品。所以不能将服务性质与机构性质相混淆。提供公共服务的机构，既可以是非营利性机构，也可以是一个营利性机构。社区卫生服务机构既可以提供公共产品，也可以提供私人产品（图 2-53）。

不同的分类方法也体现着不同的行业监管方式和思路。如果按照服务性质进行行业监管，则监管的重点将不再是机构，而是服务项目。监管者应努力创造公平的市场环境，通过联合第三方机构对任何机构提供的服务项目进行评估，确保提供合格产品，对基本医疗服务产品可以建立谈判协商机制，采用政府购买服务的方法，间接参与基层医疗服务市场，对于准公共产品或私人服务产品，则更多的交予市场。

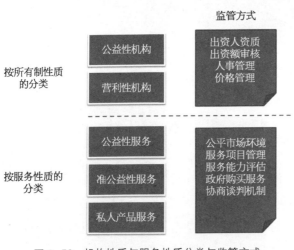

图 2-53　机构性质与服务性质分类与监管方式
图表来源：奇璞研究

·国际经验：民营机构是基层医疗的主体·

这里简单介绍新加坡、英国和德国在民营机构参与基层医疗服务市场的情况。

新加坡在基层医疗部分，民营机构占比为 81%，公立机构占比 19%，民营全科诊所在基层占主导地位。从机构数量上看，公立机构有 18 家，民营机构多达 1 500 家。由于公立联合诊所通常比民营的全科诊所距离居民住所更远，等候服务时间更长，这样便为民营诊所提供了广阔的空间。

此外新加坡政府还施行 CHAS（Community Health Assist Scheme），即社保援助计划。政府实际上在购买服务的时候，按照服务性质对服务机构进行了分类。如果符合 CHAS 的一些要求，就把它作为定点机构，享受到一些更优惠的条件。

新加坡的公立与民营基层医疗机构还进行差异化的市场竞争。如一些服务项目虽然是一致的，但是不同机构的舒适度是有区别的，要求是不一样的。如果想等待时间短、诊断时间长，就得多花一点钱，患者会根据自己的经济情况与需求情况选择不同的机构（图 2-54）。

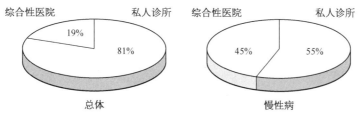

图 2-54　新加坡的基层医疗服务占比与慢性病服务占比
图表来源：奇璞研究

在英国，全科医生 75% 在民营诊所执业。民营诊所可以是合伙制，也可以是其他组织方式，他们不仅提供公共医疗服务，还有卫生服务和慢性病，有效分流一部分高端人群，所以更具有成本效益性。余下 25% 左右的全科医生受雇于 NHS。由 NHS 分配到一个或多个全科诊所工作，每周有规定的工作时间，并且可以多点执业。

NHS 管理的这部分医生，基本采用固定工资制；自由执业的全科医生通过与 NHS 签订服务合同，即政府购买服务，其收入一般是 NHS 雇员收入的两倍。

在德国，提供非住院型医疗服务的人大多是家庭医生，其大多数个体执业（约 75%），只有少数人联合执业或受雇于其他机构。绝大多数家庭医生是众多社会医疗保险机构的定点服务提供者。

从这些国家民营机构参与基层医疗服务的情况来看，政府购买民营基层服务应该说是一致的，无论表现形式怎么样都是一致的。其次，制度设计不同，但均设法形成公私竞争格局，尤以私立为主，赋予基层医疗重要地位，这是他们的共性。最后，基层医疗的有效提供，形成了整个医疗提供体系的健康有效运行的根基。

2015 年，国务院发布了鼓励分级诊疗和社会办医的文件。一方面"基层首诊""双向转诊""上下联动"等要求加强了对基层医疗能力的需求。另一方面，政府也从多个方面，放开了社会办医的限制。各地也在民营机构参与基层医疗服务方面进行了体制机制方面的创新。这类创新基本可以分为两种类型：一是较为彻底的引入民营医疗机构，形成以民营医疗机构为主的基层医疗服务市场化机制，有的甚至已经形成民营基层医疗机构的连锁化；二是通过社区医疗机构平台，引入民营医疗机构，探索相互结合共同发展的道路。

· 以民营机构为主参与基层医疗服务 ·

宿迁在探索民营机构参与基本医疗服务方面一直受到社会高度关注，这源于2003 年进行的一次以"公立医院改制、鼓励社会办医"为主的医疗改革。

2000 年前宿迁医疗机构基本上是全部公办。2003 年，宿迁进行改革：一级以上医疗机构，全部改制为民营；还有最基层的医疗机构也进行了民营化改革。到 2012 年之前，底层医疗机构实际上处于分散单干的状态；2013—2015 年，宿迁政府在每一个社区办一个社区服务站，并按照标准化的要求进行房屋建设、人员配备。到 2015 年底，宿迁政府只办了一个公立医院。

目前宿迁的医疗服务体系状况是每一个村都有一个政府举办的卫生机构。全市有医院 226 所，其中 3 级医院 5 所（政府办 1 所），二级医院 27 所，一级医院 196 所。乡镇、街道以上医院全部民营，县级医院也是全部民营，市级医院主要是民营。每一个乡镇有 1～3 所一级医院。政府的力量主要办了 112 个社区卫生服务站，1 310 个村卫生室（图 2-55、表 2-19）。

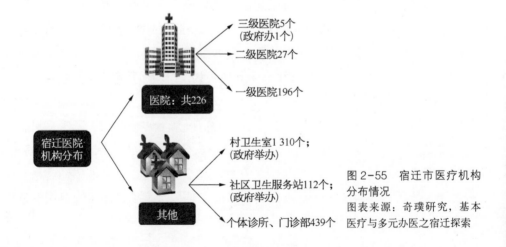

图 2-55 宿迁市医疗机构分布情况

图表来源：奇璞研究，基本医疗与多元办医之宿迁探索

表 2-19　宿迁民营医院分布情况

宿迁市民营医院分布		
市　　区		综合 8 所（三级综合 2 所），专科 3 所
		另新建一所三级公立医院
县级（二级以上）	沭阳县	综合 6 所（三级综合 2 所），专科 3 所
	泗洪县	综合 4 所，专科 2 所
	泗阳县	综合 4 所
乡镇、街道		1～3 所一级医院

图表来源：奇璞研究，基本医疗与多元办医之宿迁探索

目前宿迁市形成了一个 500 多万人口的地级市，基本医疗服务以民营医院提供为主的状况，专家称其为全国唯一的社会办医样本。

这种民营医疗体制已经运营了十几年，取得了较为满意的改革成果。宿迁市医疗服务供给有效改善。改革前宿迁全市拥有医疗卫生资产总额 4.95 亿元，人均卫生资产为 99 元，不到全省的 33%，是苏北五市平均水平的 58.8%。全市共拥有病床 5 230 张，每千人拥有床位数仅 1.03 张，是全省平均水平的 43.1%，苏北五市平均水平的 63.6%。同时，卫技人员也保持增长，每千人拥有卫技人员由改制前的 1.69 人增加到 4.93 人，人员接近苏北平均水平。

宿迁市医疗服务价格不高，过度医疗情况好于公立医院为主的地区。从医疗服务统计的情况看，与其他地区相比，宿迁呈现出低就诊次数、低住院率、低均次费用的特点，宿迁过度医疗的情况要好于公立医院为主的地区。

在这种以民营医疗机构为主体的情况下，宿迁推进分级诊疗，加强基层医疗服务能力就有其独特的地方。宿迁特殊的民营为主的医疗体制，在没有推行分级的情况下，民营医疗机构自身适应市场竞争的行为，形成了患者就医大部分在基层医疗机构的状态，已经基本具备了"正三角"医疗资源配置结构。基于此，宿迁推行分级诊疗工作的重点在于形成完善合理的"纵向"医疗资源配置结构，形成合理的上下转诊机制。

· 民营基层医疗的连锁化与信息化 ·

民营医疗机构参与基层医疗服务市场，可有效发挥其经营灵活性和服务有效性的优势，一旦基层民营医疗机构达到一定的经营规模，就会在提高服务质量和服务

标准化的基础上，通过连锁化进行品牌输出，进一步夯实分级诊疗制度的基础。

云南新康医疗管理集团成立于 2012 年 3 月，是一家拥有 50 家基层社区医疗机构的连锁化医疗集团。新康医疗是一个以城市社区为基础，建设管理居民健康信息和链接各项健康服务的平台机构。通过成立社区卫生服务机构，积累社区居民健康信息，为居民提供分级诊疗，为政府、药厂等健康机构提供数据支持和服务而创造价值。

2015 年，新康医疗在昆明开展营运的社区卫生机构达到 50 家，政府指定管理居民数 50 万人，历年来累计顾客数据近 100 万人，占昆明主城区基层社区医疗机构的四分之一，基层民营医疗连锁化颇具一定规模。新康医疗主要通过以下举措，确保基层医疗机构连锁化战略的顺利实施：一是系统流程标准化、高度可复制；二是服务过程可控、可监督、可考核；三是多维度、多渠道、精准积累社区居民的健康档案与维护、互动；四是实现居民健康大数据积累的真实、及时性，实现多维度、高精准的数据挖掘衍生更大的社会与商业价值。

新康连锁基层社区医疗模式已经取得了显著的创新成效，如在社区中心门诊人次、单客价等指标，相比公立基层医疗机构已经显现了较好的运营优势（表 2-20）。

表 2-20　云南新康医疗集团基层医疗机构运营情况

类　　型	基础治疗门诊	客单价	公共卫生健教服务	公共卫生重点人群体检	0～6 岁儿童预防接种量
新康运营	2 893 人次 / 月	89.5 元 / 人	2 040 人次 / 月	300 人 / 月	1 235 人次 / 月
西山、官渡政府运营	113 人次 / 月	46.5 元 / 人	138 人次 / 月	50 人 / 月	240 人次 / 月
盘龙、五华政府运营	1 100 人次 / 月	70 元 / 人	270 人次 / 月	60 人 / 月	500 人次 / 月

数据来源：奇璞研究，公司资料

在 2016 年，新康医疗连锁化经验模式会在昆明市继续增加 100 个社区，并且与 50 家非公立基层医疗进行深度的托管和合作。此外，该模式已经在重庆和湖南开始跨地区拓展和建设，显示出一定的发展潜力。

· 民营机构参与基层医疗服务平台 ·

除直接调整基层医疗机构的所有制结构，大幅推进基层医疗服务市场化之外，还可以开放基层医疗服务平台，整合符合条件的民营医疗机构。这是另外一种实现民营机构参与基层医疗服务市场的方式，并提升分级诊疗基层服务质量。上海市长宁区社区家庭医生工作室的做法就是这种方式的代表。

2015年上海市市政府发布基层医疗改革的"1+8"文件［《关于进一步深化上海市社区卫生服务综合改革与发展的指导意见（沪府办发〔2015〕6号）》及8个配套文件，简称"1+8"文件］，这些文件释放了在基层医疗平台推进市场化改革的信号。

上海市政府社区基层医疗提出了五个平台：第一，从提供方式来说，政府要把基层医疗和社区卫生服务机构，打造一个政府履行基本公共卫生的公共平台；第二，执业平台，从医疗服务生产角度提出；第三，居民获得基层卫生服务平台，帮助消费者在这个平台上享受基层医疗服务；第四，资源平台，是市场资源引入的整合平台。上海市政府提出这个平台是开放的平台，可以引入市场机制，引入社会资源。第五，支持平台，主要针对医养结合这一老龄化社会急需解决的问题。通过这五个平台的建设，上海市已经为民营医疗机构参与基层医疗服务做好了充分的准备（图2-56）。

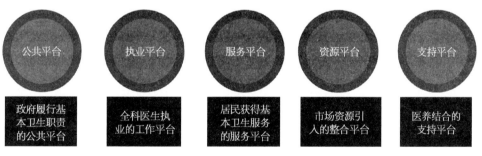

图2-56 上海市社区卫生服务机构"五个平台"内涵
图表来源：奇璞研究，上海市长宁区卫计委

上海市长宁区社区卫生服务机构围绕上述"五个平台"，从以下四个方面引入和整合市场化资源，搭建民营医疗机构参与基层医疗服务的体制机制。

一是界定公共服务的边界，确定基本服务的项目。长宁区社区卫生服务机构，将基本公共卫生项目和基本医疗服务分为5大类，224个基本服务项目。并将这些项目的核心内容进行了梳理，明确目标工作量，确定了基本服务的边界。二是建立了基本服务项目的一个政府购买机制，也就是财政补偿机制。三是创新性地引入工作室机制，明晰平台与工作室的关系。长宁区卫生服务机构正着力打造一个以家庭医生工作室为主，以家庭医生为核心的社区卫生服务机构运行的框架。四是进一步完善工作室的建设与职能。

目前工作室是以体制内的家庭医生成员为主，包括全科医生，家庭医生助手等。之后要试点工作室开放，工作室成员中要既有社区卫生服务机构在编的医务人员团队，也有市场上的团队。以工作室为操作载体，以社区卫生服务机构为平台，实现民营市场化机构和公立机构的合作（图2-57）。

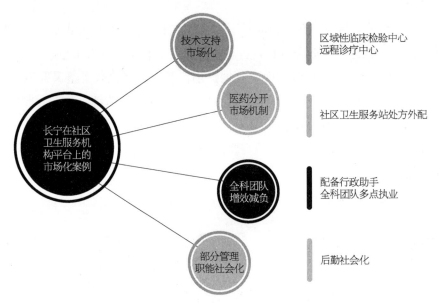

图 2-57　上海市长宁区社区卫生服务机构市场化运作案例
图表来源：奇璞研究，上海市长宁区卫计委

四、现阶段下推进分级诊疗制度的政策建议

分级诊疗制度是一个综合性、系统性工程，很难短时期内形成，除应在政策本身加大推进力度外，还应着力构建分级诊疗制度的保障机制，以确保分级诊疗制度的实现。

· 加强全科医生的培养机制建设 ·

目前我国的分级诊疗制度集中在纵向医生资源整合、设计相应的转诊制度和激励机制等方面，但相比于国外，我国的基层全科医生的培养尚较薄弱。从分级诊疗长远运行的角度看，建议加强全科医生的培养机制建设。

通过对美国、英国等国全科医生培养模式的对比，发现典型的全科医生教育包括高等医学教育、毕业后全科培训教育，和继续教育三个阶段。高等教育阶段主要由高等医学院校承担，学制在 5～8 年之间；毕业后教育阶段将对全科和专科进行划分，此阶段培训通过后将授予全科医生资质，时间在 2～3 年之间；继续教育阶段贯穿全科医生整个职业生涯，不断提高全科医生的医疗知识及技术水平（图 2-58）。

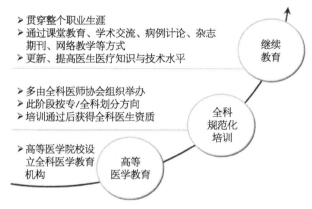

图 2-58　国外全科医生培养模式
图表来源：奇璞研究，中信证券，助医改突围，为健康守门

首先，全科医生教育是国外医学生学科教育的重要组成部分。在美国、加拿大、英国等许多国家，几乎所有的医学院校都设有全科医学教学部门，主要负责为在校本科医学生开设全科医学课程，同时承担全科医学住院医师训练项目的组织、指导与教学工作。如在法国，现行教育法规定，高等医学教育分为三阶段进行，第一阶段为 2 年，第二阶段为 4 年，第三阶段即是 3 年全科医学教育。

其次，在医学生毕业后，几乎都开展全科医学住院医师训练项目。如在澳大利亚，医学院毕业生要接受培训计划为 3 年的研究生课程，教学以医院和社区为背景，第一年在综合性大医院进行临床培训，第二、第三年在社区全科医疗机构中接受培训和工作，包括基本训练和高级训练。完成培训后，学生须参加由澳大利亚皇家全科医师教育学院组织的统一考试，合格者将获得全科医师执业资格。

最后是家庭医生的继续医学教育。例如美国，根据美国家庭医疗专科委员会的规定，要获得家庭医疗专科医生证书，则必须通过严格的考试，而且这种证书的有效期只有 6 年。在这 6 年期间必须修满至少 300 个被认可的继续教育学分，并通过严格的笔试和病历审查，这样才能继续保留家庭医学专科医生资格。以后每 6 年就得重新认定（考试）一次，以保持家庭医生的学术水平和先进性（表 2-21）。

表 2-21　国外全科医生各阶段培养教育

国　家	高等医学教育		毕业后培训教育		继 续 教 育	
	学制（年）	学位	时间（年）	经费来源	方　式	是否强制
美　国	4+4	博士	1+2（综合＋分科）	政府	课程、电话、网络教学等	是
英　国	2+3	学士	2+1（医院＋社区）	政府	课程、学术会议、暑期学院等	否
澳大利亚	5～6	学士	1+2（医院＋社区）	政府	学术会议、脱产学习等	是
德　国	2+4	硕士	2～3	政府	杂志期刊、课程等	是
法　国	2+4	博士	2～2.5	政府	病例讨论、刊授等	是

数据来源：奇璞研究，国外全科医学教育和全科医生培训情况分析及启示，徐静

　　我国全科医学教育起步较晚，培训的规范化程度需进一步提高。20 世纪 80 年代后期我国引入全科医学，1989 年在北京和广州率先成立了全科医学学会，首都医科大学成立了全科医师培训中心，北京西城区建成了我国第一个全科医学示范区。现阶段我国全科医学的培养模式主要有学历教育、毕业后教育、成人学历教育、岗位培训（转型教育）和继续教育等几种模式（表 2-22）。

表 2-22　我国全科医生培养模式

模　式	接 收 对 象	方　式
学历教育	高等医学院校	全科医学必修课和选修课
毕业后教育	应届医学本科生	4 年的全科医学规范化培训
成人学历教育	现有基层医疗岗位医生	全科医学大专或本科学历
岗位培训	从事或即将从事基层医疗服务的医生	1 年脱产或半年脱产
继续教育	具有中级及中级以上专业技术职称的全科医生	形式多样，内容以新知识、新理论、新方法和新技术为主

数据来源：奇璞研究，中日全科医学教育及医疗服务现状的比较，张诗晨

　　2015 年，全国全科医学科执业医师数占所有分科统计的执业医师和执业助理医师总数的比例仅为 5.3%，较 2010 年的 5.4% 下降 0.1 个百分点。这一比例与美国的全科医生占全美医生总数的 34%，英国、加拿大等国家全科医生数量占

医生总数的比例 50% 以上相比，相差甚远。全科医生长效的人才培养机制亟待系统建立。

·改革基层药品用药制度·

另一个阻碍分级诊疗制度实施的因素是我国特殊的基本药物制度。根据之前规定，基层医疗卫生机构只能配备使用基本药物，这样就一定程度上限制了基层医疗服务能力，阻碍了分级诊疗制度中"首诊在基层"的制度落地。可喜的是，2016 年开始，各地都根据分级诊疗推进的实际需求，不同程度的推出基层药品用药改革制度。

2016 年 7 月，江西省卫计委、省发改委、省食品药品监督管理局等 8 部门联合下发《江西省医疗机构基本药物配备使用管理规定》，明确允许基层医疗机构在医保药品目录中，配备 30%～40% 的非基本药物，满足慢性病和恢复期转诊患者的用药需求，从而实现基层医疗机构与二三级医疗机构间的用药衔接。

2016 年 8 月，北京市卫计委、发改委等四部门联合发布《北京市分级诊疗制度建设 2016—2017 年度的重点任务》，北京将统一大医院与社区的药品采购目录。2017 年，基本医保药品目录的 2 510 种药品全部下放社区。

与此同时，宁夏也发布了《深化医药卫生体制改革 2016 年重点工作任务（要点）》。宁夏将医保范围内的部分非基本药物下沉到基层医疗机构使用，引导慢性病患者到基层就诊，建立二、三级综合医院与基层医疗卫生机构可衔接的用药机制。同年 9 月，河南省卫计委出台《河南省医疗机构双向转诊管理规范（试行）》，基层医疗卫生机构可按照上级医嘱，采购基本医保目录内的非基本药物，保证下转患者用药和治疗的连续性（表 2-23）。

表 2-23　部分省市放开基层用药非基药比例

省　市	医保/新农合（非基药）比例
广　东	金额和品规数 ≤ 40%
浙　江	金额和品规数 ≤ 30%
重　庆	金额和品规数 ≤ 10%（非基药中的低价药）
湖　北	金额和品规数 ≤ 20%
山　东	金额和品规数 ≤ 20%

（续表）

省　市	医保/新农合（非基药）比例
江　西	不超过使用基药通用名总数的 10%、销售金额的 15%
湖　南	采购品规数 ≤ 25%，采购金额 ≤ 30%
福　建	不超过基本药物品种总数的 15%～20%
哈尔滨	采购金额 ≤ 30%

数据来源：奇璞研究，赛柏蓝

相信随着我国分级诊疗制度的深入推进，基层用药制度将进一步放开，这也是落实分级诊疗制度，强化基层服务能力的一个重要保障。

·推动医疗服务价格市场化·

虽然我国已经颁布了诸如允许医生多点执业、压缩药占比、改革公立医院薪酬等的相关制度，但如要尽快形成医疗服务价格市场化，仍需进一步深化体制机制改革。其中最重要的，即是要明确医疗服务市场供给方和支付方的市场主体地位。

医疗服务价格市场机制的形成基础，首先是要确定医疗机构的市场化主体地位。这就涉及了处于改革深水区的医疗机构"去行政化"这一问题。2016 年 9月 5 日，国家卫计委办公厅、财政部办公厅印发《关于做好 2016 年县级公立医院综合改革工作的通知》。其中要求，2016 年推进县级公立医院去行政化，逐步取消医院的行政级别。

公立医院去行政化的关键在于让公立医院取得独立法人地位，这就需要进一步完善医院的法人治理结构，采取"公开选拔""社会招聘"等方式遴选院长，实行"院长聘用制"，并进一步推动建立符合市场化的薪酬激励制度，进而促进医疗服务价格的市场化。也只有形成市场化的医疗服务价格，才可以确保私人诊所、医生集团等医生独立职业、自由职业方面的发展。

·明确医保支付方主体地位·

推动医疗服务价格市场化形成机制的另一重要方面，是推动医疗服务支付方的责任主体地位，通过医保经办机构的整合，进一步完善医保资金的管理体制机制，推动形成医疗服务价格的市场化发现机制。

如福建三明医改，早在 2013 年 6 月，三明市就成立医疗保障基金管理中心

（下称"医管中心"），在全国范围内，率先完成对分别隶属于人社、卫计部门的24 个医保基金经办机构的整合，实现"三保合一"。三明通过"三保合一"，推动医疗机构从盈利为中心转向治病、健康为中心的作用机制，并有能力通过医保支付的杠杆作用，推动分级诊疗制度的有效形成。

综上，分级诊疗制度的建设是一个综合性、系统性工程，除了进一步夯实基层机构的服务能力、明确转诊机制、建立有效的激励约束机制外，应重视信息技术的作用，并在基层医疗服务市场引入民营机构和推动市场化机制的建立，同时在全科医生培养体系、基层用药制度、医疗服务价格市场化和提高医保资金管理机制等角度给予制度保障，加快我国分级诊疗制度的最终建立。

参考资料

 1. 美国诊断相关组的引进. 黄因敏等.
 2. 基层公立和民营医疗机构发展规模探讨. 李琳.
 3. 基层公立和民营医疗机构资源利用效率变迁探讨. 夏敏.
 4. 推行基层医疗机构民营化改革. 耿鸿武.
 5. 中国的分级诊疗无国际模式可复制. 曹健.
 6. 英美分级诊疗实践及对我国的启示. 张雪等.
 7. 英国家庭医生制度对我国分级诊疗模式的启示. 黄海红等.
 8. 平台理论视角下的互联网与"分级诊疗". 杜创.
 9. 基本医疗与多元办医之宿迁探索. 程崇高.
10. 基层医疗发展的国际借鉴. 黄丞.
11. 做实平台，助力家庭医生工作室健康发展. 江萍.
12. 医疗 4.0. 林辉.
13. 健康城市. 齐娜.
14. 互联网医院. 江敏.
15. 社区信息化建设助力慢性病分级诊疗. 吴浩.
16. 王虎峰：分级诊疗不是强制老百姓到基层去看病. 狐观医改.
17. 厦门分级诊疗模式经验：解决好三大关键问题. 人民网.
18. 分级诊疗风向标：厦门"柔性引导"影响国家医改决策. 王宇. 新康界.
19. 县级公立医院改革："去行政化"是道坎. 梁雯卓. 健康界.
20. 福建三明医改获认可："三保合一"能否走活全国医改大棋? 21 世纪经济报道.
21. 医保要负责药品采购和结算，支付标准要谈判. 赛柏蓝.
22. 基层全科医学人才培养问题探究. 刘晓君等，南昌大学公共卫生学院.
23. 全科医生培养模式的现状与思考. 陈天辉等.
24. 国外全科医学教育和全科医生培训情况分析及启示. 徐静.
25. 国外全科医生培养方式及其对我国高等院校的启示. 吕慈仙等.
26. 中日全科医学教育及医疗服务现状的比较. 张诗晨.

研究报告四
推动慢性病管理商业模式创新

【前言】2015 年 6 月，国家卫计委发布《中国居民营养与慢性病状况》，显示慢性病占中国居民死亡的 86.6%。慢性病管理不仅成为医疗卫生领域内需要关注的热点，而且已经成为一个亟待正视和重视的社会问题。慢性病管理应该如何界定？慢性病管理与其他疾病管理有哪些区别和不同？慢性病管理领域应如何探索商业模式创新？慢性病治理的未来政策方向和着眼点在什么方向？本篇将在总结我国慢性病管理现状和商业实践探索的基础上，提炼出慢性病管理的若干特点和要点，供关心这一领域的专家和从业人员参考。

一、慢性病管理的概况和管理体系

· 我国慢性病管理面临的形势严峻 ·

根据国家卫计委的统计，我国慢性病发病率近年呈现快速上升的趋势。2015 年 6 月，国家卫计委发布《中国居民营养与慢性病状况》，显示慢性病占中国居民死亡的 86.6%，其中心脑血管疾病、癌症和慢性呼吸系统疾病占总死亡的 79.4%。随之而来的是医疗费用支出的增长，2014 年全国卫生总费用达 35 312 亿元，慢性病导致的医疗负担支出占总支出的 70%，慢性病导致的医疗费用占比之高不容小觑。目前中国 65 周岁以上老人人数约为 1.4 亿人，老龄化比例逐年提高，潜在慢性病人群基数势必继续扩大，社会将面临日益严重的慢性病挑战（图 2-59、2-60）。

· 慢性病管理的概念和内涵 ·

慢性疾病包括慢性非传染性疾病（如心脑血管病、糖尿病、慢性肺炎等）和慢性传染性疾病（如艾滋病、乙型肝炎等），目前在各种政策规定和实验研究中，

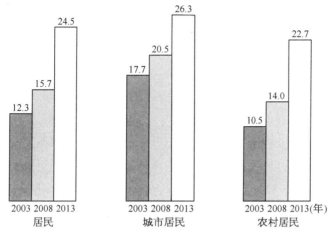

图 2-59　2003—2013 中国慢性病患病率（%）
图表来源：奇璞研究，国家卫计委

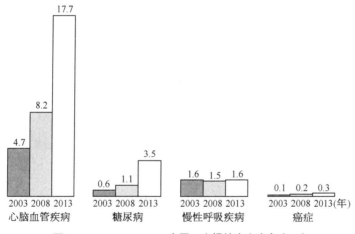

图 2-60　2003—2013 中国四大慢性病患病率（%）
图表来源：奇璞研究，国家卫计委

慢性病的管理对象是"慢性非传染性疾病"，在此也将重点对慢性非传染性疾病进行研究。

世界卫生组织公布在所有的发展中国家，心脑血管病、癌症、糖尿病、慢性肺病四类最重要的慢性病是导致过早死亡的主要原因，因此这四类疾病也应当成为我们关注的要点以及慢性病管理和防治的重点。

慢性病管理（chronic Disease Management，CDM）是指组织慢性病专业医生、药师及护理人员，为慢性病患者提供全面、连续、主动的管理，以达到促进健康、延缓慢性病进程、减少并发症、降低伤残率、延长寿命、提高生活质量并降低医药费用的一种科学管理模式。

慢性病管理是一项系统性工程，不能狭隘的将慢性病管理理解成慢性病的管理，还应当利用其各个要素（人、财、物、信息和时空），借助管理手段，使慢性病管理的社会效用最大化。具体来说，慢性病管理可以包含以下三个方面：

（1）对于慢性非传染性疾病的管理，主要包括对世界卫生组织（WHO）公布的在所有发展中国家发病率最高的四类慢性疾病：心脑血管病、癌症、糖尿病、慢性肺病。这也是普遍意义上最为容易被人所理解和接受的慢性病管理的基础概念。

（2）慢性病患者对所患慢性病的认知，患者心理状态和行为方式的引导。通过患者的行为来维持和促进自身健康，监控和管理自身疾病的症状和征兆，减少疾病对自身社会功能、情感和人际关系的影响。只有提高患者本身对于慢性病的认识，才能从本质上引导患者及时调整及改变其生活方式，达到慢性病的自我管理的目的。

（3）对慢性病患者所处的微观社会环境（家庭环境、工作环境、朋辈群体、社区环境和卫生服务环境等）和宏观社会环境（患者所处的阶层，社会阶层之间的关系以及社会阶层结构的变迁方式等）的管理。

基于此，WHO 提出了"三级预防"理论。

· WHO"三级预防"理论及我国的慢性病体系 ·

WHO 提出了"三级预防"理论，即防止慢性病的发生为一级预防；一旦发病及时诊断和治疗，稳定病情，防止或减缓疾病的发展为二级预防；坚持长期、规范治疗，控制病情，改善生活质量，防止伤残和促进功能恢复为三级预防（图 2-61）。

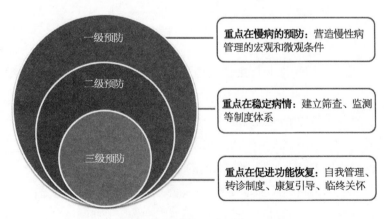

图 2-61 WHO"三级预防"理论

图表来源：WHO

一级预防：主要从营造慢性病管理的微观和宏观环境入手，开展形式多样的健康教育活动；如创建无烟单位、无烟家庭；设立高血压日、世界精神病日；制定公共场所禁止吸烟、禁止向未成年人售烟等法律法规；定期对居民健康状况进行监测等。

二级预防：定期对各类高危人群进行慢性病筛查；对于慢性病患者建立实时的指标监测制度；为居民提供及时、方便的健康咨询、医疗服务和转诊服务。

三级预防：提倡慢性病患者的自我管理；建立社区卫生服务与医院之间的双向转诊制度；病中给予患者在急性期得到有效、规范的治疗；病情稳定后，按照合理的治疗方案，在社区获得方便、连续、经济、有效、规范的治疗与康复；晚期患者能够得到规范的康复指导、医疗照顾和临终关怀等。

国际社会和国内多方实践证明，严格实施这些技术措施，对慢性病的预防和治理是有效的，可以在现有技术水平和资源条件下达到最佳的效果。

随着近年国家对于慢性病管理的重视和投入的提高，我国慢性病防控体系基本建成，我国的慢性病防控体系主要由国家疾控中心和国家心血管中心、国家癌症中心构成，并通过医疗系统下沉到地市级和县区级（图2-62）。

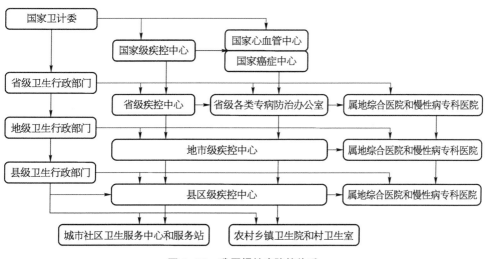

图 2-62 我国慢性病防控体系
图表来源：奇璞研究，易观智库

虽然我国慢性病综合管理水平近年有了长足进步，但整体来看，慢性病管理的体系尚显薄弱，慢性病信息化程度有待提高，慢性病管理还没有引起群众和有关部门的高度重视，风险筛查、预测管理以及疾病干预等综合慢性病管理模式尚需进一步建立。

二、慢性病管理面临的三大挑战

慢性病管理是一个综合性的复杂系统，其中既涉及社会化医疗体系建设，需要对慢性病管理进行宏观上的规划布局，又需要针对具体慢性病患者进行技术性、可得性和持续性的干预管理，需要患者积极配合，并实现可持续的跟踪治疗。综合来看，任何一个慢性病管理体系都需要有针对性的解决三大挑战：一是慢性病服务的可持续性；二是慢性病信息的完整性；三是慢性病支付的可行性（图 2-63）。

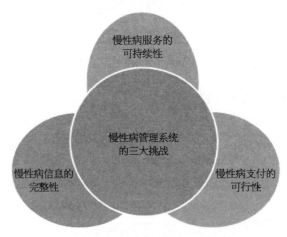

图 2-63　慢性病管理体系的三大挑战
图表来源：奇璞研究

·慢性病管理服务的可持续性·

慢性病管理需要围绕慢性病患者，构建包括日常照护、专家诊疗、药物干预、养护结合、康复保健、重急防护等一个系统性的慢性病系统，而这些医疗资源和服务都由不同的医疗机构或医生提供，这就使慢性病管理面临医疗服务碎片化的问题。

慢性病管理既需要对慢性病患者进行日常疾病管理，又要建立一个机制，可以调动其他医疗系统资源，为慢性病患者提供综合性专业性的服务。但是通常的社会医疗体系则是割裂的和碎片化的，大型医疗机构、专业医疗机构与社区医疗机构之前缺乏医疗服务协调，慢性病管理的可持续性面临挑战。也就是说，慢性病管理需要一个组织机制，提供调动相关医疗资源的能力，以提高医疗服务的可持续性。

以美国为例，自20世纪70年代，美国即在整合医疗方面进行诸多探索，如管理式卫生保健（Health Maintenance Organization，HMO），整合服务提供系统（Integrated Delivery System，IDS）。其中在慢性病管理领域，影响比较大的是以患者为中心的家庭医疗模式（The Patient-centered Medical Home，PCMH）。

PCMH是基于初级医疗保健和多学科合作的团队服务，以患者为中心，提供预防、诊疗、慢性病管理以及心理疾病服务等综合医疗保健服务。虽然PCMH是基于初级卫生医疗系统的模式，但是还是与全科医生模式有些区别，即使患者的选择没有完全遵从医生意见，也不会受到费用报销政策等相关制约。PCMH已经在美国至少30个州近50个项目中开展，影响范围日益扩大（图2-64）。

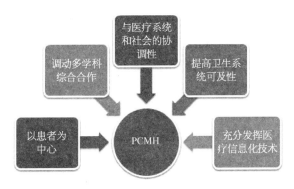

图2-64　PCMH的五大特点
图表来源：奇璞研究

· 慢性病医疗信息的完整性 ·

医疗信息的碎片化来自医疗资源分布的碎片化。在通过建立机制，整合医疗资源进行慢性病管理的同时，需要同时提高慢性病管理的医疗信息化水平。完整的医疗信息将会是实现慢性病可持续管理的重要技术基础。

实际上，医疗信息完整性的问题不单单在慢性病管理中有重要意义，在医疗信息化发展过程中，也是一个棘手的难题。医疗信息的完整性，从另一个角度讲，即是医疗信息的"互操作性"（Interoperability），是指两个或多个不同医疗组织体的信息系统网络之间，按照事先签署的协议，彼此就特定的任务交换并使用数据的过程和能力。

医疗信息的破碎性在美国也是个难题。一方面美国的医疗服务及相关产业部门呈现高度的私营化，医疗信息数据先天即带有分散化、多头化的特点；另一方面，市场化的医疗服务体系，天然的促进医疗服务机构对自我产生的医疗信息进行保护和封锁，单纯依靠市场是很难解决医疗信息互操作性的问题的。美国解决上述问题的传统做法是希望依靠市场化力量进行资产合并、兼并和收购，通过业务联盟来打破信息界限，但组织规模的限度和反垄断法导致这种方式面临实际操作上的难处。

目前美国正通过国家力量，推动和引导这一轮的医疗信息互操作性改革。美国主要通过两个手段解决互操作性的难题，一是建立基础信息系统，目前 NHIN（National Health Information Network）架构得以基本建构完毕；二是完善可互操作的规则和标准。随后政府在促进医疗信息互操作性领域逐步退出，可互操作性的医疗信息商业化模式正在发展壮大，相应的慢性病医疗信息的完整性问题将得到较大程度改善。

同样的，我国也面临医疗信息碎片化的问题。从各地的慢性病医疗信息化实践来看，我国解决慢性病信息完整性的问题主要是基于医院信息系统（HIS）和基于区域医疗信息系统两种类型。

一种类型是基于区域内某一个或几个大型三甲医院，构建区域慢性病管理系统。如解放军 309 医院的慢性病管理信息系统，即是依托了医院自身的"干休所—疗养院—体系医院"系统，在慢性病管理信息系统上实现"老干部电子健康档案""家庭监护终端""定期健康体检""适时健康教育"和"慢性病门户网站"等多个平台的集成，构建了一个区域慢性病医疗信息网络。另一种是基于区域的慢性病管理平台，它集成了区域内各大医疗机构的信息系统，包括社区医疗服务站和重要三甲医院，并根据慢性病情况建立数据库和规则库，以支撑区域内开展慢性病相关管理服务。我国正在开展的医联体体系建设，将为基于区域的慢性病管理平台建设提供良好基础（图 2-65）。

· 慢性病支付确保商业模式的可行性 ·

慢性病管理对于降低全社会医疗费用支出具备重要的意义。有研究显示，在健康管理方面 1 元的投入，可以减少 3～6 元的医疗费用开支。如何设计支付方式，保障慢性病管理机构的利益，确保慢性病管理的商业模式的可行性，就成为一个重要的问题。

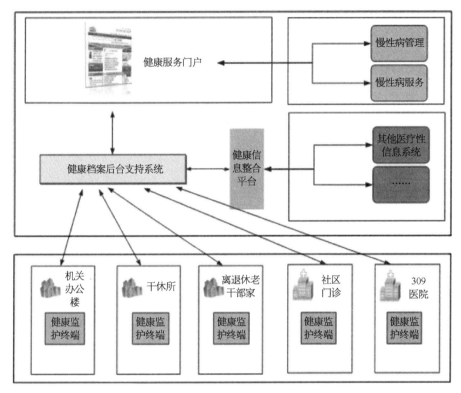

图 2-65　309 医院慢性病管理信息系统

图表来源：基于健康档案的区域卫生信息平台

国外的慢性病管理多由医疗保险公司组织，主要目的是为了减少参保人患病的风险，从而减少医疗赔付。通过增加对可预防疾病的慢性病管理投入，可大幅降低医疗费用支出。保险公司通过内部支付的补偿设计，主动参与到了患者的慢性病管理，是慢性病管理市场中一个重要的市场化参与力量。

美国在慢性病管理支付方式方面也在不断创新。ACO（Accountable Care Organization）和 PCMH 都包含了支付方式的改革。他们建立医疗照顾资金结余共享项目，在慢性病管理组织达到规定标准的前提下，如果有项目资金结余，则可分享结余资金，如果出现赤字，也要共同分担。这就让慢性病管理的服务方承担一定的财务责任，激发其慢性病管理控制医疗支出的主动性。

我国目前的政府医保已经看到了慢性病管理的重要性，但在政策上还没有改变和突破。按照目前医保资金的使用情况，完全可以划出部分比例用于参保人慢性病管理，进而减少总体医疗费用支出。我国慢性病管理的支付模式还有待进一步的创新。

三、慢性病管理的商业模式创新

·慢性病管理商业模式的服务闭环属性·

相比于医疗产业其他商业模式，慢性病管理的商业模式特别强调服务的闭环，这与慢性病管理的特点密不可分。慢性病管理的一个特点即是服务的持续时间较长，这就决定了服务平台的服务质量至关重要，决定了客户黏性。其次即是慢性病管理的服务系统性，商业模式虽然可以找到慢性病管理的切入点，但基于市场切入点构建整体慢性病服务体系仍旧是商业模式成功的重点。最后，如何提高慢性病患者的依从度，激励其进行慢性病自我管理，也是慢性病商业模式有效性的重要方面。

从慢性病管理系统的构成来看，主要包括慢性病管理服务要素，包括药品、医疗器械、医生服务、智能硬件等；慢性病管理的服务平台，包括线上平台，如医药电商平台、移动端平台、O2O 平台等；线下平台，如社区医院、药房、体检中心等；慢性病管理的患者客户以及慢性病管理系统支撑体系，包括医疗保险、信息系统和行业监管等（图 2-66）。

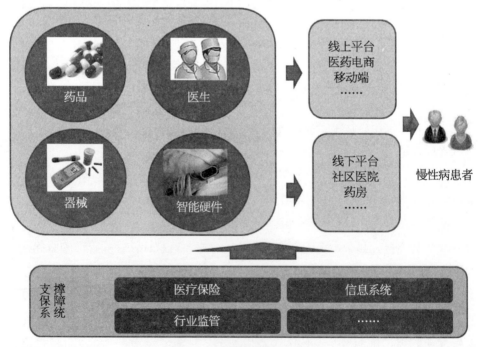

图 2-66 慢性病管理的商业模式

图表来源：奇璞研究

·慢性病药物创新：构建慢性病药物的生态圈·

随着医药产业的发展成熟，制药公司也关注到了庞大的慢性病管理市场。制药企业进入慢性病管理市场，从药品端切入是其先天优势。所以一种商业模式是通过完善药品销售的终端客户使用体验，对患者进行疾病教育和使用引导，进而提高患者的药物依从性，增加制药企业在慢性病患者中的品牌影响力；另外一种模式则是弱化制药企业的单一品牌药品，通过与上下游周边医疗服务机构合作，构建以制药公司为核心的慢性病管理生态圈，提高制药企业在慢性病管理领域整体的带动力和影响力。

阿斯利康开展的慢性病管理项目，即是采取生态圈的商业发展模式。阿斯利康构建慢性病管理生态圈的方法可以总结为"3D"：即诊断（diagnostics）、器械（device）与互联网（digital）。阿斯利康联合的机构类型众多，遍布健康产业链上下游。除了传统的"制药企业＋医疗机构"合作形式外，阿斯利康还与医疗器械企业、药店、移动医疗企业以及 CRO、非营利组织等其他机构开展合作。特别是社会药房，阿斯利康将与部分重点社会药房共同打造慢性病管理中心或慢性病角，让广大患者不出社区，在家门口的药店内就可以进行血压、血脂、血糖、呼吸等慢性疾病的快速检测，并基于这些检测数据，为患者提供后续的用药提醒、风险预警、个性化宣教乃至医生随访等服务。

·慢性病线上平台：打造慢性病管理的信息化平台·

随着医疗信息技术和互联网技术的普及推广，慢性病管理信息化趋势愈来愈明显，也是目前我国慢性病管理领域十分活跃的细分市场。从目前慢性病管理信息系统的商业模式看，分为 2B 业务和 2C 业务：2B 业务，即通过互联网平台或云平台，对接医疗机构和患者，实现远程医疗的部分功能，同时通过获取的患者慢性病数据，开展疾病管理工作，是医疗机构促进慢性病管理可及性的一个信息化手段延伸。

如专注糖尿病管理的控糖卫士，即是针对糖尿病患者与专家医生沟通的痛点，通过云技术搭建的慢性病管理信息平台。控糖卫士的医生端主要对接糖尿病科室，并采取 B+B2C 的商业模式，开展对患者的日常糖尿病管理和远程会诊，同时也开发移动端，实现糖尿病管理的移动化（图 2-67）。

而慢性病信息系统的 2C 业务则相对而言更加复杂。它既需要与医疗机构建立长期可持续的信息化平台，同时又需要以各类智能硬件、移动端平台和其他信息化平台方式，多样化的建立与慢性病患者之间的联系，并通过提供 C 端多种层

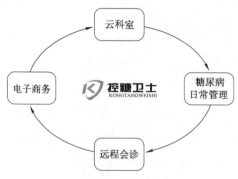

图 2-67 "控糖卫士"的商业模式
图表来源：奇璞研究

次的产品，从 C 端获得服务收益。所以从某种程度上看，这一商业模式使慢性病管理信息化公司起到了类似医疗健康管理公司的作用。通过与各类医疗机构合作的完善，可以为慢性病患者提供包括体检、诊断、电子病历、专家咨询、药物配送等全流程的慢性病管理服务。

万达远程的商业模式即是慢性病管理线上平台的 2C 模式。万达远程运用物联网和互联网技术，首创"健康服务云"概念，构建了一个智能健康服务体系。万达远程以"居民健康管理信息平台"为主要工具，将"云技术、物联网、移动互联网"等新兴信息技术，融入社区基本公共卫生管理体系和居民健康自我管理体系。同时与上海市申康医联工程、区域卫生信息平台对接，完善居民健康档案，建立起了"居民预检、平台预警、临床参考、医生管理"的整体服务流程，推出了"全程健康"的完善智能健康服务模式。此服务模式旨在为居民建立一个全面的健康管理体系，着重于慢性病和老年人的健康管理，实现居民对于自身健康的管理、疾病的监控，以及与医疗服务机构之间的信息沟通。

万达远程的慢性病管理信息系统，除了提供老年人的慢性病管理服务，还可以依托这个信息系统平台，向成年人和儿童提供健康管理服务套餐、体检服务和基因检测等，丰富了万达远程的健康管理业务内容（图 2-68）。

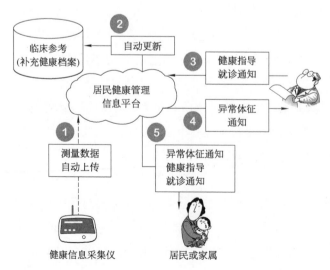

图 2-68 万达远程全程智能健康服务系统
图表来源：万达全程

·慢性病线下平台：基于药房网络的慢性病管理创新·

从目前慢性病管理的实践来看，线下慢性病管理平台仍旧发挥不可替代的作用。健康监控数据的取得、患者的就诊习惯以及服务和药品的可及性等因素，都是线下平台开展慢性病管理的优势所在。

慢性病管理的线下平台主要是指社区医院和药房，其中社会药房是市场化、网络化较为充分的领域，零售药房密度较高，东部地区平均药店密度可达 2 991 人／店。这就为基于药房网络的慢性病管理模式带来了商业契机。

药房的慢性病管理与医院提供的慢性病管理在角色定位、服务内容和服务方向上都有不同。在角色定位上，虽然药房配有专业药师，但与医疗机构在角色上分别承担不同的职能。药房主要的职责是进行慢性病风险的管理，如健康检测、生活健康程度评估、风险筛查、对患者依从度的管理，并给出合适的就诊建议。而医疗机构的医师职责主要是诊断、治疗，并给出处方，二者是一个相关补充的关系。这就导致基于药房网络的慢性病管理更加强调对慢性病的"管理"功能，提供日常疾病跟踪、药物跟踪和健康护理。

实际上在很多欧美国家，药店药师的角色基本就是这样。经过对比，有药店持续的干预指导的患者以及没有药店干预指导的患者一年后的状况，前者疗效稳定性有明显提高，而且并发症产生率降低了很多，医疗费用的支出也有所下降。从未来发展趋势看，药店甚至会设立慢性病专区，慢性病专员或开设"店中店"（图 2-69）。

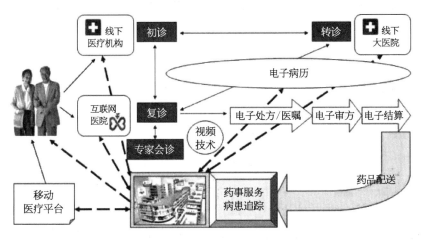

图 2-69　药房慢性病服务在慢性病管理产业链中的位置

图表来源：慢性病管理：药店的角色定位与切入方向

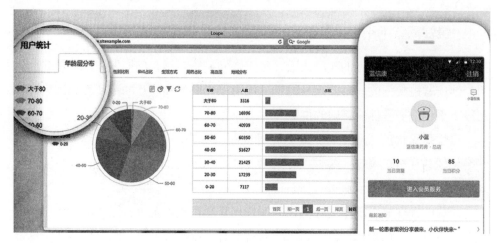

图 2-70 蓝信康——基于药店的健康管理服务

图表来源：奇璞研究，公司官网

我国的一些医疗信息化公司也注意到了基于药房网络的慢性病市场，并积极布局。上海科瓴是一家致力于提供基于大数据分析的慢性病健康服务的互联网医疗公司，"蓝信康"是上海科瓴在药店领域的移动医疗慢性病服务品牌，已成功与 65 家主流连锁的近 3 000 家药店达成合作，并实现业务落地——利用智能硬件和一套基于云端算法的"慢性病管理系统"，帮助药店为患者提供血压、血糖的管理服务。相信随着我国慢性病管理市场的持续扩大，基于药房的慢性病管理模式将得到更多应用和推广（图 2-70）。

·慢性病的自我管理：基于移动端的慢性病自我管理平台·

慢性病管理的效果与患者的依从度关系十分密切，所以从慢性病管理的自我管理角度切入，构建商业模式，也是目前相关药品销售公司和慢性病信息化公司通常考虑的服务患者的模式。如果从单纯的督促患者开展日常自我健康管理来看，数量庞大的可穿戴设备也是慢性病自我管理的重要切入点。

如北京医康世纪医疗器械股份有限公司，就是专业从事心血管和糖尿病可穿戴医疗设备的研发、销售和服务的互联网公司，产品包括移动心电图、便携式手机血糖仪及血糖试纸、移动心脏标志物检测平台及其相应配套试纸，以及建立在此基础上的心血管和糖尿病健康管理服务和增值服务。它即是通过手机 APP 端和智能设备端，建立一个慢性病患者自我管理的信息平台（图 2-71）。

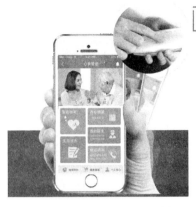

生活日志：

智能记录心率、血压、体重、出入水量等数据，大量数据云端存储方便医生获取，进行有规律的治疗。

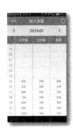
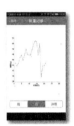
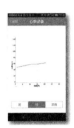

图 2-71　医康世纪的心衰管理 APP

图表来源：奇璞研究，医康世纪网站

·慢性病管理结合医疗保险：商业医疗保险的创新模式·

以医疗保险的形式介入慢性病管理，是一个较为自然的商业选择。商业保险具备对医疗费用开支约束的属性，会确保对参保人健康管理和慢性病管理的投入和重视。这一点可以从美国大量的 HMO 组织中发现。

随着信息技术的发展和商业保险比重的提高，慢性病市场受到医疗保险机构日益重视。商业保险与慢性病管理的结合主要有两种模式：一是药品销售与商业医疗保险的结合，介入慢性病管理领域；二是医疗信息化公司与商业保险机构结合，提高商业保险对参保人健康管理的水平。

2012 年底，罗氏与太平洋保险公司、瑞士再保险公司签订三方合作协议，共同在中国市场上推出防癌险，帮助中国消费者抵御癌症带来的疾病风险和财务风险。这项合作充分利用了罗氏公司在全球肿瘤类的统计数据、药物学数据和相关培训知识，以及保险公司健康险对于癌症类慢性病管理的管理经验。

这种肿瘤商业保险从商业保险角度，提高了保险产品的附加值，降低风险；从制药企业角度，扩大了销售渠道、通过风险分担降低了患者的医疗消费成本，并通过保险公司对患者的慢性病管理，实现"数据-研发-销售-服务"的闭环系统，可谓一举两得（图 2-72）。

2015 年年末，掌上糖医携手中国太平保险推出了糖尿病并发症保险——太平糖尿病并发症险。掌上糖医作为互联网慢性病管理服务平台，是该款保险产品的唯一慢性病管理定制服务商，实现中国太平保险用户的统一管理。所有保险用

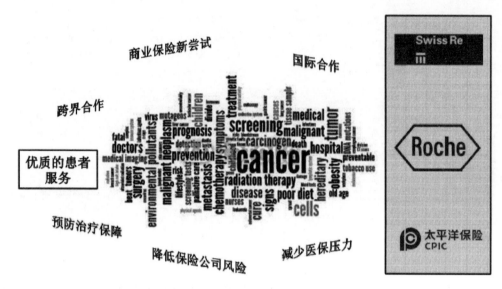

图 2-72   通过防癌保险，创新慢性病管理商业模式

图表来源：奇璞研究

户将享有掌上糖医提供的优质血糖管理服务，优化自我血糖管理，进而降低并发症发生率。在价格方面，太平糖尿病并发症险会根据每个参保人的患病年限即糖龄、自身年龄等因素，对保费进行调整。

这种模式实现了在某一单一病种领域，保险公司与专业医疗信息化公司的深度合作。保险公司通过掌握参保人的医疗信息数据，来综合评估参保人的医疗风险，厘定赔付比例；医疗信息化公司通过保险公司的帮助，获取更多有效客户，促进健康管理的落地，降低医疗费用，实现保险公司、医疗信息公司与参保人的共赢（图 2-73）。

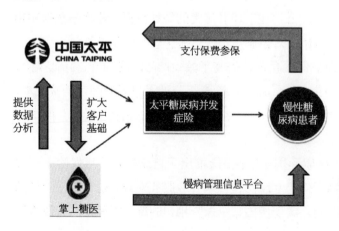

图 2-73   掌上糖医与太平保险的创新商业医疗保险模式

图表来源：奇璞研究

· 慢性病管理商业模式的关键要点 ·

通过对我国慢性病管理商业模式的研究，可以总结出慢性病管理商业模式的几个要点：

1. 慢性病管理的商业模式应与政府管理模式相结合　政府对于公共慢性病管理的管理方式，对于商业模式的建设具备底层性和基础性的重要影响，不同慢性病管理运作方式衍生出不同的商业模式。如在慢性病管理体系相对完善和成熟的地区，社区医疗机构是开展慢性病管理的核心部门，商业机构在构建商业模式时即可从社区医疗机构着手，起到事半功倍的效果。有的地区慢性病管理则主要由区域内公立医院承担，如何基于公立医院的慢性病体系构建商业模式，则成为主要考虑的方向。

2. 慢性病管理的商业模式应与慢性病病种相结合　由于不同的慢性病形成原因及应对措施各异，因此在实际慢性病预防和治疗中，依据不同的慢性病种类应当结合实际情况设计商业模式。比如糖尿病的治疗，就需要随时能够进行血糖监测和及时的药物干预，从血糖检测角度构建慢性病管理商业模式，即是比较可行的选择，这也是国内外大量的血糖检测仪公司切入慢性病管理市场的一个重要立足点；又如呼吸系统疾病，病情长期不愈，而且反复发作，单单依靠在院期间的治疗和护理，无法有效地控制和稳定病情，因此回访和延续护理的方式是针对慢性疾病患病人员重要的治疗手段，通过手机 APP 建立疾病回访信息系统是针对这一类慢性病管理的一个可行的商业模式。

3. 慢性病管理支付模式的设计　慢性病管理的核心是对疾病和患者的慢性病评估、跟踪、干预和提供有针对性的解决方案，本质上是提供完整的服务并以服务收费，实现盈利。但实际情况来看，单纯依靠向 C 端患者的服务收费较为困难，所以如何构建合理的慢性病管理支付模式就成为商业模式成败的关键。一类方式是转而向 B 端收费，即向医疗机构收费；一类方式是做医药电商，通过销售药品或者器械实现盈利。

这两种模式都有一些弊端，从国内外慢性病管理的发展趋势来看，商业保险与慢性病管理的深度结合应该是未来慢性病管理的最好模式之一。一方面保险公司先天的就有约束医疗费用支出的动力，对参保人慢性病管理的需求较为切实和迫切；另一方面通过经济补偿的方法来刺激参保人提高医嘱依从度，较为容易实现对慢性病患者的干预和管理。

四、我国慢性病管理的问题与政策建议

虽然我国近些年在慢性病管理的方面采取了各种自上而下的措施，但是因为我国人口众多，人口老龄化程度严重，慢性病管理工作起步晚、底子薄，因此在慢性病管理方面还存在各种各样的问题，比如：慢性病管理网络尚不健全；民众对慢性病防治认识不足，预防为主的观念不强；慢性病防治工作中各部门缺乏沟通协调；慢性病防治经费投入不足等，大体来说，我国慢性病管理存在的主要问题如下：

1. 慢性病管理缺乏顶层制度法律保障，财政投入不足　一方面，国家虽逐渐加大公共卫生的投入，但仅能支持社区有限开展几种主要慢性病及危险因素的管理和干预项目，尤其是在西部经济不够发达的地区，经费短缺、负担沉重已成为制约当地慢性病防治的重要原因。另一方面，慢性病管理在我国还是一个比较新的事物，因此相关监督机制不完善，具体政策法规尚未完善，政策革新速度也较慢，有关机构对国家有关政策法规执行缺位，群众对慢性病的危害及危害因素等相关知识的知晓率较低。同时，有些政策只是从宏观领域去指导，未制订出具体操作执行方法，导致可执行性较差，对慢性病管理的指导作用较弱。

2. 基层医疗机构对于慢性病管理的作用尚未完全显现　主要表现在：社区卫生服务机构资源缺位；社区慢性病综合防治能力缺位；慢性病管理对象动态资料不足、参考资料不齐；健康教育针对性差。由于各地经济发展水平不同，慢性病管理在地域、城乡之间存在较大差异。这些都给整体提高慢性病管理水平带来了新的困难。

3. 慢性病管理信息化程度相对较低　我国慢性病管理信息化系统发展相对较晚，目前尚处于探索阶段。20 世纪 80 年代后期，我国部分省市开始对慢性病进行监测，开展最早的是天津，建立了各级医院基础上的慢性病发病、死亡报告系统。目前各地慢性病监测系统建设过程中指标并不统一，且发展模式不同，应进一步统一规划和发展。

4. 应积极探索基本医疗保险开展慢性病管理的体制机制　国内外的实践都证明，慢性病管理对于降低医疗总体费用开支，具备显著的影响。但我国的基本医疗保险运营理念，还没有对于慢性病管理的相应重视。我国应加快推动基本医疗保险运营机制的创新，改变目前"重经办，轻管理"的医保资金运营模式，可以尝试从医保资金中划出部分比例，开展慢性病管理相关服务，降低医保在慢性病患者方面的支付压力。

附：慢性病管理的公共卫生管理模式

各个国家在丰富的理论研究和实践探索中，均沉淀了不同的慢性病管理模式和管理理念，尤其是西方发达国家，由于其对于慢性病管理的意识觉醒较早，慢性病管理起步早，发展较为充分，学习其慢性病管理成功经验和管理理念，对于我国在今后慢性病管理的发展有着重要的借鉴意义。主要包括：以美国为代表的信息化慢性病管理模式、以日本为代表的政府慢性病管理模式、以德国为代表的社区慢性病管理模式。

· 美国：信息化慢性病管理模式 ·

慢性病管理信息化主要是通过建立涵盖广泛的慢性病监测信息网络，系统地开展规范、持续的常规监测并结合定期的大规模人群流行病学调查收集信息和管理的一种卫生服务模式。通过慢性病管理信息化方式，可以实现实时、动态的监测慢性病管理对象的相关信息。

美国的慢性病管理的信息化工作走在世界前列，而其对于慢性病监测管理也逐步从单一病种过渡到多病种，从局部应用发展到区域共享。美国慢性病管理信息化道路如下表所示（表2-24）：

表 2-24　美国慢性病管理信息化重要事件

时　间	慢性病健康管理事件
1956 年	通过《全美健康调查法案》
1960 年	开始进行《全民健康与营养调查 (NHANES)》和《全美卫生问卷调查 (NHIS)》
1972 年	全美肿瘤研究所在 11 个地理区域建立以人群为基础的肿瘤登记系统 (SEER program)
1984 年	建立《行为危险因素监测系统 (BRFSS)》
1985 年	研发了电子健康管理系统 (MINT)，后更新为 CPRS(Computerized Patient Record System)
2003 年	在美国长滩和塞普尔韦达推广应用慢性病管理系统 (CDM)

数据来源：奇璞研究

从上表可以看出，美国慢性病信息化管理起步较早，并呈现出逐步优化、完善的趋势。美国慢性病信息化管理模式有效地推动了慢性病的预防控制工作，与患者的自我健康促进及其他心理、健康支持系统相结合更加有效、快速地提高了慢性病管理的效率。

目前，慢性病监测管理信息化逐渐呈现标准化、整合化和互动化的趋势。随着社区居民电子健康档案的普及和发展，慢性病监测信息化不仅涵盖患者就诊时收集的基本信息和疾病状况，还将包括由患者主动记录的饮食、运动、身体感觉等情况，其服务模式将呈现互动化和人性化，最终实现以人为本的目标。

· 日本：政府主导的慢性病管理模式 ·

慢性病带来的诸多社会、家庭问题，长期以来一直是日本医疗保障体系中的痛点。而进入 21 世纪以来，随着人口老龄化的加速发展，慢性病情况日趋严峻，建立预防控制慢性病的新模式迫在眉睫。

日本慢性病管理显著的特点是政府主导型，慢性病管理自上而下推进，政策色彩浓厚，具体表现为：以国家制定方针政策，各县市负责制定具体实施目标和活动内容，带动全民参与健康运动。日本社会的慢性病管理起步较早，早在 1914 年，日本就开设了第一个私立营养研究所；1945 年，政府首次公布了营养师章程以及营养师"培养所章程"。同年成立了"日本营养师会"。1949 年，日本第一次营养师国家考试开始。从 1978 年开始，日本开始每 10 年推行 1 次健康运动，至今共推行了 3 次健康促进运动（图 2-74）。

首先，在财政方面，日本政府给予中小企业大力支持。对于中小型企业，由于其资金能力有限，有些需要企业付费聘请各种专业机构进行健康管理的项目，日本政府为了调动企业对健康管理的积极性，由政府根据具体的健康检查项目，给予企业所付费用的一半以上的补助。此外，每年日本政府还对健康检查机构购入仪器的费用给予全部金额 1/3 的补助。

其次，日本政府建立了特定健康检查和特定保健指导制度。特定健康检查和特定保健指导是指医疗保险机构（国保、社保），需要对通过特定健康检查筛选出的高低危人群，由专业保健指导师针对不同的对象采取不同的保健指导的计划。2006 年，日本

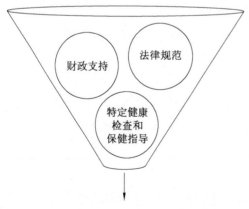

图 2-74　日本的"自上而下"慢性病管理模式
图表来源：日本预防控制慢性病新型健康管理模式的研究及启示，刘晓莉

开始着手设计通过特定健康检查和特定保健指导相结合的新模式来预防控制慢性病，是日本预防控制慢性病体系趋于完善的重要标志。该制度致力于将体检、预防和健康管理、健康教育融为一体，该规定从 2008 年 4 月 1 日正式实行。

第三，在法律制定方面，日本政府自上而下，制定了健康管理相应的一系列法案，从而促进民众对于慢性病管理的认知和防控意识。2000 年，《健康日本 21 计划》制订，设定了量化的指标，实际可行性较高；2001 年，《健康日本 21 都道府县计划》制定；2002 年，《健康日本 21 市村街道计划》制定；2003 年，《健康促进法》制定，主要是通过扩大禁烟场所、控制食盐摄入量、减少由于不良生活习惯而产生的慢性病的发生，从而达到增进健康的目的；2005 年，《食育基本法》制定，并对《健康日本 21》进行了效果评价。2008 年正式实施特定健康检查和特定保健指导后，日本政府对该计划也进行了法律的规定，并制定了第一个五年目标。

· 德国：社区慢性病管理模式 ·

慢性病管理一个重要的环节是构建覆盖城乡的慢性病防控体系网络，加强基层公共卫生服务项目和重大疾病防控的建设，在此背景下，构建社区良好的社区卫生服务对于优化慢性病管理有着显著作用。而德国的慢性病治理切入点就在社区层面。

在组织架构方面，德国卫生管理体制分为联邦、州和基层（社区）三级。德国的卫生系统是由政府机构、疾病基金会和医疗服务提供者三个方面组成：

在基层管理上，德国政府加大了对于社区服务的投入。社区医疗有着特殊重要的地位。在卫生服务提供方面，卫生服务的人次中，90% 是社区卫生服务，医院服务只占 10%。社区在德国慢性病防控体系中占据重要地位，社区卫生服务机构提供预防保健服务，而且还提供慢性病诊疗服务。社区各机构之间通过相互配合来实现慢性病的预防和控制，全科医生诊所为慢性病患者提供社区门诊服务；康复和护理机构为慢性病患者提供出院后的康复和护理服务；而慢性病的预防保健工作，如家庭保健和健康检查等，由私人医生、医院和独立的医师协会共同负责。

社区健康管理是慢性病控制的有效手段。其主要管理措施有：以社区诊断为依据，以建立健康档案和周期性随访为核心，动态地掌握社区居民的健康状况，控制危险因素，早诊早治。德国政府为了加强社区服务，主动调整医生的专业结构，提高全科医生的比例，对于全科医生实行激励措施，提高全科医生的收入，

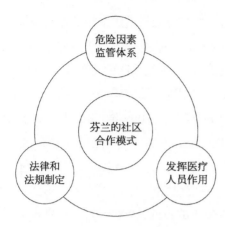

图 2-75　芬兰的社区慢性病管理模式
图表来源：芬兰健康管理模式的经验，金彩虹

以此将专科医生与全科医生的比例由 6∶4 调整为 4∶6。通过全科医师在社区治疗及宣导，向民众充分揭示日常行为背后的健康风险，告知患者行为和患病风险密切相关，促成居民生活方式改善。通过全科医师的帮助，调动民众对自身健康的关注，应用行为干预来影响个体和群体的健康行为，使得居民的生活方式的改善成为可能。

德国的社区慢性病管理模式不是孤例，同样成功实施社区慢性病管理的还有芬兰。如通过危险因素监测系统达到慢性病管理和控制的目的。芬兰行为危险因素监测系统以影响健康的主要危险因素为监测对象，如吸烟、膳食问题、饮酒和缺乏运动等均作为监测对象，这一监测系统已成为国家重要的卫生信息来源，引导芬兰卫生资源合理使用和促进卫生事业发展。Noah Karelia 干预项目（心血管疾病管理项目）也是以社区为单位展开（图 2-75）。

参考资料

1. 美国卫生组织体系 20 年的变革和经验. 高军等.
2. 芬兰健康管理模式的经验. 金彩红.
3. 日本预防控制慢性病新型健康管理模式的研究及启示. 刘晓莉.
4. 德国社区卫生服务的现状及对我们的启示. 杨春华, 宜瑞祥.
5. 美国整合卫生保健主要做法及启示. 李陈晨等.
6. 基于健康档案的区域卫生信息平台. 张真诚等.
7. 309 医院慢病管理信息系统设计. 杨宏桥等.
8. 医保费用用于慢病管理的可行性探讨. 刘伟等.
9. 中国互联网慢病管理市场专题报告. 易观智库.
10. 慢病管理：药店的角色定位与切入方向. 第一药店财智.
11. 与商保合作，是慢病管理项目最好的商业模式. 动脉网. 郑琪.

第三章
中国健康产业创新案例

案例1　探索中国式家庭医生签约与分级诊疗模式

杭州江干区四季青街道社区卫生服务中心

·简介·

（一）单位简介

浙江省杭州市江干区四季青街道社区卫生服务中心（下称四卫中心），第二名称江干区中医院，杭州市红十字会医院分院，是一家中医特色鲜明的城市社区卫生服务中心。中心成立于1969年，地处杭州市主城区东部，毗邻钱塘江，是目前杭州市市政府所在地。辖区面积9平方千米，下辖10个社区，承担6万余人的医疗保健工作，其中户籍人口3.6万，老年人口6790人，占18.9%，管理高血压患者5150人，占14.3%。糖尿病患者1753人，占4.9%（2017年统计）。

中心面积7600平方米，床位33张，下设6个社区卫生服务站，设有全科、预防保健科、中医科和精神心理科，高级职称16人，硕博团队12人。

（二）创新项目简介

在国家家庭医生签约制服务的大背景下，四卫中心依托杭州市良好的政策环境，引入"供给侧结构性改革"思路，高标准建设全科门诊，提高供给侧质量；力求精准式双向转诊，促进资源整合；开拓医养结合新蓝海，扩大有效供给，着力破解基层医疗机构筑巢引凤难，居民信任度低等医改瓶颈问题。

·创新性·

（一）创新背景

2016 年 6 月，中央深改小组《关于推进家庭医生签约服务的指导意见》明确提出：到 2020 年，基本实现家庭医生签约服务全覆盖。当前鼓励家庭医生签约服务已上升为国家战略，在新一轮医药卫生体制改革中占据重要位置。虽然目标清晰，但仍存在诸多体制机制上的问题，作为工作在社区卫生服务一线的实践者，探索符合中国特色的签约服务新模式具有很强的现实意义。四卫中心借鉴中国香港、英国 GP 工作模式，通过建立全科医生与医生助理协同签约服务模式，明确职责分工，制定并实施高血压、糖尿病管理路径，通过信息化关联、绩效考核引导等方式实现签约居民闭环式服务。在提供良好的就医体验的基础上，不断培养患者正确的就医习惯，逐步凸显分级诊疗中，基层医疗服务的"绿色低碳"的产业发展功能地位，打造可复制、可推广的中国式家庭医生签约服务模式。

（二）创新解决方案

四卫中心顺应国家医改趋势，尝试用增量改革促存量调整，关注全科医生的培养与使用，注重资源融合，找准养老需求，借力信息化、国际化优势，矫正要素配置扭曲，基于自身改革，提升基层医疗服务机构的质量和数量，为分级诊疗提供很好的样本。

1. 高标准建设全科门诊　增加助理实现精细化分工，定时开展系统性的诊间健教课堂。参与英国诊疗辅助系统的本土化研究，并与药典、评估工具嵌入诊疗软件，开展中西医结合的预防与诊疗，并提供诊后微信咨询服务。在美国密歇根医学中心、邵逸夫医院的指导下，参与国家首个英国皇家全科医学教学资格认证（RCGP），提升全科门诊的品质（图 3-1）。

2. 提供精准式转诊服务　全科医生由疾病谱确定上级联系导师 1+X，通过纳里医生实现省级医院挂号与多学科会诊，通过微信与市级医院建立点对点经常性交流，并定期开展单病种远程教学会诊。康复病区主动承接脑血管意外、骨科手术后患者的出院后康复。通过社区预防性课题的上下合作，使信息流促成医生流，实现资源不断整合。

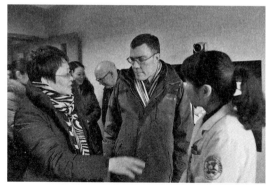

图 3-1 中心在接受英国 RCGP 认证

3. 开展居家医养护服务 成立区域医养护管理中心，评估患者上门服务的准入和频率，并由培训中心负责质控环节。以签约为责任，对胃管、导尿管、褥疮等提供专业服务，对临终患者提供姑息治疗，对中风患者提供居家康复训练，并安排营养师、药事开展居家营养与药事服务，进一步扩大有效供给。

· **实践性** ·

（一）创新项目开展状况

1. 区域一体化信息平台，打通上下级医院的壁垒 依托"临床检验中心"，在家门口化验取单。患者只需要在社区卫生服务站抽血，样本通过物流统一送到区人民医院的临床检验中心检验，统一的云端检验系统实时将异常结果上报专家审核和解读，检验报告同步到电子健康档案，实时传回服务站。

依托"心电图远程会诊中心"，在家门口做心电图。各社区卫生服务站点配备网络心电图机，可为行动不便的患者上门检查。区心电图远程会诊中心在 15 分钟内传输心电图报告。心电远程会诊已开展 2 500 人次，成功诊断出心肌梗死等重大病症 3 例，使这些病例得到及时有效的救治。

依托"影像远程会诊中心"，在家门口得到精确诊断。社区卫生服务中心只需要配备影像技术人员，实时上传的影像图片到区影像会诊中心，实现异地调阅、刻录和存储，大幅提高了基层影像诊断质量。疑难图片传输到杭州市红十字会医院，上级专家免费进行会诊读片。

依托"远程视频会诊中心"，在家门口看专家门诊。中心配置医用移动视频探头，首诊医生将病案进行整理，通过 8 家中心同步会诊，既提供了针对性的技能培训，又增进彼此了解。该模式做到该系统还可用于科研讲座、操作示范、手术讲解等交流。目前，四大系统均与杭州市平台整体对接，有疑难病例可直接上传杭州市红十字会医院会诊。

2. 优化诊疗流程，改善居民群众就医体验　开展"预约诊疗"，为患者省时间。按照杭州市卫计委要求，四卫中心积极推进预约诊疗服务。患者通过拨打预约电话或在线登录"江干看病预约网"，可提前 8 周预约社区门诊，就诊时间不少于 10 分钟，患者有充裕时间享受规范化诊治。

运用"诊间结算"，使患者少排队。依托杭州市研发的市民卡"诊间结算"专有技术，患者用市民卡在医生诊室即可直接完成各项费用的结算，中心配备了诊间结算终端设备及市民卡充值机，避免患者在一次就医过程中反复排队的现象。通过"预约诊疗＋诊间结算"，患者整体就医流程平均节约 30 分钟，患者就医的繁琐过程得到明显简化。

推出"精准转诊"，为患者省精力。通过杭州市双向转诊平台，社区医生可为患者预约全部市级医院预留的号源（包括普通号与专家号）。社区医生对病情复杂或控制不理想的患者进行病情筛查后，有针对性地为患者精准预约合适的上级医院、对应专科和具体专家，并代为挂号，避免了转诊患者盲目选择上级医生。

3. 开展居家医疗，缓解老年居民后顾之忧　植入居家长照理念。邀请台湾地区庚新医院专家团队对中心 50 余名医护人员进行专业培训，经考核持证上岗。安排骨干与联合体医院对接出院准备计划相关事宜，对社工宣传居家护理服务项目，向居民多维度传递在地养老所需的居家护理新模式。

推出组团式服务。对辖区 200 余名老人进行入户需求调查分析，结果显示33.4% 老人需要居家医疗护理。对经过管理专员评估的案例，通过院内会诊的形式组成相对灵活的居家服务团队，向居民提供居家康复、药事营养、精神心理、营养护理和中医肿瘤等服务，尽可能满足群众居家护理的需求。

（二）创新成果及数据支持

1. 医疗水平进一步提升　引入"互联网＋"概念，在基层管好慢性病，初步构建了"社区首诊、分级诊疗、双向转诊"的分级诊疗新体系，慢性病管理模式获得市级认可并推广。2016 年，门诊人次 28.82 万，较 2015 年提高 6%。2016年签约居民 1 万人，占户籍人口 30%，签约居民社区就诊率 70.3%。

2. 受益人群进一步扩大　依托信息化技术开展远程会诊、联合门诊、精准转诊等医疗服务，中心影像会诊 55 880 人次，市级专家联合门诊 290 次，受益 1 310 人次，视频会诊 64 次，受益 128 人。2016 年"精准式"转诊率 12%，使真正需要上级专家治疗的患者得到合理的诊治。

3. 基层服务满意率高　预约诊疗、移动端的"云医院"、四定控费等医疗服务，群众就医体验得到明显改善，逐步缓解了"看病难，看病繁，看病贵"等问题。群众基层首诊的意愿明显提高，据 2016 年底第三方机构的调查数据显示，目前，我中心居民对基层医疗服务的满意率达 95.6%。

· 推广性 ·

到 2020 年国家要求 80% 的医疗问题在基层解决，并鼓励社会办医加盟，但是中国就医市场与国外截然不同，不能照搬国外模式或按三甲医院模式开展全科门诊服务。该模式的推广价值体现在：

1. 人力资源科学配置　全科医生稀缺是我国乃至世界不争的事实，重新审视医疗保健服务中潜在的人力资源浪费现象刻不容缓。用改革的思路让全科医生从事务性工作中解放出来是现阶段缓解医生荒的有效措施。探索全科医生规范化培训方式，培育具有实战能力的全科医生后备军势在必行。

2. 信息技术全域覆盖　该模式涉及全科门诊医生诊疗辅助系统、慢性病管理系统、预约转诊系统、诊间结算系统等综合信息系统的开发与使用，部分已经成功使用多年，并不断完善，非常适合基层医疗机构推广使用。

3. 分级诊疗初见雏形　分级诊疗的关键是建立群众能接受的转诊机制。四卫中心着力研究上转下不畅，下专上不精的问题，充分考虑多方共赢的原则建立医生与医生之间紧密性链接，使超前政策适度落地，值得管理者思考与关注。

4. 居家医养护积累经验　在地养老符合国情，居家医疗护理照顾必将成为朝阳产业，但是目前各种支持性政策尚未出台，社区医疗卫生机构作为公益性单位，积极探究适宜国人的居家项目和需求，总结居家与医疗单位服务的区别，在实践中总结经验和教训为今后复制推广奠定基础。

· 战略规划 ·

杭州市全科医生签约制度政策设计被国家卫计委医改办高度认可，而四卫中心人员配置已经提前达到国家 2020 年全科医生配置要求，将凭借天时地利人和的改革与发展环境，在签约医生服务与分级诊疗模式探索中破冰前行。着力从以下几方面入手：

1. 用科学思维探究基层卫生人员配置　中心已申请省级立项课题《签约助理协同模式》，旨在将感性认识上升到理性思考。科学测算全科门诊人员配置标准，针对全科医生签约服务，进一步明确岗位职责，整理适宜分级诊疗的继续教育模块，建立与签约服务相配套的绩效考核方案。

2. 构建"健康四季青"的大健康样板　中心在四季青街道办事处的支持下，成立民间非营利组织。通过整合社区、社团、居民等多方资源，通过精品课堂系统性开展健康促进活动，培育居民健康助理员，实施慢性病管理千人达标计划，多维度打造"健康四季青"。

3. 尝试双赢的上下级医院合作模式　中心以"护肾行动"项目为试点，尝试从体检资料和健康档案中主动筛查肾病前期患者，与上级医院以科研合作、联合门诊的形式共同开展专病预防门诊。由此建立以项目化管理合作介质，形成适宜双方功能定位的合作方式，建立可持续的长效机制，为分级诊疗奠定基础。

4. 增强签约服务对中青年群体的吸引力　中心以钱江新城 CBD 区块为试点，形成功能区楼宇白领的社区诊断，有的放矢地开展全科医疗与中医保健相结合地服务。通过线上线下结合，定制式群体干预，个性化健康维护等方式，为中青年在职人员提供连续、可及、高质量的签约保健服务。

案例 2　覆盖医患及家属的全方位心理健康服务模式

四川大学华西医院"阳光医院"项目

·简介·

（一）单位简介

四川大学华西医院是中国西部疑难危急重症诊疗的国家级中心，三级甲等医院，成立于 1892 年。医疗区占地 500 余亩，业务用房 60 余万平方米，编制床位 4 300 张，在职员工 8 000 余人；现设成都国学巷本部院区、温江院区，全托管成都上锦南府医院（简称上锦分院）；有 13 个省级医疗质控中心，44 个临床科室，9 个医技科室；门诊设专科、专病门诊 200 余种，最高日门急诊量 20 000 余人次；有标准手术室 99 间，日均外科手术 500 余台；有磁共振 11 台、螺旋 CT 11 台、直线加速器 6 台、PET-ECT 2 台、伽马刀、达·芬奇机器人手术系统等当今世界上最先进的诊疗设备，设备总值 22 亿。2016 年门、急诊量 530 万人次，出院患者 22.3 万人次，手术 14.4 万台次，平均住院日 9.83 天，日间手术占择期手术比 24%。医院持续加强抗菌药物管理、单病种质量管理、医院感染管理等工作，不断开拓医疗新技术，各项终末医疗质量效率指标取得明显提升，患者医疗安全保障得到进一步加强。近年来不断创新优化门诊预约体系、多学科联合门诊、通科门诊、日间手术流程等医疗服务模式，患者就医体验和满意度持续提升；在成人活体肝脏移植、肺癌外科和微创治疗、心脏介入治疗、脑神经外科及功能神经外科、中西医结合治疗重症胰腺炎、胃肠微创手术、临床麻醉、功能磁共振、核医学等多个领域处于国内乃至世界领先水平（图 3-2）。

（二）创新项目简介

随着中国社会经济的发展，精神障碍和心理问题逐年增多，在综合医院患者中尤为突出。但医护既往对精神心理问题的关注度不够、识别率低，常导致医

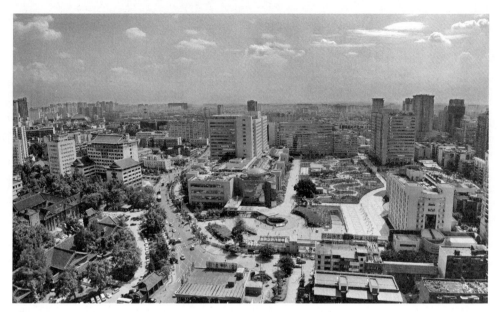

图 3-2　华西医院全景

疗资源的浪费，甚至伤医杀医事件的发生。患者及家属对医疗服务的要求日益提高，但医生仍常采用"见病不见人"的模式，难以满足患者和家属希望得到躯体疾病治疗的同时，也希望得到更多心理关怀的需求。同时医患关系紧张，医护人员也面临身心疲惫，职业耗竭。

本项目改变传统医疗模式和流程，创新性地研发了针对综合医院患者快速心理评估的工具，建立了对患者心理问题的分级处理流程，并分级培训医护人员，为住院患者、患者家属和员工提供及时的心理服务，以提高医疗服务品质，改善患者和家属就医体验，并促进医务人员的身心健康水平。该项目为在综合医院中创新性地建立精神卫生服务体系，开展精神卫生服务和人文关怀提供了很好的思路，使高悬于空中的"生物–心理–社会"医学模式终于有了落脚之地。

· 创新性 ·

（一）创新背景

健康是什么？这个问题看似简单，却很难准确回答。早在成立之初的 1948 年，世界卫生组织（WHO）在其《宪章》中指出："健康不仅是没有疾病和不虚弱，而且使身体、心理、社会功能三方面的完满状态。"从这个定义中，我们不难看出，WHO 对健康的定义远不止我们平常所理解的"身体没病"，它强调了除生理状况之外的心理与社会功能的完好。

　　然而长期以来因为种种原因，单一的生物模式成为世界医疗卫生领域的主流，使得患者在医疗服务机构中难以获得在心理方面的关注与服务，患者及其照料者在整个照料过程中的就医感受不佳，需要得到关怀的需求难以得到满足。更有部分本身就有心理疾病的患者被漏诊、误诊，造成了医疗资源的浪费，并成为医患冲突的潜在隐忧！随着社会的发展，经济水平的提高，人们对于心理问题的认识和需求不断提高，因而也对医疗服务提出了更高的要求。"看病贵，看病难"其实隐藏着"看得好，看得舒服"这样的隐含条件。所以患者不仅仅满足于看得上病，对心理服务的要求也与日俱增，而医疗机构对此问题的认识和处理不足在一定程度上加剧了医患关系的紧张。在很多医患冲突中，大多数的患者认为让他们不满的并非是医疗技术，而是医护人员的"服务态度"，也即未被足够地"关心"。

　　另一方面，医护人员自己也觉得十分"委屈"，他们工作时间长，强度大，风险高，而在报酬上却未能得到相应的体现。在医患冲突中，专业上的"强势"地位，却常常使得医生在舆论中沦为"弱势"，受到民众的误解和指责。以上的种种原因都使得医护人员职业衰竭程度高，非常容易出现心理问题，甚至时有医护人员自杀的新闻见诸报端。

　　在这样的形势下，医疗机构改变原有的服务理念、模式和流程，改善患者就医体验就显得极为紧迫和必要。如何真正实现生物-心理-社会的医学模式，为患者提供更高品质的服务，缓和医患关系，同时又能兼顾医护人员的职业胜任力和愉快感，成为医疗服务机构乃至医疗卫生主管部门的挑战，催生了力图以另一角度来思考和解决上述问题的华西医院"阳光医院"项目。

（二）创新解决方案

　　（1）在国内首次提出患者"第六大生命体征"概念，研发快速心理评估工具，建立分级处理制度，将对患者的心理关注纳入常规临床服务工作。在结合前期研究的基础上，为解决综合医院非精神科医护人员面对心理问题"有心无力"的困局，结合我国综合医院的具体情况，开发了具有自主知识产权的患者心理问题的快速筛查工具——"华西心晴指数（Huaxi Emotion-distress Index，HEI）"（图3-3）并建立分级制度。该问卷为自评问卷，涵盖了焦虑、抑郁情绪以及自杀等住院患者中受到关注的心理问题。使用简便、快速，便于操作，

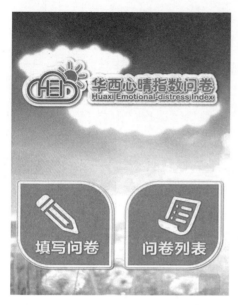

图 3-3　患者心理问题快速筛查工具——"华西心晴指数"

同时具备良好的信度与效度，使对心理问题的关注常规化、制度化和流程化（图 3-3）。

（2）在国内首创了"主管医护-阳光天使-精神科医护"的综合医院精神卫生服务三级体系，使患者享受身和心的全面呵护。引进国外培训项目，并结合医院实际，分层培训各级医护人员，在华西医院的各科室构建了一支具备心理服务能力的团队——"阳光天使"（临床心理工作者），他们以自己良好的服务态度，高超的沟通技巧获得了患者和患者家属的一致好评（图 3-4）。

（3）关注员工心理健康，体现更多对医护人员的心理关怀。引入改善医护人员自身心理健康的"巴林特小组"等活动。"巴林特小组"由匈牙利精神病学家巴林特发展而来，主要活动内容是一组医师与经过培训的主持人（多为精神科医师）一起定期开会，讨论其医疗服务过程中遇到的冲突及困难案例，集众医师智慧来共同处理这些难题，并促进医护人员在讨论中反思与提升自我。目前已成为欧美众多综合医院提升医疗服务与预防医护人员职业衰竭的重要手段。

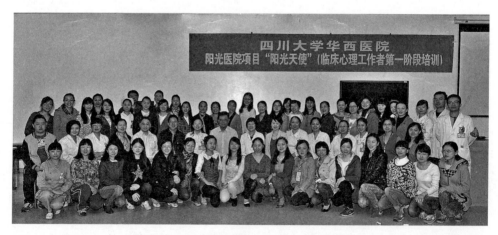

图 3-4　华西"阳光天使"（临床心理工作者队伍）

· **实践性** ·

（一）创新项目开展状况

项目自开展以来，运行良好，并逐渐优化完善。目前"华西心晴指数"作为入院患者的常规评估内容，已经在 40 多个护理单元使用，累计评估 10 万余人次，发现的几千名高危患者，按流程给

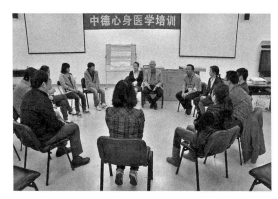

图 3-5　"巴林特小组"活动

予干预后，未发生一起不良事件。全院 50% 以上的临床科室以及部分职能科室开展了"巴林特小组"等活动，上千员工参与了该项活动，使之受益（图 3-5）。

（二）创新成果及数据支持

（1）分级处理流程大大提高心理问题处理效率：心理问题量表评定时间由原来的平均约 20 分钟缩减至 5 分钟；心理问题识别率由 10.0% 提升至 27.9%；对心理问题的会诊时间由原来的平均入院后 7 天提升至入院后 1 天，缩短了平均住院日，减少了患者经济负担。

（2）非精神科医生心理问题识别与医患沟通技能提升：98% 以上的"阳光天使"（在临床各科工作的心理工作者）掌握了常见心理问题如焦、抑郁、创伤性反应的识别与基本干预技能。

（3）患者就医体验显著改善：由于关注了患者心理状况，提高了对心理问题的识别率，对患者的精神心理问题早识别、早干预，并能为患者及时提供床旁的心理指导和服务，显著改善了患者就医体验，为患者减轻了医疗负担。

（4）社会影响显著上升：项目实施以后受到国内多家医院的高度关注，在此基础上成立"阳光医院联盟"，并荣获全国改善医疗服务计划等奖项。

· **可借鉴性** ·

（一）推广性分析

2016 年 3 月由四川大学华西医院发起，以海峡两岸医药卫生交流合作协会精神卫生和精神病学专家委员会（简称：海精会）为平台，在四川成都成立了全国"阳光医院联盟"（图 3-6），标志着"阳光医院"模式推广进入实质性阶段。

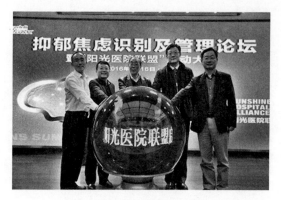

图 3-6 阳光医院联盟成立仪式

该联盟的建立将有计划有步骤地推动阳光医院模式在全国的推广，从而提高综合医院对非精神科患者的心理问题识别与服务。

（1）可复制性强：项目组开发了定量评估工具，并配备分级处理制度，便于在各层面医院复制推广。

（2）实施效率高：项目中将心身医学理念整合到各个临床科室的日常服务，以各临床科室自身医护人员为初级心理卫生服务力量的思路，有效地解决了当前心理卫生服务人员短缺和需求巨大的矛盾。

（3）潜在收益大：项目的实施对提高医疗服务质量、缓解紧张医患关系以及预防医护人员职业衰竭等多个方面均有极大的推动作用。患者满意度提高，节约了医疗资源，实现了多学科之间的交叉融合，实现了患者-医护-学科-医院-社会的多赢结局。

（二）可借鉴意义

（1）适合国内医院情况的"华西心晴指数"可引进到各家医院，促进临床工作对心理问题的重视程度以及识别。

（2）对非精神科医护人员开展心理卫生知识的宣讲，以及针对患者常见问题初步处理的知识与技能将有助于改善医院的服务质量。

（3）针对医护人员自身心理健康的关注，一直以来都处于相对空白的情况或是"雷声大、雨点小"得不到落实的境况。而华西医院开展的多项关注医护人员的心理健康的活动，已经取得良好的反馈，值得其他业内单位引进、借鉴。

· **战略规划** ·

（一）近期及长期发展规划

在未来，华西医院还将不断在探索精神卫生服务在综合医院中的发展之道，为医患和家属提供更好的身心服务。同时，借助全国"阳光医院"联盟的平台，和全国的同道共同推广这样的身心服务模式。近期的目标是，在未来的 3 年时间里，完成以下工作：

（1）形成规范化、可实施的综合医院心理卫生服务模式，并在全国三分之一以上的省份完成试点和推广；

（2）培养一批合格的临床心理工作者队伍，并形成不断扩展的态势；

（3）与综合医院其他提升医疗质量的项目实现初步融合；

（4）建立一批精神科与非精神科交叉、融合的科研团队，形成可持续开展的科学研究方案。

长期目标为，在将来5年的时间里，完成以下工作：

（1）将"阳光医院"项目经验在全国范围内完成推广，使全国所有综合医院具备开展心理卫生服务的基本能力；

（2）形成项目的可持续发展模式，建立经验分享、沟通的平台，不断丰富和发展项目内容。

（3）完成1～2个国家级科研项目，以研促改，开拓项目发展的新局面。

（二）目前已做的布局或探索

去年，已成立全国"阳光医院"联盟，盟主单位为国内四家大型综合医院，还有几十家大型综合医院积极参与。2016年6月23日，由华西医院牵头成立的全国"阳光医院"联盟第一次工作委员会会议在天使宾馆召开。会上成立了联盟主席团、学术委员会、工作委员会等机构或部门，并商定了联盟下一阶段的工作计划。2016年12月，由海峡两岸医药卫生交流合作协会精神卫生和精神病学专家委员会（简称：海精会）主办，四川大学华西医院承办的"阳光医院"项目培训会在成都举行。培训内容包括三部分，从医院和职能部门层面谈如何开展"阳光医院"项目、"阳光医院"的具体实施步骤以及国内外开展同类项目的经验。

（三）愿景及目标

希望协同全国医疗同道，完成医疗服务模式由单一的生物模式朝向真正意义的生物—社会—心理模式改进。通过这样的转变，让患者、患者家属能得到更好的关怀，改善医患关系，同时也让医护人员能身心愉快地工作，最终使我国的医疗卫生服务更上一层楼。

案例 3　e 时代的公立医院患者体验改善体系

上海市第一妇婴保健院

· 简介 ·

上海市第一妇婴保健院（简称：一妇婴）创建已有 70 年历史，是三级甲等妇产科专科医院。目前在上海有三个院区，产科为全国重点专科。2014 年开始分娩量就居全国首位。2016 年分娩量达到了 3.37 万。医院年妇科住院手术万余例，居上海市前列。一妇婴相比沪上其他的三甲综合性医院有着以下鲜明特色：患者年轻化（75% 是 40 岁以下），复诊次数多（75% 以上一年复诊 3 次以上，产科患者的平均就诊次数在 10～12 次），员工年轻化。医院的愿景是打造最安全、服务最佳、质量最好、技术最全面、学术水平最高的妇产科专科医院。特别在服务方面，希望在患者参与的情况下，借助于互联网技术和创新思维，能更有效地推进患者体验的提升。同时医院的信息化工作目标是希望全面拥抱互联网，将医院建设成为全中国最具互联网思维的公立医院。医院创新成立了市场与患者体验部，于两年内探索建立了全方位并接地气的患者体验改善体系，并取得了显著实效。

· 创新性 ·

（一）创新背景

就目前整个社会的大背景来看，总是有人会说"看病难，看病贵，服务差"。医疗行业多年固有的服务模式，往往是以牺牲患者体验为代价的。这会让医疗服务日渐非人性化和机械化，导致患者的满意度下降，及医患的不信任和矛盾增加。所以，患者体验是目前解决医患关系和患者满意度难题的良药。而患者体验的提升不是传统的患者服务的加强，而必须是以创新的思维和工具去体系化地提升。

（二）创新解决方案

关于患者体验，一妇婴关注的是在来院前、就诊中及离院后的患者及其陪同者的线上线下所有触点的感受，不仅包括生理上的，还有教育、情绪和精神上的需求。总结两年来患者体验建设过程的特点是：患者参与式、创新思维、互联网＋、人工智能技术。

一妇婴从五个方面来推进患者体验体系的建设。第一，其有一个充分利用互联网＋人工智能技术支持的患者体验支持闭环，包括了从医患聆听、沟通互动、到服务好患者及持续改善；第二，其有一套注重患者体验的 VI（视觉识别）系统，在传播医院视觉品牌的同时，在设计上充分关注患者的情绪和感受；第三，其成立了全国首个患者委员会，开启了患者参与式管理的先河；第四，其有一套智能化的患者健康教育体系，它是一个品牌化、立体式、人工智能技术参与的患者健康教育系统；第五，其成立了首个公立医院的创新中心，以及召开了首届全国患者体验大会，这是一种理念和成果转化和传播的过程。

1. 患者体验支持闭环系统　一妇婴先将医患沟通的所有线上渠道全部进行整合在一个软件平台上，这包括支付宝、微信服务号、电话客服热线、医院网站客服中心、医院现场到处可以看到的患者只需扫一扫就与客服"直说"的二维码。同时整合建立了一支线上客服队伍，来一站式处理解决患者的任何需求，这包括预约、投诉、建议、表扬、咨询等。

由于咨询等诉求占比很高，一妇婴还利用人工智能技术，建设了一个客服机器人，安装在服务号、支付宝、网站上，24 小时、全年无休地为患者解答问题。其大大提升了线上客服的服务能力。

线上客服不能解决的问题，会通过内部系统推送到相关部门，并由系统来跟进每一件事情的解决进程。同时医院还有个患者体验改善联席会制度，是由多部门组成。当涉及多部门的服务和流程问题，由这个联席会成员共同立项，并推进项目的完成。

2014 年开始，医院还基于患者需求，研发了 20 多项的移动端应用，这涉及了就医全流程、医患沟通、专科领域的应用、非医疗的增值服务，实现形式包括支付宝、微信服务号、APP、手机摇一摇、手机扫一扫。而这 20 多项应用中，有不少是非常创新的举措，比如"你敢说 我们就敢改"的"直说"平台，让医患沟通更容易，让医院能够及时听到患者来自第一线的声音。比如手机摇一摇就可以摇到抽血排队号并随时查询排队情况，同时在门诊、住院各区域摇取的内容是根据该区域的功能设置而不同，这包括了活动、公告、科普、游戏等，让等候不烦恼。还有基于孕妇视角的有温度的产品"1 产检"等。总之，这 20 多项移动应用大大提升了患者就医的便捷性，也提升了医院自己的管理效率。

2. 注重患者体验的 VI 系统　一妇婴有一套基于文化和愿景的视觉形象识别系统手册。根据 VI 手册，一妇婴在线上和线下无处不在地形成了鲜明的视觉品牌。在规范视觉形象设计的同时，一妇婴的 VI 系统在设计上非常注重患者的情绪和体验，对提升医院品牌的辨识度和拉升患者心中的亲近感，起到很大作用。

3. 全国首个患者委员会　一妇婴在 2014 年 6 月 9 日对外发布招募公告，决定成立"上海市第一妇婴保健院患者委员会"，委员都来自曾经在一妇婴就诊过的患者。其口号是"理性、建设性、批判性"。其责任是关乎患者利益的事情她们都要参与，帮助医院做到真正"以患者为中心"。她们是由患者组成，由患者管理，一切为了患者。2014 年 8 月 1 日"患委会"正式成立。其自主组成扁平化、项目制、实干型的组织架构而运行。患委会有自己的形象设计，有自己的公众平台对外发布信息，她们可以参加医院的重大活动，可以自主开展活动，还可以开展面向社会的活动。但她们也"有所为，有所不为"。她们不是就诊的"绿色通道"、不是科普"砖家"、不是纠纷"调解员"。

4. 健康教育体系　一妇婴很久以前就特别注重新媒体方式的传播。除了公立医院常规在做的线下课程，其线上课程已经成体系和规模。同时，医院的官方微博微信、各科室、亚学科、专病、专家形成了一妇婴的自媒体矩阵，合作共振对外传播健康科普理念。

鉴于医院的专家们形成的庞大科普文章体系，考虑到产科就诊者的医疗和生活咨询需求特别刚性，医院引用人工智能技术，并将科普知识点拆分形成知识库，建立了定位在"怀孕生孩子"的科普机器人，在线上线下为患者服务。其全年无休，孕产育儿问题无死角，候诊可以很快乐，让医患沟通变得简单。

5. 首个公立医院的"创新中心"和"全国患者体验大会"　2015 年 6 月 18 日一妇婴成立了"一妇婴移动医疗创新中心"，欢迎各互联网公司或社会组织带着创新项目或想法来到一妇婴尝试或者共同研发，医院提供应用场景，共同建设接地气的产品，为患者服务、提高医院效率。目前已经开发和使用了 20 多个移动应用。

2016 年 5 月，一妇婴与健康报共同举办了"第四届全国医患友好度高峰论坛暨全国患者体验大会"。有 400 多位来自政府、社会组织、医疗机构、互联网公司的朋友们参加了此会,整个过程大量的媒体做了传播。医院希望以点带面,让更多的医院和社会组织关注患者体验。

· 实践性 ·

1. 患者移动端使用量快速、健康增长 目前一妇婴每日门诊量 6 000+ 人次,其中通过移动端挂号比例超 33%;2015 年 5 月移动端交易笔数突破 1 万笔,2016 年 8 月超过 11.3 万笔,移动交易金额也不断增加;2016 年 8 月移动端服务调用次数为 120 万次,平均 1.5 秒调用一次服务,其中报告查询是患者最常用的服务。

2. 医院解决患者需求的能力提升 2016 年 5 月开始,对医患沟通渠道和线上客服进行整合,再加上建设了线上线下客户服务机器人后,整个解决患者线上需求的能力大大提升。12 月数据显示,整个平台的线上服务能力已经是前一年同期的四倍。创新的平台和技术,使得针对患者诉求的服务能力大大提高,但服务人员数量不增。

3. 来自患者满意度的客观评价 来自大众点评的客观评价,三院区常年处于四颗星,在公立医院中领先。

4. 快速增长的业务量 2016 年门急诊人次达 163 万,出院人次 6 万,都是 2009 年的三倍多;2016 年分娩量 3.379 4 万,为全国首位;剖宫产率持续下降;公益指标——药占比为 18.97%;平均住院日为 4.74 天。

5. 整个体系的建设过程,获得了较多的荣誉和奖项 2015 年,"基于移动端的患者服务体系"获得由蚂蚁金服颁布的"民生服务人气大奖""上海市医院协会信息化优秀应用项目奖";2016 年 5 月和 9 月,分别获得由市卫计委、《健康报》社授予的"医患友好度"试点医疗机构称号及"2016 互联网+医疗优秀案例"。"创新管理模式,拓展网上在线客服,打造人工智能平台,提升患者满意度"获得由上海市医学伦理学会和卫计委精神文明办公室颁布的"2016 伦理视野下的医疗服务模式创新与和谐医患关系构建优秀案例奖"。

· 可借鉴性 ·

一妇婴的"基于移动端的患者服务体系"及"患者参与式的患者体验改善体系"于 2 年内接受参观数 1 000 余人次,演讲数 30 余次。患者体验部目前推出的线上和线下的任何一个成熟的产品都是可以在其他医疗机构复制的。其也会在每一届的患者体验大会上和同道分享所得和感悟，并毫无保留地展示其的创新产品。

· 战略规划 ·

（1）在人工智能上，一妇婴将继续进一步探索，除了咨询，将扩展到预约等功能性服务；除了文字，还会增加语音服务；除了线上，还要增加线下机器人智能服务，取代自助机，实现"对话+"。

（2）移动端应用发展目标是，改变菜单式功能选择，以孕妇视角提供产检全流程整合服务；串接线上、线下，消灭零碎流程，提供有温度的美好回忆。

（3）建立适合产科的互联网医院模式：① 医院开放部分病历。② 医患共建病史。③ 部分检查项目无需到医院，在家进行，分段式诊疗，引入可穿戴设备等。

案例 4 "纳里健康云平台"构建分级诊疗体系的创新实践

浙江大学医学院附属邵逸夫医院

·简介·

分级诊疗制度是新时期深化医改的一项重要内容，将为实现人人享有基本医疗卫生服务目标提供有力的制度保障。近年来，各地加强了对分级诊疗制度的探索，形成了一些有益的经验和可借鉴的模式。

浙江大学医学院附属邵逸夫医院作为全国最早探索并实践"互联网＋医疗"的医院之一，以深化医改、服务民生为目标，以"互联网＋"为手段，打造了全国首个以分级诊疗为核心的移动智慧医疗云平台，有效地推进了分级诊疗政策的落地，提升了基层医疗服务能力，改善了患者体验度，增强了群众获得感，探索创新了互联网＋医疗健康服务的新模式、新路径。

（一）医院简介

浙江大学医学院附属邵逸夫医院（以下简称"邵逸夫医院"）是由中国香港知名实业家邵逸夫爵士捐资、浙江省人民政府配套建设，集医疗、教学和科研为一体的公立综合性三级甲等医院。自 1994 年建院以来，邵逸夫医院不断借鉴国外优秀医疗机构的成功经验和管理模式，致力于传统医院管理模式的变革，以信息化建设为核心，探索出与国际接轨的"邵医模式"。

（二）创新项目简介

医疗资源配置不合理以及由此引发的大众无序就医状态是导致当前医疗困境的根本原因所在，实现区域医疗资源的协作联动和共享是破解当前困境的重要手段，互联网技术在其中具有重要作用。邵逸夫医院借助移动互联网技术、云计算技术，建设了国内首个移动智慧医疗云平台——邵医（纳里健康）云平台。平台突破当前"互联网＋医生"和"互联网＋医院"的互联网医疗模式，构建了以患者为核心、以医院和医生为主体、以大健康产业为支撑的互联网＋医院＋医生＋健康产业的互联网医疗新模式，力图打造一个便捷、有序、优质、高效的医疗新生态。

平台充分尊重医疗行业的本质和属性，直击我国医疗卫生体系的难点和痛点，将互联网技术、云计算等新一代信息技术与医疗卫生改革及医疗健康服务深度融合，实现了平台、区域内医院间、医生间以及医疗与其他健康产业间的无缝连接和全面的业务协同，推进了医疗健康资源的柔性流动，有效放大了优质医疗资源的效能和价值，提升了区域基层医疗机构及医生的服务能力和服务效率，有力助推了区域分级诊疗体系的形成，为大众提供更加便捷可及、优质高效的医疗健康服务。

· 创新性 ·

（一）创新背景

2014 年，邵逸夫医院建院 20 周年之际提出"未来医院"建设计划，开始全面实现医疗服务和医院管理的信息化、互联网化和智能化，从医院内部流程改造和外部互联协作两大维度，探索"互联网＋医疗"服务模式的创新和实践，构建智慧医院。

2015 年，邵逸夫医院积极响应国家"互联网＋"行动计划和"健康中国"战略，密切围绕国家深化医药体制改革的指导意见，创建了国内首个以分级诊疗为核心、实体医院为支撑的邵医纳里健康云平台。2015 年 4 月，基于互联网技术，以分级诊疗为核心的邵医健康云平台正式上线运行，为分级诊疗的实践之路踏出了坚实的一步，也为新医改借助互联网技术提供了现实经验。

（二）创新解决方案：创新互联网＋医疗三大业务模式

1. 创新互联网医疗服务模式：互联网＋医院＋医生＋健康产业　在尊重原有医院业务格局和医疗本质的基础上，以资源开放共享为前提，打破平台内各家医院的信息孤岛格局，逐步形成以平台为核心枢纽，各级各类医疗卫生机构有效接入，有序运行协同业务（医事、药事、药品、支付、病理、检验检查、健康管理等服务）的健康服务业新生态、以患者为中心的分级诊疗体系。

根据纳里健康云平台的建设架构，除了各级医院、医生的诊疗、执业平台外，还将开放的医疗资源以及保险、支付、养老、保健等健康产业资源进行整合和共享，实现医生间、医院间、医院与其他健康产业间的全面协作。

通过纳里健康云平台的建设和有效运行，推进基层医疗机构全科医生签约服务模式的建立；推进医疗、养老、护理、康复、体检等社会资源的整合；推进以人为本的一体化服务，提高全民健康素质；推进健康服务产业带动下的地区经济发展。并促进云计算、大数据、移动互联网、物联网等信息技术与健康服务深度融合，为健康产业植入"智慧之芯"。

2. 创新互联网电子处方模式：互联网 + 医院 + 医生 + 药品供应商　建设面向药品服务，以整合医疗服务和药品服务（含第三方）为目标，以处方流转和药品供应链为代表的信息服务体系，实现围绕患者需求的药事服务和药品配送、直送为代表的联动服务模式。

在平台设计的全流程诊疗过程中，慢性病患者可以通过平台直接向自己的主诊医生问诊；医生在平台上开出电子处方后，系统将数据回写到医院的 HIS 系统；患者通过支付与清算平台，支付完由医保报销过的自付费用后，由国药集团将药配送到患者家中。

通过平台的各种安全保障措施，医保部门不仅可以放心支付参保者的医疗费用，还可以获取参保者在平台上的诊疗数据，方便监管。医药企业无需一家一家医院打通药品配送渠道，只需专注配药、送药环节，配送好之后和医院进行对账即可。在合法、合规、合理、高效的前提下，尊重各方利益，实现多方共赢。

3. 创新互联网医疗协同模式：互联网 + 医院联盟 + 医生　通过创新的互联网医疗协同模式，建设面向医疗机构，以智慧医疗服务和业务协同为目标，以信息系统互联互通和云化信息服务（不拘泥于场所）为代表的信息体系，实现跨机构、跨地域的医疗卫生资源共享，实现高端医疗服务的有效输出，实现各级医院与三级医院医疗资源的有效对接（转诊转检等），推进分级诊疗体系建设，实现智慧医疗服务各类业务的有效协同。

一是支撑双向转诊，实现区域上下联动。借助云平台，构建协作联动的区域分级诊疗体系，实现区域内医疗机构间的精准及时转诊，为基层转诊急症患者提供绿色通道，提高救治效率。二是完善远程医疗，推动优质医疗资源下沉。三甲医院医生可通过移动终端随时对基层医生的疑难病例提供远程辅助诊断和技术指导，有效提升基层医生的服务能力和技术水平。三是加强医患互动，提高健康教育和健康管理水平。患者在基层医生协助下，依托云平台可便捷享受到三甲医院的优质健康资源和 60 000 余名专业医生的健康咨询服务，提高患者对自身健康的管理意识和水平。四是建立帮扶机制，强化医疗机构交流合作。云平台利用互联网远程视讯，共享专家的手术、查房和业务培训视频，基层医生随时在线收看或点播，接受专家医教示范和远程指导；通过医技协同，基层医生可直接为病情需要的患者预约上级医院的检查 / 检验，并共享结果，实现大医院资源向基层的柔性流动，助推基层医疗服务能力提升。

（三）创新成果

云平台的建设实现了医院、医药和医保间业务协作的流畅和高效，在协同推进分级诊疗、医疗资源下沉、基层医疗服务水平提高以及大众就医体验提升等方面发挥了积极作用，已成为"互联网 +"协奏医改的行动典范。

纳里健康云平台自 2015 年 4 月 17 日上线以来，受到了国内广大医疗机构的积极响应和社会各界的广泛赞誉。运行 1 年余，平台已接入国内医疗机构 1 380 余家，活跃医生 61 000 余名，核心业务突破 20 万人次 / 月。其中浙江省内目前活跃医生 >8 000 名，覆盖省内 10 个地市 69 个区市县的 168 家医疗机构，浙江省内转诊、会诊等核心业务总量已突破 40 万单（图 3-7）。

同时，邵逸夫医院依托"纳里健康云平台"构建分级诊疗体系的创新成果也在国内外医疗健康领域引起了广泛关注，受邀在国内各类各级医疗、健康及信息

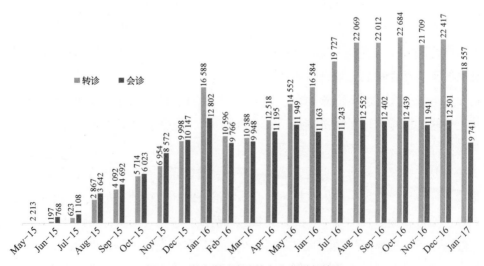

图 3-7 平台浙江省内核心业务增长情况

等行业会议上交流发言 60 余次。

· 可借鉴性 ·

"纳里健康云平台"是互联网技术与医疗服务的深度融合，平台充分尊重医疗行业的本质和属性，最大可能平衡并满足各参与方的利益诉求，得到了各级卫生主管部门、医院、医生以及第三方健康企业的高度认可和支持，1 年余快速复制的实践为平台的可推广性作了最好的背书。目前的推广方式总体是三种：

（1）政府层面：在地方政府和卫生主管部门的主导下，连接整合区域的医疗资源，建设区域健康云平台。利用互联网技术实现更广泛的互联互通，为公众及医生提供医疗健康及医疗卫生协作服务，连接医院、医生、患者及药品物流、检查中心等，从而为市民提供更加便捷、更加智能、更加人性、更加高效、更加优质的公共健康服务，推进分级诊疗和家庭医生签约制度的落实。

（2）医院层面：在区域大医院或医疗中心的主导下，连接整合相关的协作和托管医院，建设医联体服务平台。通过创建医院与医院之间合作、医生与医生之间协同、医生与患者之间互动的新模式，提升医院专家的服务效率、价值和质量，提高各协作医院医疗服务能力和医疗水平。

（3）社会层面：以全开放的姿态接入一切愿意加入平台的医疗机构和医生个体，自主构建协作共享的医疗服务平台。

· 战略规划 ·

（一）近期及长期发展规划

（1）利用移动互联网技术为医生和患者提供全面细致的服务，在医医协作、医患互动、患者随访等方面不断创新升级。

（2）着眼区域医院的协同发展，以人才培养和学科建设为抓手，依托平台建立上下联动协作的学科帮扶体系，促进基层医疗机构医疗服务能力提升和医疗质量的提高。

（3）完善邵医健康云平台的运营制度和服务规范，为相关政策和管理办法的形成和制定提供参考，推进互联网医疗服务的普及和推广。

（二）目前已做的布局或探索

1. 横向模式推广 邵医健康云平台自上线以来受到各级医疗机构的积极响

应，目前已在国内 29 个省市落地运行。2016 年下半年，平台为协同推进国家"一带一路"战略，落地新疆生产建设兵团和南疆地区医疗机构，形成了一套线上线下结合、深度立体的医疗帮扶机制，全力助推兵团第一师医院、喀什第一医院等医院打造丝绸之路经济带核心区医疗服务中心的建设。

2. 纵向深化应用　在"纳里健康云平台"建设的基础上，2016 年 1 月，与卫宁集团共同建设"认知医疗工程技术研究中心"，2016 年 9 月，"浙江省认知医疗工程技术研究中心"获认定。中心结合医疗大数据＋认知计算技术，以社区 ICSS 为基础，移动医疗技术为手段，通过医生在治疗过程中推送全流程的信息提醒服务、医患互动交流服务和慢性病跟踪管理服务，建立基于真实就诊数据的"诊断－分析／筛查－监控－管理"闭环的健康管理生态圈。目前该平台（一期）已在杭州江干区、上城区等 20 余家社区服务中心试点上线，取得满意效果。后续平台将通过大数据分析挖掘和引入模糊逻辑算法和神经网络算法，进一步提升平台的智能化水平和临床实用性。

（三）愿景及目标

医院将进一步按照国家、省委省政府信息化建设的决策部署，以需求为导向，以服务医改、改善民生、保障人民健康为出发点，以安全和标准为根本，创新管理和服务模式，建立健全信息全覆盖、生命全过程、工作全天候、中西医并重的信息化服务体系，增强科学管理水平，为实现人人享有优质医疗卫生服务的目标而努力。

案例 5　包虫病防诊治一体化中国模式的构建

新疆医科大学第一附属医院

·简介·

（一）单位简介

新疆医科大学第一附属医院始建于 1956 年，是国家第一个五年计划中 156 个重点建设项目之一，是一所集医疗、教学、科研、预防和管理为一体的大型综合性三级甲等综合医院，是新疆维吾尔自治区首家通过 JCI 认证、HIMSS EMRAM 6 级评审和 AAALAC 评审等国际认证的公立医院。

医院以"文化建院、人才强院、依法治院、科教兴院"为建院方针，坚持"大爱无疆、大医精诚"的医院精神，秉持"仁爱、诚信、精湛、卓越"的院训，不断增强医院内涵建设，积极构建"大爱文化""和谐文化"等符合新疆多民族地域特点、能够体现和涵盖医院特色、展现和弘扬医院优良传统的独特医院文化。

医院现有 3 个院区，院本部、昌吉分院和十二师分院。与新疆医科大学共建"健康管理中心"，代管新疆医科大学临床医学院、新疆医科大学临床医学研究院、新疆医科大学附属口腔医院。

医院竭力为患者提供良好的医疗服务和就医环境，为解决"看病难、看病贵"问题，积极探索和实践"远程医疗""协作帮扶"等模式，努力为患者提供高效、价廉、便捷、优质的医疗服务，提出"属地诊疗、正确转诊、疑难危重少出疆"的工作目标，以远程医学中心为平台，远程会诊已辐射至 160 家各地州县（市）医院，实现全疆覆盖，累计会诊量达 8.5 万例，远程医学多项工作在全国创佳绩。

（二）创新项目简介

包虫病是由棘球绦虫的幼虫寄生引起的人畜共患寄生虫病，流行于世界各畜牧业发达地区，主要分布于亚洲、非洲、南美洲、中东地区、中欧地区，尤其是以畜牧业为主的国家。是一种严重危害人民身体健康和生命安全、影响社会经济发展的重大传染病之一，其中泡型包虫病被称为"虫癌"，其十年病死率高达 90%。

我国包虫病高发省区防诊治水平不一，手术选择和药物治疗不规范，急需推广包虫病防诊治一体化模式，对各地的防诊治进行质量控制管理，减少包虫病对当地百姓造成的生命和财产损失。

新疆医科大学第一附属医院在院长温浩带领下，下乡百余次，行程百万公里，志愿开展宣教、培训和普查，救治患者逾千例，建立了包虫病防诊治一体化模式，使我国包虫病防诊治事业快速步入世界先列，成为国际范本，得到国内外同行认同。包虫病防诊治一体化模式经过多年的实践和推广，已经证明了其在包虫病的预防控制、诊断和治疗等方面具有可操作性，对我国控制包虫病的流行和对患病者的救治起到重要作用。

· 创新性 ·

（一）创新背景

我国的包虫病流行区主要分布在新疆、四川、西藏、青海等多省（自治区）的牧区和半农半牧区，受包虫病威胁的人口约为 6 600 万。据 2004 年全国人体重要寄生虫病调查结果表明，包虫病流行区人群平均患病率达到 1.08%；2004—2008 年全国 27 个省、自治区、直辖市均有包虫病病例报告，98.2% 的报告病例分布于新疆、内蒙古、四川、西藏、甘肃、青海、宁夏等七省（自治区）。家畜包虫病不仅给畜牧业生产造成经济损失，而且导致了包虫病持续传播。我国是目前包虫病流行最为严重的国家之一，其造成的人畜经济损失约占全球的 40%，位居全球首位。根据《2006—2015 年全国重点寄生虫病防治规划》，包虫病已经被列为我国亟须防治的重大寄生虫病之一。

（二）创新解决方案

（1）国际上率先研制出便携、即刻鉴别两型包虫病的诊断盒，并于 2011 年获得国家医疗器械注册证书，结合 B 超诊断已成为我国包虫病诊断与群体筛查的标准方法，被写入国家卫计委《包虫病诊断标准（WS257-2006）》。

（2）创建新型包虫病外科体系。通过 5 000 余例两型包虫病手术病例，不断总结、规范和推广，促成了世界一流水平的包虫病诊疗规范体系。尤其是自体肝移植治疗终末期肝泡型包虫病，得到了法国外科学学会主席的肯定，并誉其为"We dream of it, they did it"。

（3）在国内外率先临床验证包虫病治疗药物阿苯达唑对国人包虫病治疗的有效性，并开发阿苯达唑脂质体新制剂，有效提高了药物生物利用度和临床疗效，作为院内制剂生产；研制包虫病创新药物骆驼蓬碱。

（4）设计包虫病定点医院资质认定流程（属地培训、现场勘验、审批公示等），构建国际"现场免疫诊断+腹部超声+属地诊疗"的包虫病普查方式，提升了我国包虫病定点医院建设和诊疗水平。

（5）创建国际首个包虫病防诊治和技术培训网络平台，覆盖西部七省区，成为国内外最大的包虫病远程医学中心，有效提升了包虫病定点医院诊治能力。

（6）创立包虫病防控技术推广、多中心评价与转化的新路径，有效缓解了区域医疗资源分布不均衡与不可及性。

· **实践性** ·

（一）创新项目开展状况

新疆大部分农牧区及许多风景区均处在包虫病高发区，对当地包虫病的预防控制将有助于保障农牧民健康，优化环境，发展当地的农牧业和旅游业，推动当地的地区经济发展，促进社会健康发展，切断棘球绦虫传播途径，降低人畜感染包虫病的风险，保障群众免受疾病之苦，都具有特别重要的意义。以包虫病重点实验室为中心，先后在全疆成立了伊犁、博州和喀什3个包虫临床研究所分所以及17个地、县级医院包虫病诊疗中心。通过国内外合作项目和新疆重点实验室开放课题经费，为他们无偿地提供包虫病诊疗中心和新技术应用推广人员的学习培训及技术服务，提高了地州县属地诊疗综合能力，进一步缓解看病难和看病贵的状况。新疆医科大学第一附属医院组成的包虫病流调与医疗团队走出新疆驱车数万里先后赴宁夏西吉县、甘肃省漳县、四川省甘孜县、西藏拉萨及当雄县、昌都地区及江达县进行了包虫病义务宣教、免费诊断和药物及手术治疗，同时也为自治区党委和政府制定包虫病研究和防治策略提供了有力的依据，受到当地政府和各族百姓的一致好评。

医院曾先后组团50余次，赴新疆、四川、青海、西藏、甘肃、内蒙古、宁夏等包虫病高发地区，先后建立了15个包虫病诊断治疗中心和培训基地及协作项目，开展包虫病外科技术培训和手术示教，实施示范手术，培训外科手术治疗团队，为国家包虫病免费救助计划在西部七省区有效开展做了人才培养和技术支撑。作为中央补助地方包虫病外科免费救助计划外科专家组长单位，牵头开展了国内包虫病外科诊治规范化模式的推广和应用，有效地提高了西北七省区包虫病外科诊疗水平和解决包虫病疑难复杂病例的诊治能力，为我国包虫病外科诊治水平的可持续改进奠定了基础。

（二）创新成果及数据支持

（1）创立肝囊型包虫病"根治""准根治"评判标准，使总体复发率降至0.4%；胆瘘发生率由 37% 降至 3.2%；提出肝泡型包虫病根治性切除为首选、严控姑息性手术的全新理念，使根治切除率由 11.0% 提高到 67.9%。

（2）开展属地培训、现场示教、互助实践及手术示范等，培训外科医技护团队 29 个、专科骨干 500 余人、医护人员 3 000 余人次；创建包虫病诊疗中心 14个，指导定点医院 33 个，协作医院 4 个，形成我国包虫病高发区防治主干力量。

（3）制定的两型包虫病诊疗中国方案纳入了 WHO 防治指南。主持制定包虫病外科治疗项目管理办法和技术方案、包虫病定点医院药物和手术治疗方案与疗效行业判定标准、中国医师协会外科医师分会包虫病外科专委会肝两型包虫病诊断与治疗专家共识，组织国家包虫病外科救助专项培训教材，形成行业指南与技术规范，完成了国家标准的制定和有效实施。

·可借鉴性·

（一）推广性分析

我国包虫病具有自身的特殊性：虽然随着医学水平的迅速提高以及包虫病筛查和治疗手段的提高，包虫病的发生正得到有效的控制，但是我国包虫病却发生与其他国家不同的变化，例如随着筛查手段和力度的加大，包虫病的发生率呈逐年上升趋势，随着我国包虫病防治力度的逐年加大，涉及的包虫病免费救助人数庞大，由于包虫病缺乏有效的临床治疗药物，因此如何有效的评价药物治疗效果等问题越来越成为国内外学者关注的焦点问题。

以转化医学为代表的学科间及亚专业间的交叉渗透和基础研究与临床应用的紧密结合日益受到重视。转化医学的每一个重大发现和进展都将对人类疾病的防诊治以及整体医学的发展产生深远影响，生存质量受到前所未有的重视，转化医学正是学科交叉衍生的新生长点，包虫病领域如何将基础研究成果与临床应用相结合和有效转化成为当前的世界难题。

以分子生物学、免疫学、细胞生物学、基因组学、疫苗研制、生态流行病学等为先导的基础研究在本领域有了长足的进展，在包虫病的传播途径和防治对策、分子诊断、个体化治疗、早期预警及预防等领域中，新思路、新突破、新衍生的亚专业呼之欲出，包虫病领域正以前所未有的态势改变着基础医学科学家与临床医学家合作的模式和方式，但是如何使实验室研究、临床应用研究、企业和市场需求成为有机结合体是当前的趋势和难题。

包虫病研究作为基础医学与临床医学的交叉领域，契合了医学发展和人民健康水平提高相结合的需要，多中心大样本的合作研究、环境危险物与感染率和发病率的多中心大样本前瞻性流行病学研究、环境因素与遗传因素的交互作用的机制研究、地理信息系统（GIS）、空间数据分析技术、数据挖掘和数据库技术、数理分析技术、疫苗研制、自体肝移植治疗终末期肝包虫病等正逐渐成为包虫病研究的主流并将不断产生对人类包虫病防诊治具有重要影响的成果，但是目前的国内外研究在上述尚没有大的突破。我国对包虫病的研究，以群体流行病学研究为主要研究手段，拥有海量临床群体生物学资源，但是却缺乏集中、深入的基础研究成果。

因此，包虫病防诊治一体化体系，可以从多学科融合的角度解决以上问题，具有推广应用的可行性和可实施性。

（二）可借鉴意义

两型包虫病的组合抗原快速诊断试剂盒被列为卫计委和新疆卫生新技术、新成果推广项目，目前已广泛应用于新疆各级医院临床实验室诊断及西部七省区现场人群流行病学调查工作中。为新疆、甘肃、青海、宁夏、西藏等省区 2 万余人次流行病学调查提供了有力的现场血清检测手段，其在项目应用中的实用和检测敏感和特异性得到国内外包虫病专家学者的一致认可和好评，已列入包虫病欧美国际合作项目指定筛查诊断试剂盒。组合抗原包虫病体外快速诊断试剂盒（胶体金法）在新疆各地州县的定点医院中推广应用。

阿苯达唑脂质体可用于临床不宜手术的两型包虫病例的治疗，或用于预防两型包虫病患者手术前后感染和复发的治疗，2000 年"阿苯达唑脂质体混悬液"被自治区药品监督管理局批准为医院制剂，在新疆医科大学第一附属医院药剂批量生产应用于临床，并在青海、伊犁哈萨克自治州友谊医院、博尔塔拉蒙古自治州人民医院、新源县人民医院、哈巴河县人民医院、额敏县人民医院等包虫病诊断治疗中心使用。

肝包虫病药物治疗及超声引导介入治疗，尤其超声 CDE 及灰阶超声造影对肝泡型包虫病病灶周围血供的研究对根治性手术和非手术疗效的判定开辟了一个无创、可动态随访的首选诊疗途径，并在新疆各地州县医院、四川和西藏等省医疗机构推广应用，使更多的包虫病患者得以早期诊断和及时正确地治疗。

通过从包虫病的外科治疗及适宜技术的推广、诊断、治疗，免疫诊断试剂盒产品的开发，药物新剂型的研制、应用和推广，临床标准化分型等多个方面，全面立体地对包虫病进行研究。对于在全国包虫病流行区，及时发现和规范化的诊断及治疗包虫病患者，使包虫病患者能够得到及早的治疗，促进当地人民的身体健康，同时为国家培养了大批的包虫病防治人才。

·战略规划·

（一）近期及长期发展规划

坚持以国家 2020 年基本控制包虫病的重大需求为导向，新疆医科大学等高校和科研院所的相关国家级和省部级重点学科、重点实验室、工程中心为依托，联合国内外优势科研院所和企业，汇聚创新资源，以包虫病防治和转化为基石，通过提高科技资源整合能力和科技活动组织能力，通过不同创新主体间的充分合作以及创新要素的有效聚合，通过机制体制创新，构建起合作共赢的协同机制和完整的创新体系和创新网络，以提高我国包虫病防控水平、创新包虫病临床及药物治疗技术和手段、建设包虫病转化医学基地、形成一批标志性成果和产品为目的，探索建立"开放、集成、高效"的具有区域特色的协同创新体系，有效提高创新能力、创新效率、创新效果，实现人才、学科、科研与企业的深度融合。

（1）解决我国包虫病防治和转化中存在的重大瓶颈问题

1）提高我国包虫病防控水平：研究包虫病时空传播模式，开展流行病学调查，构建包虫病防控新模式；建立早期预警系统，开展早期干预（医学和动物干预）行动，降低人畜感染率；建立中亚包虫病防控网络：配套助推建立新疆防诊治和培训中心，建立国际标准包虫病防控体系、注册监控体系、包虫病宣教培训体系。

2）创新包虫病临床及药物治疗技术和手段：开展包虫病临床诊断和治疗（外科、药物）新技术的创新研究，制定新的国家和行业标准，在全国推广和应用。

3）建设我国包虫病转化医学体系，建立包虫病远程医疗协作综合服务平台、建立包虫病国家临床数据中心（库）、创新研发包虫病远程医学系列产品。

（2）形成一批重大标志性成果（专利、规范、标准、适宜技术、指南、新药、诊断技术及试剂盒、仪器、疫苗等）

1）形成新的包虫病防诊治相关规范、标准、适宜技术、指南等。

2）研发包虫病新药、新的诊断技术、新的诊断试剂盒、新的仪器、疫苗。

（3）凝聚拔尖创新人才，形成学科交叉集成，培育新的学科增长点，提升我国在包虫病领域的自主创新能力。

（4）探索校校、校所、校企、不同学科、不同行业、不同区域、不同国家之间的合作共赢机制，打破条块分割和各自为政的局面，通过建立灵活弹性的人财物机制，以创新为导向，以市场需求和任务来源为牵引，以项目和共同 PI 为纽带，按照科学规律和市场运行法则，在组织管理、人事制度、人才培养、成果奖励、绩效考核、准入退出、资源配置等方面进行机制创新。

（二）目前已做的布局或探索

建立中亚包虫病防治、监控和培训中心：建立国际标准包虫病防控体系、注册监控体系、包虫病宣教培训体系、包虫病治疗和随访体系、推进精准肝脏外科在两型包虫病根治与临床路径的技术创新与自体肝移植治疗肝泡型包虫病及其机制研究，形成国家标准和行业指南，推广适宜技术。

包虫病诊断与疫苗研究：① 包虫病早期和复杂包虫病影像诊断；② 研发终末宿主感染棘球绦虫快速诊断新技术；③ 研发抗细粒棘球绦虫终末宿主（犬）重组疫苗；④ 研发新的早期诊断技术和诊断标记物。

阐明包虫病发生发展的致病机制：① 制定包虫病动物模型制作标准阐明棘球绦虫发育过程中关键的基因调控、信号传导及基因/蛋白组学与其致病性的关联性；② 阐明棘球绦虫感染宿主过程中，棘球绦虫的存活机制及其选择性寄生（肝脏）的分子机制研究及其交互作用；③ 阐明宿主对棘球绦虫感染的防御机制，发现关键因子；④ 棘球绦虫感染引起移植免疫耐受机制及其免疫抑制因子；⑤ 阐明棘球绦虫的时空传播模式，构建包虫病防治新模式。

建成 WHO 包虫病预防与管理合作中心，构建包虫病远程医学诊断与治疗学共享平台，创建国家包虫病临床数据及标本库中心，形成包虫病经济学，为国家包虫病防控决策提供科学依据，同时成为世界包虫病多中心预防控制中心之一，对亚洲包虫病发的防控起到桥头堡和引领辐射作用。

创建包虫病转化医学协作中心：与博奥生物有限公司暨生物芯片北京国家工程研究中心、北京协和医院和新疆华世丹药业，协同创建包虫病转化医学协作中心，并与新疆华世丹药业股份有限公司、北京爱客福医学科技发展有限公司和本院三产贝斯明生物技术发展有限公司结为共同创新、诊疗技术转化联合体，探索形成高效创新转化机制，形成新的包虫病防诊治产品国家资质高科技专利产品和应用市场。

（三）愿景及目标

（1）提高我国包虫病防控水平，创建包虫病防控新模式，创新包虫病治疗技术，建设包虫病转化医学体系，产生系列标志性成果和产品并加以推广和应用，全面提升我国在包虫病领域的自主创新能力，实现国家包虫病防控目标。

（2）开展机制体制创新，突破条块分割，改革奖励和收入分配制度，探索高校科研单位企业股份制运行模式，吸引并汇聚国内外领军人物和培育出中青年全球拔尖优秀人才。

（3）通过汇聚各方优势资源，探索实现"校院、校企、国内外"共享智力、共享资源、共享知识产权、共享成果，务实有效机制和共识方法，追求"优势优得、优产优得、兼顾公平"的最大效益体现。

案例6　基层医疗社会化办医的健康管理创新实践

云南新康医疗管理集团

· 简介 ·

（一）单位简介

云南新康医疗集团有限公司成立于 2012 年 3 月，历经五年发展，现控股九家法人公司，200 家基层社区卫生医疗机构；是目前中国地区最大的一家基层医疗连锁化经营的管理集团。新康医疗在整个运营过程中对居民的健康行为全面采用了 IT 系统进行管理，充分利用"互联网＋"技术逐步建成了居民全生命周期的大健康数据库。云南新康模式秉承居民"小病时的医生、大病时的参谋、重病时的亲人、康复时的助手"的企业理念，正在逐步改善居民对基层社区医疗的认识，从陌生到接受、从接受到信任，成为居民放心、政府满意的中国城市居民健康管理平台；创造优秀品质的和谐、幸福、健康社区；通过系列健康服务，实现老人生活自理、儿童健康成长、各类特殊群体能及时享受贴心的健康照护是新康的使命。

（二）创新项目简介

本项目是在基层医疗机构服务水平、管理水平普遍低下，服务内容普遍单一、不完善，国家基本公共卫生服务项目无法真正有效得到落实的背景下，进行的一次坚定、切实的社会化办医的健康管理创新实践。

1. 社会化办医创新　本项目是我国第一个社会化、连锁化、规模化创办基层医疗服务机构的医疗管理集团。

2. 业态创新　本项目作为中国首家对大量基层社区卫生服务机构进行连锁化经营管理的有益尝试，为此领域提供了开创性的统一的管理模式、运营模式、业务流程、服务标准，以及政府监督管理模式。项目的成功应用对云南省乃至全国基层医疗服务机构的规范管理与运营起到示范作用，为我国医疗改革事业的推进做出有益的探索，为社区居民提供统一一致、方便快捷、专业全面的高品质服务做出了榜样，为中国医疗改革的最后一公里做出了实质性的实践贡献。

3. 服务模式创新　建立家庭医生责任制，通过连锁社区化管理，让管辖内社区居民切实享受到无差异化的高标准国家基本公共卫生服务与基础医疗服务，实现区域内健康档案、医疗服务内容共享、互通互认，为签约居民切实提供家庭医生健康管理服务、双向转诊服务，为社区居民的健康管理保驾护航。

4. 服务内容创新　突破了传统的基层医疗机构提供常见疾病的基础治疗、基本公共卫生服务内容，增加了诸如社区眼科、口腔科、中医、现代康复等适合社区居民的医疗保健服务，通过家庭医生 APP、微信、网站的互动将周边利于居民全生命周期健康的服务形式与业态引入到社区服务的内容中来，为社区居民提供了更加便捷、方便、全面的社区服务；真正做到了"基层强"，为实现云南分级诊疗制度的实施奠定坚实的基础。

5. 数据驱动模式创新　本项目通过自主研发的区域化基层医疗信息管理系统，搭建了全生命周期的居民信息管理平台，助力连锁化、规模化地经营基层医疗卫生服务机构，并且首次通过数据驱动模式创新。

数据驱动管理，通过对运营数据的分析，优化管理模式、调整资源配置、提供决策支持。数据驱动服务，以真实、动态的居民健康档案为核心，综合内、外部大数据，实现签约居民线上管理、线上互动、双向转诊，并且提供高度定制化的健康管理以及服务。数据驱动价值，以医疗健康数据为基础，深度挖掘资源，为政府提供区域疾病分析、为企业更好服务顾客提升质量创造价值。

· 创新性 ·

云南新康医疗集团经过多年的经营与实践，总结出简单、有效、易操作的基层医疗服务机构连锁化经营模式——新康模式。

一家社区卫生服务中心管理多家社区卫生服务站联合服务辖区内社区居民，构建 15 分钟步行社区医疗生态圈，实行 8：30～21：00 全年无休的上班制度，保证社区医疗服务的可及性与便捷性；

统一社区卫生服务机构装修标准、运营标准、管理标准、服务标准、考核标准、信息标准，树立社区医疗的品牌效应，建立基层医疗的"新康标准"，增加社区居民对社区医疗的信任度；

建立"全科医生＋护士＋公卫医生＋药师"组成的家庭医生团队＋"健康管理师"的社区家庭医生服务模型，保证家庭医生服务真正能普及到辖区内的社区居民；

建立全科医生集团、以居民满意度为导向的激励制度，开展基本公共卫生服务、全科、中医、康复、口腔、眼科等项目，强化常见病、慢性病的管理和服务，提升社区医疗的服务品质、丰富社区医疗服务内容；

"基层医疗＋互联网"，自主研发基层医疗区域化信息管理系统，建成全生命周期的社区居民健康管理平台，实现集团内部所有机构信息互联、互通、互认、互信，丰富居民健康档案信息维度，建立区域 LIC、PAC 会诊系统，与多家三甲医院建立双向转诊合作关系，实现信息共享、专家指导，切实为社区居民提供家庭医生与双向转诊服务。

· 实践性 ·

（一）创新项目开展状况

在昆明市建立了区域性 15 分钟社区医疗生态圈，并推广到云南省及西南部分地区，成为全国首家规模最大的基层医疗连锁化经营的管理集团，完成社区居民健康管理平台雏形；切实开展公共卫生服务，让社区居民真正享受基本公共卫生服务的权利（图 3-8）。

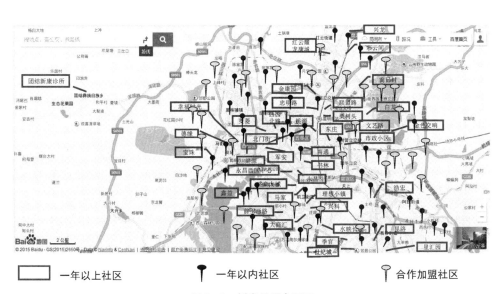

□ 一年以上社区　　📍 一年以内社区　　📍 合作加盟社区

图 3-8　新康昆明布局图

（二）创新成果及数据支持

（1）建成全生命周期的社区居民健康信息管理平台，实现以社区居民为核心的全生命周期的动态健康管理数据库，通过集成的大数据仓库及分析引擎助力社区居民健康管理，为管理层提供决策支持。

利用"互联网+"，2013年集团开始自主研发基层医疗区域化信息管理系统。从自动定位网格化、家庭化收集社区居民健康档案到多维度、多渠道地丰富完善居民健康档案内容，首次将基层医疗公共卫生服务、基础医疗服务、区域检验、影像服务、双向转诊服务，纳入居民健康档案管理，建立全生命周期的居民健康大数据库，利用信息技术将社区居民与公共卫生、健康体检、基本医疗、双向转诊、远程会诊服务有效地链接、并且互动，实现社区居民健康管理服务在线任务分配、在线执行、在线监督与在线考核，实现社区居民健康档案区域内授权合法共享，实现区域内医疗资源、人才资源共享，提前探索与实践国家2030健康中国提出的社区居民全方位、全生命周期的健康管理目标。

（2）特色家庭医生团队组合，充分利用信息化完成对社区居民的动态健康档案的全程管理与追踪。由"全科医生+护士+公卫医生+药师"的家庭医生团队+"健康管理师"的家庭医生服务模型为社区居民家庭健康保驾护航；通过穿戴设备实时监控社区居民健康数据、实现社区重点人群的远程照护；利用新康家庭医生APP实现在线预约、在线问诊、在线查询、在线支付、家庭医生签约与互动、双向转诊等功能。利用新康双向转诊系统为签约居民进行对口转诊、合法共享居民健康档案和医疗服务内容，协助三甲医院做好转诊居民回到社区的继续治疗与康复治疗，不仅降低了医疗成本、提升了医疗效率，同时也增强了基层医疗医生的服务水平，做到了三方共赢，居民满意。

（3）建立居民信任，首诊进入社区，降低门诊费用（表3-1）。

表3-1 新康医疗服务统计数字

基础治疗门诊量	公共卫生健康管理服务	公共卫生重点人群体检	0～6岁儿童预防接种量	基础治疗客单价	基础治疗检验费	基础治疗西药费
2 893人次／月	2 040人次／月	300人／月	1 235人次／月	89.5元／人	15～20元／次	25～40元／次

注：所有值均为平均值，统计时间2016年8月

· 可借鉴性 ·

（一）推广性分析

本项目形成了基层医疗连锁化经营的新康实践标准，其社区基层医疗机构的基本建设标准、运营标准、管理标准、服务标准、考核标准、信息标准，经过多年和批量的实践，接受了多个地域政府与部门的监督与管理，并得到了政府监管部门和社区居民的普遍认可，为项目的推广提供了成功的样本。

此外，值得一提的是项目充分利用现代信息化手段首次将以上系列基层医疗标准融入信息管理系统，实现了多家基层医疗服务机构经营、管理、服务过程的实时数据展现，实现了连锁经营的在线监督、在线管理和在线考核。整个项目具有高度可复制性与推广性。

（二）可借鉴意义

本项目的建设为2020健康中国——建立覆盖城乡居民的中国特色基本医疗卫生制度做了先驱的有益探索；为民营资本进入基层医疗领域连锁化、规模化经营，创新医疗服务供给模式做了成功尝试。项目既保证了基层医疗公益性的前提，又体现了民营资本对不同区域、不同人群体的全方位、全生命周期的健康管理服务，为国家基本公共卫生服务可针对不同区域、不同人群实现统一标准的买单服务提供了现实的证据支撑。项目利用集团化经营优势抱团与当地各大三甲医院成功结盟，切实落地双向转诊为政府分级诊疗提供的大量现实样本。

就行业内而言，项目通过探索并落实对多个跨区域、不同政府机构管理、不同公共卫生考核标准的上百余家基层医疗机构进行集团化统一管理、统一经营和标准化服务，将社区被动疾病治疗变为主动的社区健康管理，将大众健康管理的基础扎根在社区，利用集团自主研发的基层医疗区域化信息管理平台建成了全生命周期的社区居民管理信息平台，建设在区域服务半径内的基层医疗社区服务机构共享网络，最大限度地利用有限且优质的医疗卫生资源，具有提高社会医疗资源分配的合理性、公平性，发扬社区能动性等优势。这对政府批量管理基层社区医疗服务机构、对企业经营连锁诊所都将是一个很好的借鉴与模范作用。

就行业外而言，项目以医疗资源、信息和服务共享为基础，以信息网络等现代技术为依托建立基于社区居民的全生命周期的健康大数据库，不仅提升社区基础医疗的服务能力与服务水平，对于健康大数据的实际应用也做出了很好示范作用。这种"基层医疗＋互联网"模式对于其他基础行业同样也值得借鉴。

案例 7　医疗服务体系和医生自由执业的领先探索

张强医生集团

·简介·

2014 年 7 月 1 日，张强医生集团（Dr. Smile Medical Group）在上海宣布成立，系中国大陆首家跨专科医生集团，创始人为我国著名血管外科专家张强医生。张强医生集团由走出体制的优秀外科专家团队组成，拥有多项独家医疗技术和设备，以一流的医学技术和良好的口碑提供安全、便捷、可及的优质医疗服务。团队拥有 20 多年、数万例临床经验，患者遍及 50 多个国家和地区。张强医生集团采用 PHP 模式与国内多家知名国际医院签约合作，并在京沪杭设有临床中心，首个落地项目思俊诊所也已落户杭州西子国际。随着规模扩大和品牌的成熟，张强医生集团逐步分化出多个专科中心，目前主要包括血管中心、男士整形中心、疝中心、肛肠中心、面部轮廓整形中心。

·创新性·

（一）创新背景

签约医生集团是世界上大多数发达国家和地区的医生自由执业方式，在美国，近一半的执业医生选择加入医生集团。医生集团的本质是医生执业方式之一——团体执业（group practice），这是相对于独立执业（independent practitioner）来说的。两三个医生结合起来就可以团体执业，他们共享彼此的收入，共同承担损失，共享设施设备，是一个共同进退的执业团队。

张强医生在中国首次提出"医生集团"（medical group）一词，随后得到了社会的广泛认可和引用，以医生为主体的医生集团执业模式，提升了医生的职业价值，充分激发了医生服务患者的内在驱动力，为整个医疗行业的发展注入了新的活力和动力，为解放医生的劳动生产力，深化医改发挥了重要的推动作用。

据不完全统计，短短两年时间，中国就出现了 200 多家"医生集团"，如冬雷脑科医生集团、博德嘉联医生集团、沃医妇产名医集团等，其中也包括部分体制内医生集团，即医生身份还保留在体制内，如哈特瑞姆医生集团、万峰医生集团、大家医联等。

医生集团的兴起和蓬勃发展也推动了医疗政策的变革。2016 年 10 月，国务院印发了《"健康中国 2030"规划纲要》，纲要明确指出"创新医务人员使用、流动与服务提供模式，积极探索医师自由执业、医师个体与医疗机构签约服务或组建医生集团"。"自由执业"第一次写进"国字号"文件。此后，国家卫计委也先后在《医师执业注册管理办法》《医疗机构管理条例实施细则》《"十三五"全国卫生计生人才发展规划》等文件中加强了对医生自由执业的引导。

（二）创新解决方案

1. 医生自由执业　张强医生集团的医生均为自由执业医生，从原三甲医院辞职后加入医生集团。与体制内的多点执业医生相比，自由执业医生的优势在于：① 不会和原单位产生利益冲突；② 法律关系清晰，法律风险小；③ 服务意识强，减少医患矛盾；④ 时间支配合理，自律性强；⑤ 大多具有临床技术优势；⑥ 抱团发展意识更强；⑦ 最大程度上让医生通过技术劳动获得报酬。

2. PHP 模式　2014 年，张强医生在全国院长年会上首次提出 PHP 概念，即医生和医院之间的合伙关系（physician hospital partnership）。PHP 模式改变了传统上医院雇佣医生的做法，把医生放在重要的和与医院平等合作的位置。

法律层面，医生执业地点仍然注册在医院，但不从医院领取薪水。医生收入来自服务患者的劳动所得。收入的多少根据 CPT 编码的医生费比例而定，医生的自身能力、服务质量、医疗风险是影响收入的重要因素。

PHP 模式的优点有：① 最大限度地发挥医生服务患者的内在主动性，提升医疗技术和服务质量；② 缓解医疗机构的人才资源紧缺；③ 医院更加聚焦于平台建设；④ 医生的劳动价值得到更好的体现。

2017 年，张强医生集团扩展了 PHP 模式的内涵，将整体临床服务项目落地医院实体，建立了京沪杭三大临床中心，各专科集中发展实现资源互补，更加方便患者的预约和转诊。这种医生品牌先行、机构平台在后的创新模式凸显了医生团队的技术和服务价值，极大降低了医疗机构的运营成本和市场风险。而这些创新模式，正是张强医生集团具备更大想象和发展空间的基础。

3. CPT 编码　CPT 编码是国际上通用的收费编码系统。其中的医生费（physician fee）是医生和医院之间的分成依据。CPT 编码把每一项收费标准化、条块化，这也是各大保险公司和医院签约的参考依据。国际上，因为医生是独立和保险公司签约的，因此医生费用由保险公司直接支付给医生。在中国，目前保险公司只和医疗机构及患者发生合同关系，医生的分成只能从医院获得。

张强医生集团和国际医院合作的模式有两种。一种是商业保险，医生收取一定比例的医生费用；另外一种是针对自费患者，和医院共同制定套餐价格，根据协议制定医生费用的比例。

4. 以专家为核心的团队模式　与传统上公立医院不同，医生集团的团队构成并非清一色的医生，还有专家、助理、客服秘书。专家专注于患者的治疗方案制定和实施，助理医生协助专家就诊、治疗、随访，客服秘书安排患者的预约、沟通和术后跟踪，安排专家的行政和外联任务。

5. 日间手术 & 医疗技术创新　张强医生集团所有专科团队均已开展国际标准的日间手术，将手术住院时间从数日降低到数小时，大大提高了患者恢复的安全性和舒适性。目前，日间手术量已经占全部手术的 90% 左右（图 3-9）。

在严格的手术流程控制标准下，日间手术体现的是快速康复的理念。但是，由于缺乏成熟健全的分级诊疗和家庭医生体系，长期以来，术后随访一直是限制国内日间手术开展的一大因素。张强医生集团通过 24 小时 ×7 天不间断"电话＋网络"随访服务解决了这一问题。随访团队由拥有临床医学背景的专家助理组成，其中多拥有海外医学经历。

在保证医疗质量的同时，张强医生集团在技术创新方面也卓有成效。血管团队率先在中国开展了腔内精准闭合手术，将静脉曲张手术复发率从 20% 左右降到 1% 以下；血管团队还开展了国内首例髂动脉支架日间手术。疝外科团队在国内实施了首例疝镜微创手术，弥补了小儿腹股沟疝个体化治疗的空白。男士整形外科团队实施了国内首例全程 B 超引导下的男性乳房发育征手术，并日渐成为国内男乳患者的首选。肛肠外科团队可以实施国内领先

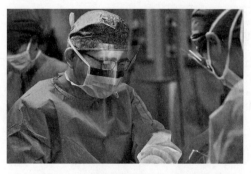

图 3-9　张强医生在进行日间手术

的 Starr 术（经肛门吻合器直肠切除术）排便梗阻综合征手术。口腔颌面外科团队在国内率先开展自体骨颏成形日间手术，并可以开展高难度复杂性正颌手术。

另外，张强医生集团成功将 VR 技术应用于局部麻醉手术中，完成了全球首例 VR 辅助局麻下的静脉曲张手术，并已经开始着眼于 AR 技术临床应用。

6. 共享型专科医疗服务 2016 年张强医生集团提出并践行了一个全新概念——共享型专科医疗服务，主要包括分级诊疗、专家资源共享、学术资源共享、第三方检验影像检查、整合医疗产业链、医疗数据共享六个方面，目标就是充分调动社会和行业力量，整合医疗产业链的全部资源，为患者提供更有品质的专科医疗服务。张强医生集团杭州静脉中心将成为国内首个共享型专科医疗服务机构，专注下肢静脉疾病诊疗和预防。

7. 单病种模式 张强医生集团根据市场情况，采用单病种高度垂直切入市场。比如血管外科在下肢静脉曲张微创治疗方面采用独家技术和流程，患者在术后没有明显疼痛，迅速恢复。血管团队因此迅速获得行业知名度，2015 年日间手术量居全国首位。

肛肠外科聚焦都市女性肛肠疾病诊疗；颌面外科专注面部轮廓整形；疝外科在小儿疝治疗方面形成特色；整形领域主打男士整形单病种模式，尤其在男性乳房发育征方面形成广泛影响力。

8. 标准化流程 通过移动互联网进行患者疾病初选。患者按照专家助理的指导，通过微信递交病情信息和影像资料；医生根据情况进行解答，有必要时再预约门诊。

门诊一律采用预约制。患者通过预约电话或者服务号进行门诊预约，在预约日比约定时间提早 15 分钟内到达即可。看诊时间至少 20 分钟，让医生有充分的时间了解、判断和解释病情。

9. 移动医疗"O2O" 张强医生集团进驻多家互联网平台，如好大夫在线、360 国际医疗网等。2015 年与腾讯（腾爱医生）签订战略合作协议，联合开发基于微信公众服务号"张强医疗"的后台开发，实现了线上预约、咨询、随访、远程会诊等功能。医生集团的远程视频系统可以实施多地同时会议、多专科联合会诊、医患视频咨询和随访等。医生集团跨地域发展的特点决定了移动医疗的重要性。

10. 医师个人责任险 国际上，医疗责任险已经成为重要的医师执业风险分担机制，在商业医责险发达的欧美国家，不仅提供医责险的保险公司众多，保费和保额也会因为不同专科医生的风险程度而不同。但在我国，尽管以医疗机构为主体的医责险正在逐渐推广，但是作为真正产生医疗风险的医生在购买医责险方面却始终缺乏自主性，这也成为阻碍医生走向市场化的一个因素。

张强医生集团联合国内知名互联网保险平台推出了国内第一张医师个人责任险保单，医生第一次成为医疗责任险独立的购买方。根据保险合同，医生在大陆地区所有合法医疗机构的多点执业意外风险，包括医院、诊所、门诊部、卫生站等，都将得到有效保障。

· 实践性 ·

张强医生集团已经成为国内最具影响力的医生集团之一，其创立为中国医改开辟了一条全新的路线——通过医生团体的整合独立服务于民众。从时代需要、医生职业需要以及患者需要方面来看，医生集团在中国大有作为。

根据张强医生集团发布的 2015 年度下肢静脉曲张日间手术数据分析，其静脉曲张日间手术率为 100%，在全国居于领先水平。绝大多数患者术后观察 2～3 个小时即可出院。而随着技术和经验的积累，血管外科的留观时间甚至缩短到了 0.5～1 小时，在国际上也处于领先水平。另外，静脉曲张日间手术的术后复发率、抗生素使用率、术后深静脉血栓发生率等均远低于国际平均水平。得益于先进的服务理念、严格的流程管控、创新的医疗技术和完善的术后随访等因素，张强医生集团的患者满意度高达 99.5%。

· 可借鉴性 ·

由于医生的体制内编制和被雇佣身份，目前我国在公立医疗体系推行的多点执业和分级医疗都遇到一个问题：缺乏医生群体的积极主动参与。体制内医生的多点执业政策推行面临院长们的反对，医院管理者方面担心人才外流，另一方面担心带来管理上的难度，更担心医生带走患者资源。出于第一执业点的编制身份所限，很多体制内医生在多点执业方面都存在顾虑。张强医生集团的医生们已经走出体制，有多点执业的选择自由，与医院之间的责、权、利清晰。

医生集团作为一种新的医生执业方式，正在被越来越多的优秀医生所认可，有行业分析人士认为，医生集团的大潮在中国才刚刚开始，作为一种组合便捷的医生执业组织形式，未来其数量或将惊人。

2016 年 3 月，由张强医生集团发起，七家医生集团在张强医生集团北京总部宣布成立中国医生集团联盟，打造医生集团间的资源共享平台。2016 年 10 月，首届医生集团联盟大会在上海举行，又有 10 家医生集团成为联盟新成员，医生集团迎来"抱团取暖"的跨学科、跨区域合作时代。

· 战略规划 ·

张强医生集团将继续围绕"以患者为中心的理念"在资源整合、专科连锁、跨界发展方面持续发力。

建立更多专科医生团队作为子品牌，实现资源共享。发挥医生集团联盟合力，各医生集团互通有无，跨学科合作，与全科医生集团建立转诊机制。建立外科诊所和日间手术中心。建立单病种手术的标准和流程，并进行规模化复制。以医生为主体，介入移动医疗、医疗 VR 和人工智能。医疗 VR 不仅可以用于培训，还可以用于临床辅助治疗。

以中国医生集团联盟为依托，张强医生集团以及国内各知名医生集团展开了跨学科合作，如与国内首家外资医生集团 Ferguson 弗阁笙妇产医生集团达成合作协议，相互授信，建立多学科协作和预约、转诊绿色通道；疝外科团队联合沃医妇产名医集团成功实施腹腔镜子宫肌瘤剔除＋脐疝修补联合手术。未来医生集团之间的合作将更加深入。

张强医生集团已经启动国内规模最大、规格最高的连锁静脉中心（Vein Center）投资计划，第一家静脉中心已落户杭州由张强医生集团思俊诊所（Dr. Smile Surgical Clinic）主导、联合杭州美华妇儿国际医院、浙江绿城心血管病医院组成。该中心为国内首家专注于下肢静脉疾病诊疗和预防的医疗机构，并为国内首个共享型专科医疗服务机构。未来计划在上海、北京投资建立思俊诊所和日间手术中心。

2016 年 8 月，由张强医生集团控股与上海酷袋网络科技有限公司、上海群谊文化传媒股份有限公司共同出资成立了上海深视界医疗科技有限公司，专注于临床应用型 VR 产品研发。2016 年底，首款产品进入临床应用，张强医生集团在京完成全球首例 VR 辅助局麻下静脉曲张手术。在继续完善 VR 局麻的同时，张强医生集团已经开始 AR 手术辅助和手术导航的应用研究。

信息与产业发展

案例 8   链接商业健康保险和健康医疗的综合服务平台

健医科技（上海）股份有限公司

·单位简介·

健医信息科技（上海）股份有限公司（简称"健医科技"）是一家以商业健康险为核心支付方、医疗健康网络为基础的金融服务公司，链接金融保险和健康医疗，通过安全、高效、实时的信息系统，遍及全国的合作医疗网络，提供商业健康险一站式便捷支付与便捷医疗服务平台（图 3-10）。

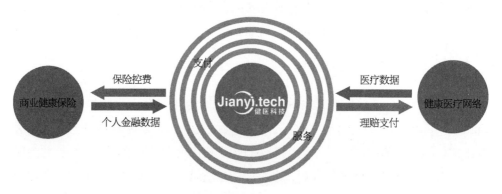

图 3-10   健医科技连接商业保险与医疗服务平台

·创新性·

（一）创新背景

我国商业健康险发展迅速，年复合增速维持在 40% 以上，2016 年 4 042.5 亿元，同比增长超过 67%，远远高于同期产险、寿险以及意外险的保费收入增速。预计到 2020 年，健康险的市场规模达到 1.2 万亿～1.5 万亿（图 3-11）。

然而随着商业健康保险服务人民群众医疗保障广度与深度的持续提升、发挥

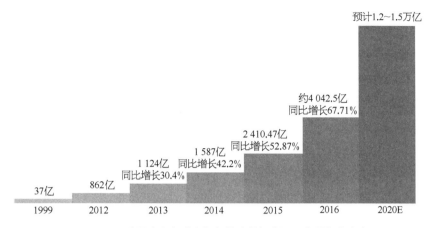

图 3-11　中国商业保险市场规模（数据来源：中国保监会）

作用的持续增长，商业健康保险在面临广阔发展前景的同时也将遭遇诸多挑战。受制于健康险经营成本偏高、保障方式相对单一等因素，多数保险公司的健康险业务经营处于亏损状态。此外，商业健康保险的经营主体在医疗健康管理产业链中能动性低，专业化的健康管理服务水平也有待提高。保险机构不仅难以共享医疗机构的诊疗信息，而且难以深入介入和参与人们的健康管理流程。

（二）创新解决方案

　　因此，健医科技立足于商业健康险，从行业痛点出发，通过信息技术和资源整合，构建了链接商业健康保险和健康医疗的综合服务平台，实现理赔支付便捷性和健康医疗服务多样性，有效解决商业健康险发展面临的"理赔冗长客户体验差"及"服务单一"等问题（图 3-12）。

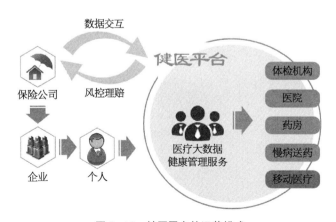

图 3-12　健医平台的运营模式

1. 支付服务　健医科技打通了健康保险理赔与医疗机构之间的信息通道，集成了与保险核心系统与医疗机构系统的应用，通过信息化的方式，根据不同的保险产品，提供不同的便捷支付服务。

第一是直付理赔，主要是针对简单的基金型产品。健医与网络内的医疗机构实时系统对接，在服务开始时将保单数据导入健医系统并给被保人发放身份凭证（实体卡和电子支付码），医疗机构将消费数据实时反馈给健医，健医根据保单责任信息控制其消费范围并扣减账户额度，实现"刷卡消费，实时结算，无需开票，无需垫付，潇洒走人"。

第二是秒赔，主要针对较为复杂的理赔型产品。基于与医疗机构的系统对接，当被保险人正常就诊支付医疗费用时，健医系统通过社保卡可以了解到客户做了哪些治疗应该如何理赔，客户还没走出医院大门，理赔款已经到账，完成理赔案件的高效处理，提升客户满意度。

第三是自助理赔。被保险人在非健医网络内医院就医，被保险人通过移动端进行拍照理赔上传理赔所需资料，健医将影像件转化成数据，然后进行理赔。

健医支付服务为被保险人提供良好的健康险理赔体验，也大幅减少保险公司和参保人之间的纸质票证往来，有效改进的商业健康险的支付模式（图 3-13、3-14）。

2. 医疗服务　在提升客户便捷理赔体验的同时，健医科技精细化分析整合的优质医疗资源，并通过移动互联网技术和健医平台累积的医疗大数据，覆盖到健康险用户事前预防、事中医疗、事后康复的健康和医疗全流程服务管理中，同时按照疾病的轻、重、缓、急及治疗的难易程度，为商业健康险用户提供家庭医生、名医挂号、重疾绿通等健康服务和管理，满足客户多层次、差异化的健康需求。

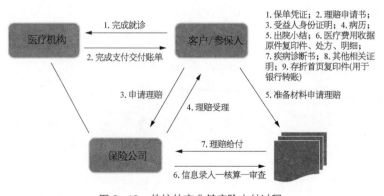

图 3-13　传统的商业健康险支付过程

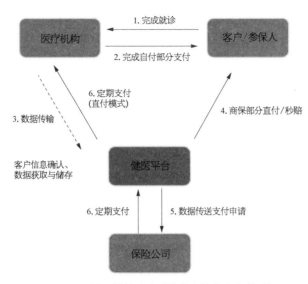

图 3-14　健医科技改造后的商业健康险支付过程

例：家庭医生服务是健医科技推出的即时电话医生服务，客户通过移动端在线提交需求，三甲医生通过电话回复对日常小病进行预诊和判断，并提供专业的疾病咨询和就医指导，方便快捷。从源头上解决"排队等候 3 小时一般轻症 3 分诊疗结束"的问题，提升就医效率（图 3-15）。

3. 产品服务　健医科技逐步建立了"便捷支付"平台和"便捷医疗"平台，并在两大平台支撑下，为商业保险公司提供健康险整体解决方案。保险公司可利用健医科技现有的产品合作与医疗资源，大大降低了健康险开发和运营的成本，

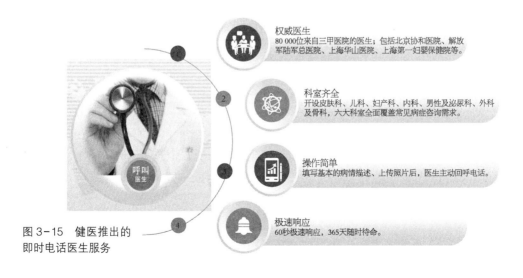

图 3-15　健医推出的
即时电话医生服务

提高了健康险产品对于被保险人的服务能力，提升被保险人的产品使用体验。

2016 年底，健医与中国最大保险公司中国人寿联合推出一款重大疾病海外医疗综合保险，健医在移动端做了整套的营销、销售、投保等流程，在行业内获得了非常好的口碑。

· 推广性分析 ·

近年来，商业健康保险发展迅猛。然而随着商业健康保险服务人民群众医疗保障广度与深度的持续提升、发挥作用的持续增长，商业健康保险在面临广阔发展前景的同时也将面临诸多如数据缺失、理赔烦琐、服务不足、产品同质化等问题。

健医通过自建的医药数据网络和健康服务网络，来解决健康险的三个核心要素：产品、赔付、服务，使健康险不只是提供金融保障，而且能够提供集事前健康管理、事中就医指导、事后理赔支付的一站式综合健康服务。

健医科技通过整合微创新来帮助建设多层次的健康医疗保障体系，推广商业健康保险，提高社会效能，促进健康产业和商保产业的发展。

· 战略规划：成平台，为健康险提供综合服务 ·

健医科技的目标是成为为健康险提供综合服务的平台公司。2016 年，是健医科技支付、医疗、产品服务并举战略的开局之年，也确立了健医科技健康险便捷支付和便捷医疗服务提供商的行业地位。

健医在过去两年，通过快速与保险公司和医疗机构合作，链接金融保险和健康医疗，通过自建系统全数据对接健康医疗网络为商保用户提供一站式便捷支付平台，以支付为切入，降低保险机构 70% 的理赔处理运营成本。与此同时健医获取大量、精准的健康医疗数据，形成了包括客户的用药、体检、诊疗、检查、检验等完整的健康档案信息。

健医将通过对这些数据进行沉淀分析，提供精准的健康医疗服务，使得健康险不只是金融保障，而是提供包含金融保障与健康医疗服务的综合解决方案。

健医科技的总体发展战略是面向长远的，未来健医科技将加大区域扩张和平台技术投入，继续在支付、医疗、产品三大业务类上布局推进。

案例 9 打造互联网医疗的手术合作共享平台

名医主刀（上海创贤网络科技有限公司）

· 简介 ·

上海创贤网络科技有限公司成立于 2014 年，总部坐落于上海，现设北京、天津、济南、南京、杭州、广州、成都、延安等分部，是一家互联网科技公司。

名医主刀是国内专业的移动医疗手术预约平台，响应国家分级诊疗及多点执业政策，利用互联网技术实现医患精准匹配，医疗资源优化配置，旨在为有手术需求的患者提供专业、高效、安全的手术医疗预约服务。作为医生或医生集团的经纪人，通过外科手术这一环作为切入点，以"名医铸刀"项目老带少的模式将优质医疗资源下沉，从而促进医疗资源均衡可及。

· 创新性 ·

（一）创新背景

1. 医生的痛点　中青年医生希望通过救治更多患者来提高自身治疗技术和社会价值。但单个医院的局限性明显：床位有限，病患混杂，竞争激烈等，怎样挖掘出对症的病患，让医生专注地做最擅长的治疗，是非常普遍迫切的需求。

2. 患者的痛点　由于国内的医疗资源分布不均衡，医疗信息不对称，大量二三四线城市的患者都无法第一时间找到最合适的专家进行治疗。即使打听到一线城市的知名专家，远途的车马劳顿，漫长的等床周期，高昂的医疗费用等对病情都是一个极大的延误。

3. 医院的痛点　知名三甲医院一床难求，很多地处略偏、设备优良、医生水平达标的医院却门可罗雀。大量的床位、医疗设备和手术室等被闲置，急待合理优化以便提升医疗资源的使用率和周转率（图 3-16）。

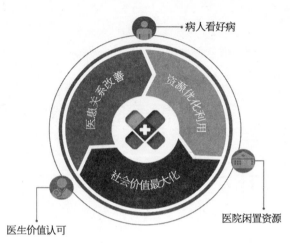

图 3-16　名医主刀互联网医疗的手术合作平台模式整合患者、医院、医生资源

（二）创新解决方案

作为医生和医生集团的经纪人，名医主刀以外科手术作为切入点，将会努力打造全科室全流程的医疗服务平台，进行术前检验、术中用药器械、术后康复的全链条资源整合。

解决三方痛点的创新模式：为患者及时精准对接最合适的医生，为医生深入服务全面打造推广其名医品牌，为医院合理优化闲置资源保障运营效益，同时解决三方痛点，优化提升整个医疗行业资源利用率。

手术切入打通整个医疗闭环：以外科手术这个医疗体系中的爆发点和强需求作为切入口，打通术前检查，手术机器人，术后康复等重要环节。同时布局内科和国际医疗等，成为最全面的名医集团的经纪人，让医生价值得到最大体现。

医生和医生集团的经纪人：利用互联网在获客渠道、传播方式、品牌塑造以及信息对称的优势，帮助医生建立其个人名医品牌，接入保险降低成本及风险，协助医生职业晋升和成果推广，从名誉、利益和学术等方面为医生服务。

多渠道一站式服务方案：传统排队等床位等医生的方式，升级为通过网站，400 热线，APP 和微信公众号等产品一键完成预约，精准匹配对接对症专家，第一时间进行手术，节省时间就是拯救生命。

·实践性·

（一）创新项目开展状况

2016 年 8 月 10 日，由山东省卫计委、《大众日报》社和名医主刀共同举办

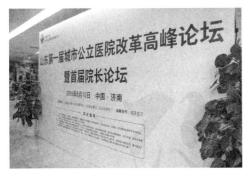
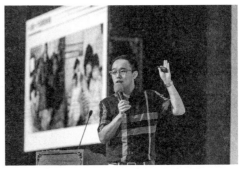
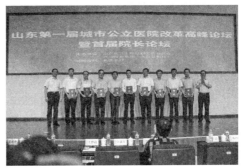

图 3-17　2016 年名医主刀参加山东省第一届城市公立医院改革高峰论坛暨首届院长论坛。苏舒在会上发言解读"互联网＋医疗"模式

的山东省第一届城市公立医院改革高峰论坛暨首届院长论坛在济南举行。会议由著名主持人郎永淳担任主持，山东省卫计委主任袭燕为论坛揭幕并致辞，中欧国际工商学院卫生管理与政策中心主任蔡江南等成为首批特聘专家。

会上名医主刀创始人苏舒对"互联网＋医疗"模式进行了深度解读，尤其是在配合国家多点执业、分级诊疗方针政策落地上采取的非常接地气、脚踏实地的措施和方案。信息对称、精准匹配、解决病痛、品牌塑造、医疗保险以上五点都是名医主刀在众多移动医疗品牌中独树一帜的有力抓手，配合"互联网手术中心"，"名医公益"，"名医铸刀"等金牌项目，赢得了在场各省属城市公立医院 300 余位专家和 120 余家公立医院院长的高度认可和赞赏（图 3-17）。

（二）创新成果及数据支持

1. 手术对接效率明显提升　合作专家超过 3 万名，整合了 10 000 多张空闲床位。预约途径多，操作简便，2 小时内反馈对症专家信息，1 周内安排手术，手术范围覆盖全国 25 省市。

2. 手术服务质量明显改善　将通常在医院等 3～6 个月的排床时间缩短到 1 周，并且在当地医院最熟悉的环境里让最合适的主刀医生治疗，患者的就医体验更好。

3. 医疗服务成本明显降低

（1）时间成本：找对症专家，等床位时间缩短。

（2）金钱成本：节省了远途交通费，住宿费等开支，同时医保实时结算。

（3）单次会诊：每次异地会诊完成 3～5 台手术，团购模式将专家手术效率最大化。

4. 社会认可程度显著提高　医疗分享经济领域的先锋者，被国家信息中心选中成为首批"分享经济案例研究基地"。同时作为唯一一家医疗企业在国家发改委国家信息中心发布的《中国分享经济发展报告 2016》中被提名。在《中国医疗分享发展报告 2017》中作为重点案例被分析研究。

· 可借鉴性 ·

（一）推广性分析

名医主刀的服务模式是对国家医师多点执业政策的深入解读和落地，作为医生和医生集团的经纪人，从专家名誉，个人利益和学术晋升等方面提供服务。

平台发挥互联网信息对称、精准匹配、解决病痛、品牌塑造、医疗保险等优势，将"互联网手术中心"，"名医公益"，"名医铸刀"等项目进行有效探索，并在全国持续推广落地。

患者有手术需求平台会请两到三名专家共同针对病情进行判断，根据是否需要手术形成意见统一，能够让患者更为科学全面去选择手术方案。

目前平台安排的患者大部分是有手术需求且急需治疗但找不到合适的医生或空闲的床位，名医主刀所做的是进行资源整合，解决患者想要做手术的需求。另外专家在本医院完成医院既定的工作任务，保证在本院的长期稳定发展，利用额外空闲时间，救治更多的患者，实现更大的人生价值和社会价值。

平台合作专家的手术安排与自身在医院工作时间不会冲突。特别是在周末，专家完全是在医院业余时间开展工作。这样不仅提升平台的正向价值观和社会责任感，同时也推动了整个大健康产业的发展。

（二）可借鉴意义

名医主刀在政策上借势，响应国家多点执业及分级诊疗政策，第一时间解除医生顾虑，快速占领市场先机。

在寻找战略合作伙伴上，名医主刀不仅与国内优质医院或医疗器械公司进行联合，还与杏树林、优护家等行业上下游资源强强联合，并与多家医疗媒体进行深度合作，以"合纵连横"的理念团结大家的力量共同发展。

同时，名医主刀团队不忘努力进取，从业务、技术各层面不断更新迭代，提升匹配效率，做好对医生和患者的服务。并在互联网手术中心上积极探索，建立医联体合作网络，以核心医院带动盘活片区会诊体系。

·战略规划·

2017年，名医主刀将着力打造过硬产品，同时在专业上细作深耕，以构建以二三线城市为基础的互联网手术中心，线下结合线上，线上带动线下互动的运营模式，积极引进全球领先的手术中心技术和经验，持续强化核心竞争力，巩固中国移动医疗手术第一平台地位，让更多患者从中受益。

引入美国凯瑟琳肿瘤中心全球领先手术中心技术和经验，达·芬奇手术机器人与EDDA等技术设备的合作，打造覆盖一二线城市的独立手术室网络（图3-18）。

2016年实现月均手术7000台，手术范围覆盖全国25个省，覆盖名医专家突破3万人，基层医生9万余人。

打造名医个人品牌。名医主刀为部分签约医生开通微博、微信公众号等新兴媒体，运营良好，仅就平台签约医生梁益建博士的微信公众号预约手术就超过700台。

现已打通医疗保险，为医生及患者量身定制医师责任险和手术意外险。其中医责险可按次购买，最晚在手术前3小时投保，保额高达100万；手术意外险被保险人医疗事故身故保险金和医疗事故伤残保险金累计给付金额以20万元为限。

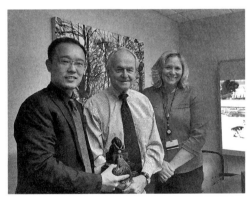

图3-18 名医主刀引入美国凯瑟琳肿瘤中心的手术中心技术和经验

案例 10　解决新生儿黄疸随访的世界性难题

哪吒保贝 TM（深圳贝申医疗技术有限公司）

· 简介 ·

（一）单位简介

深圳贝申医疗技术有限公司成立于 2015 年 2 月，创始人团队由留美医学图像处理博士、移动通讯领域专家和儿科医生组成。公司旨在使用先进的图像处理和人工智能技术为医生和患者提供优质的服务。

（二）创新项目简介

黄疸是新生儿最先面对的健康问题。我国是黄疸高发地区，每年出生数约为 1 800 万，约 80% 会出现黄疸，如不及时诊断治疗会引发胆红素脑病，此病可防不可治，每年因此增加上万例残疾儿童，给家庭和社会带来沉重负担。

新生儿常在生后 1～3 天出院，而胆红素在生后 4～5 天达到峰值，目前国内外尚无一种可供家庭监测新生儿黄疸的方法，新生儿黄疸出院后的随访是一项世界性难题。因此，寻找一种无创、远程、简便、可靠的家用黄疸检测手段就成为各国儿科学家的一场角力赛。

这个难题已经被贝申医疗的科研团队率先攻破。哪吒保贝 TM 上线一年来，用户已遍及我国 1 300 多家医院，深受儿科医护人员和新妈妈们的欢迎。目前已有注册妈妈用户 23 万多，注册儿科医护人员 6 000 余人，收集黄疸图像数据 190 万组。每天都有各地的宝宝在"哪吒保贝 TM"提示下入院就医及时得到治疗。初步的研究表明，参与实验的医院胆红素脑病的发病率降低了 50%。这个项目是移动医疗的经典代表作，被医生誉为"真正的移动－真正的医疗"。

由中华医学会新生儿学组组长杜立中教授和同济医大儿童医院院长罗小平教授带头完成的评估论文"基于智能手机应用软件拍照检测对新生儿高胆红素血症

随访的意义"已经发表于 2016 年第 8 期《中华儿科杂志》。文中指出："此 APP 可实时监测新生儿的胆红素水平，筛查高胆红素血症，因此对于我国新生儿胆红素的临床大数据收集及出院随访和胆红素脑病的防控具有重大意义。"

本项目入选 2016 年美国儿科年会受邀做大会演讲，这是世界上水平最高的儿科会议，也是我国的移动医疗产品第一次登上国际专业学术讲台。同时，贝申医疗已协助广东省和海南省妇幼保健院筹建省级新生儿黄疸随访中心，计划一年内覆盖两省 80% 以上新生儿约 200 万人，两年覆盖全国主要省份。

2016 年 8 月与众安保险合作推出我国第一个适用于 30 天内新生儿的健康险："新生儿胆红素脑病险"，形成"哪吒保贝 ™"特色的商业模式。

·创新性·

（一）创新背景

血清总胆红素值为目前新生儿高胆红素血症诊断的金标准，然而，此方法为有创操作，需要专业技术人员采血，并通过离心、特定仪器读数后才能得到结果，新生儿采血困难，有创采血对新生儿损伤较大。目前经皮胆红素测定已广泛用于临床，因其具有无创、安全和方便的特点，因此深受临床医务工作者的欢迎，但经皮胆红素测量仪价格通常上万元，并不适合家庭使用。然而，健康足月和近足月新生儿常在生后数天随母亲出院，此时可能尚处于生后胆红素血症的高峰期，目前国内外尚无一种可以提供给医生远程监测新生儿出院后黄疸进展的方法。因此，选用一种简单廉价且准确的方法进行远程无创黄疸监测和预警具有非常重要的临床意义和社会意义。

（二）创新解决方案

哪吒保贝 ™ 是一款远程、无创、自助的黄疸高风险预警软件。利用图像处理和人工智能技术对新生儿皮肤区域照片进行处理和分析，计算胆红素值，达到预警黄疸高风险的目的。新生儿黄疸检测手机软件由云端学习计算部分、手机端实时拍照部分和专用比色卡组成。

手机端拍照部分使用智能手机下载相关应用软件，配合比色卡自动拍摄新生儿皮肤图像，拍摄部位与经皮测胆仪经皮测定部位相同，并将其上传至云端。云端计算部分得到的胆红素计算模型会对上传的新生儿皮肤图像进行分析并计算得到胆红素值。使用者可实时在手机端获得胆红素值和风险级别提示。胆红素计算

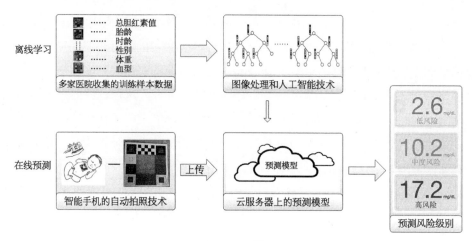

图 3-19 哪吒保贝™ 的工作原理

模型通过收集包含比色卡的新生儿皮肤图像、新生儿胎龄、时龄、体重及血清总胆红素值，再使用人工智能技术计算生成（图 3-19）。

· 实践性 ·

（一）创新项目开展状况

哪吒保贝™ 积极同国际国内新生儿黄疸研究专家合作，设计了多个临床评估验证方案，开展临床实验，对黄疸检测技术进行评估验证。同时，哪吒保贝™还通过合作建立黄疸随访中心、黄疸大数据平台的方式评估家用黄疸拍照监测技术对严重高胆红素血症和胆红素脑病发病率防控的影响。通过这些学术实验对本项目进行推广。

（二）创新成果及数据支持

哪吒保贝™ 的核心技术：新生儿黄疸自动检测方法已获得国家发明专利。拍照时使用的比色卡设计已获得国家实用新型和外观专利。

检测方法的评估文章"基于智能手机应用软件拍照监测对新生儿高胆红素血症随访的意义"论著发表于 2016 年第 8 期《中华儿科杂志》。该技术还入选 2016 美国儿科年会，受邀做大会演讲，这是我国的移动医疗产品第一次登上国际舞台。南京妇幼保健院新生儿科对哪吒保贝™ 进行了大数据的评估，评估结果得到了国际黄疸专家斯坦福大学 Bhutani 教授的认可，该结果也入选了 2017 年美国儿科年会。

哪吒保贝™还同广东省妇幼保健院，海南省妇幼保健院成立省级新生儿黄疸随访中心。其中，与海南省妇幼保健院联合开展的"基于手机APP的新生儿高胆红素血症早期筛查机制及效果评价研究"获国家自然科学基金资助。同中国医学科学院北京协和医院合作开展"基于移动医疗服务平台实施新生儿黄疸延续性护理的新模

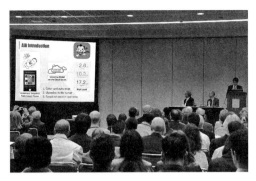

图 3-20　贝申医疗创始人申田博士在 2016 年美国儿科年会上介绍哪吒保贝™

式"的研究。同深圳宝安区妇幼保健院开展基于哪吒保贝™的黄疸随访效果评估实验。同中国医大盛京医院开展黄疸干预临床效果评估实验。

在商业模式上，哪吒保贝™与众安保险合作推出了我国第一个适用于 30 天内新生儿的健康险："新生儿胆红素脑病险"（图 3-20、3-21）。

· 可借鉴性 ·

（一）推广性分析

哪吒保贝™通过手机下载安装后即可免费试用，易用性高，已有 20 万余新生儿家长注册使用，每日自然增长 800～1 000 个注册用户，注册用户遍及全国 1 700 多家医院。哪吒保贝™的多篇评估论文已经在国内国际学术权威期刊进行

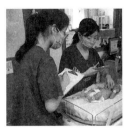
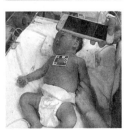
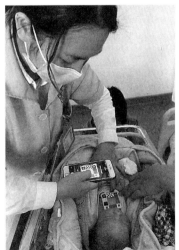
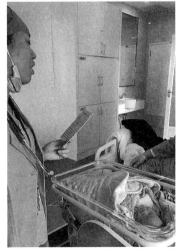

图 3-21　哪吒保贝™同多地医院合作进行临床评估实验以及黄疸随访宣教

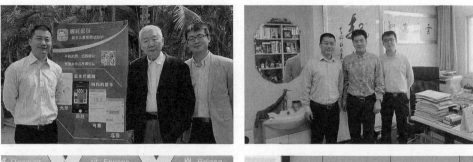

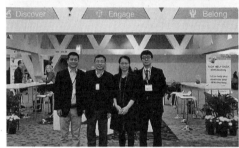
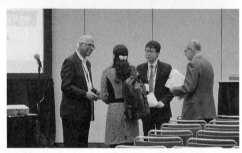

图 3-22　国内外新生儿黄疸研究的专家学者积极参与哪吒保贝™ 的国内国际学术合作推广

发表，临床试验结果获得了斯坦福大学 Bhutani 教授，中华医学会新生儿学组组长杜立中教授等一批国内外专家的一致认可，因此在学术推广过程中儿科医生的接受认可度很高，已经积累了 6 000 多名儿科医生用户（图 3-22）。

（二）可借鉴意义

本项目开拓了移动医疗新局面，首次实现了仅用手机自带功能完成疾病诊断，最大程度满足了疾病大规模自我筛查的需求。对互联网医疗、移动医疗的创新创业者指明了新方向。

·战略规划·

哪吒保贝™ 希望通过基于学术的产品推广和多种商业模式的探索，在两年内能够让我国 30% 的新生儿在出院后使用哪吒保贝™ 进行黄疸检测，完成黄疸随访，预防胆红素脑病。同时，我们还在积极探索和婴儿相关的能够使用图像处理＋人工智能技术解决的问题，如大便颜色自动分析预警胆道闭锁症。

随着哪吒保贝™ 使用量的逐渐增加，已积累了上百万张新生儿皮肤的图像，通过对这些皮肤图像的分析，未来有望通过对新生儿的皮肤变化和疾病进行自动识别和判断。

哪吒保贝™APP已申请全球专利。由斯坦福大学牵头的国际多中心研究项目已经启动，目前重点参与实验医院多在非洲、拉美、西亚地区，黄疸是当地新生儿致死率最高的疾病。目前，"大便颜色预警胆道闭锁症"的技术已经申请了发明专利，同时正在医院进行临床试验验证。

希望随着哪吒保贝™在各国推广及应用，严重高胆红素血症以及胆红素脑病的发生率和发病率在全球会逐步降低。同时积极配合我国卫生管理机构，争取在五年内将中国新生儿胆红素脑病发病率降低至发达国家的水平。

案例 11　整合智能硬件、保险与健康数据联动的糖尿病管理模式

丁香园 / 腾讯 / 众安"糖小贝"

· 简介 ·

（一）单位简介

丁香园：丁香园是中国最大的医疗领域连接者以及数字化领域专业服务提供商。成立 17 年以来，丁香园打造了国内最大的医疗学术论坛及一系列移动产品，并全资筹建了线下诊所。通过专业权威的内容分享平台、丰富全面的数据积累、标准化高质量的医疗服务，丁香园连接医院、医生、科研人士、患者、生物医药企业和保险，覆盖千万大众用户，并拥有 550 万专业用户，其中包含 200 万医生用户。目前丁香诊所已在杭州和福州落地，并计划延伸至更多城市（图 3-23）。

腾讯：腾讯成立于 1998 年 11 月，是目前中国领先的互联网增值服务提供商之一。通过互联网服务提升人类生活品质是腾讯的使命。腾讯把"连接一切"作为战略目标，提供社交平台与数字内容两项核心服务。通过即时通信工具 QQ、移动社交和通信服务微信和 WeChat、门户网站腾讯网（QQ.com）、腾讯游戏、社交网络平台 QQ 空间等中国领先的网络平台，满足互联网用户沟通、资讯、娱乐和金融等方面的需求。截至 2017 年 3 月 31 日，QQ 的月活跃账户数达到 8.61 亿，最高同时在线账户数达到 2.66 亿；微信和 WeChat 的合并月活跃账户数达 9.38 亿。腾讯的发展深刻地影响和改变了数以亿计网民的沟通方式和生活习惯，并为中国互联网行业开创了更加广阔的应用前景（图 3-24）。

众安保险：众安保险是国内首家互联网保险金融机构，于 2013 年成立，并获得中国保险监督管理委员会同意开业批复，是中国首张互联网保险专业牌照。总部设在中国上海，注册资本金 10 亿人民币，业务经营范围包括：与互联网交易直接相关的企业 / 家庭财产保险、货运保险、责任保险、信用保证保险、短期

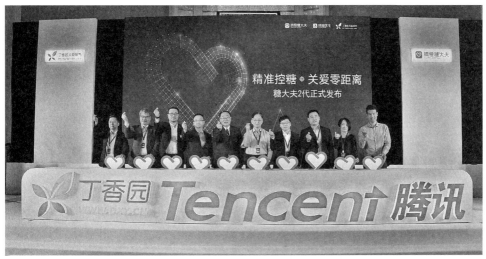

图 3-23　糖大夫 2 代发布会

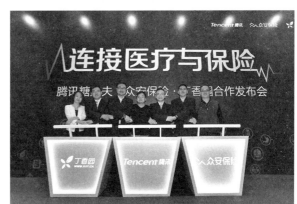

图 3-24　腾讯糖大夫–众安保险–丁
香园合作发布会

健康／意外伤害保险；上述业务的再保险分出业务；国家法律、法规允许的保险资金运用业务；经中国保险监督管理委员会批准的其他业务。众安保险定位于服务互联网生态，未来的互联网时代，是从 IT 时代到 DT 时代的演变，IT 的思维在于吸纳资源，为强大自己服务。DT 思维是吸纳资源，为使别人强大服务。众安保险正是依靠 DT 思维出发去考虑如何去服务好整个互联网生态。众安保险致力于做互联网生态的保险、直达用户的保险以及空白领域的保险。

（二）创新项目简介

与中国尚未健全的慢性病管理模式相比，国外已经成熟的家庭医生制度能够提供从出生到死亡的包括诊断治疗、追踪观察等在内的终身服务，因此慢性病患者也能得到长期有效的健康管理。

正是看准中国慢性病管理领域的市场机会，并基于自身技术优势，众安健康险于去年便开始了在慢性病领域的探索，不断迭代升级产品服务，并联合腾讯糖大夫血糖仪和丁香园推出了糖小贝控糖保障计划。众安糖小贝试图以保额激励的保险服务为基础，通过连接腾讯糖大夫智能血糖仪和丁香园的专业服务，将前端的智能血糖监测和后端的医疗跟踪管理服务整合成一体。从而帮助用户更好地管理血糖、健康生活。服务包含：① 控糖保险（众安保险提供）。② 智能医疗设备（腾讯糖大夫提供）。③ 健康管理（丁香园关爱团队提供）（图3-25）。

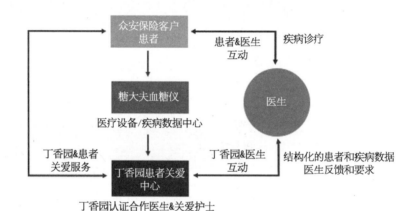

图3-25　众安控糖保险-腾讯糖大夫智能医疗设备-丁香园健康管理创新模式

·创新性·

（一）创新背景

根据统计，2015年，全球20～79岁人群中约有4.15亿人患糖尿病，患病率高达8.8%，另有3.18亿人糖耐量受损，前期患病率6.7%。中国是全球糖尿病患者第一大国，2015年的糖尿病患者数量超过1亿，130万人死于糖尿病及其并发症。根据国际糖尿病联盟预测，如果现状不加干预，2040年全球糖尿病患者将达6.42亿，糖尿病前期人群将达4.81亿，我国糖尿病患者数量将上升至1.54亿。

作为一种慢性病，糖尿病虽然无法根治，但完全可以控制。饮食、运动、药物、监测、教育被称为糖尿病防治的「五驾马车」。然而，糖尿病管控的现状却不容乐观。北京大学第一医院内分泌科主任郭晓蕙教授曾分享过一组调查数据：53%的糖尿病患者从来没有接受过任何健康教育；中国糖尿病患者血糖仪的拥有率只有15.9%；拥有血糖仪并能够在家完成检测的只有12.8%；60%～70%的糖尿病患者未能坚持每天运动。

如何激励患者主动管理自身病情？如何帮助患者获得准确且专业的知识信息？如何构建医患之间更为简单便捷的沟通渠道？如何助力患者养成良好有效的健康生活习惯？这是丁香园联合腾讯、众安保险力图打造的糖尿病患者全程管理照护模式。

（二）创新解决方案

丁香园、腾讯和众安保险是 3 家具有互联网基因的公司，因此用"互联网+"的思路构建新的服务模式，是创新医疗的必然手段。这一理念的最佳实践模式就是跨界合作，相互连接，逐步打造互联网医疗生态链。

腾讯糖大夫血糖仪作为智能终端连接丁香园的在线即时诊疗和健康管理服务，为患者提供及时、个性化的专业医疗支持，并形成大数据积累，推动医学领域进行糖尿病相关科研；基于患者的大数据，丁香园、腾讯和众安共同推出针对患者的康复激励保险服务，提供糖尿病并发症保险支持，并根据患者测量习惯，给予患者相应的保额奖励，借此帮助患者逐步养成科学控糖的好习惯。

简言之，腾讯糖大夫是大数据和服务的承载终端，丁香园和众安保险则是服务提供方和数据应用方，三方合作撬动健康监控、患者管理和医学研究等多方资源，构件"医疗-医护-医保"联动局面。

三方合作的亮点包括：① 联合保险公司首创"浮动保额机制"，对患者血糖自我管理行为给予即时反馈与激励；② 通过智能血糖仪对患者血糖监测行为的跟踪，第一时间了解到患者血糖监测的依从性；③ 根据实时血糖数据，及时了解患者血糖波动情况，第一时间进行关爱干预；④ 根据患者的血糖连续性数据，结合医嘱，为患者制定血糖达标计划，并进行监控；⑤ 为患者提供可靠专业的糖尿病资讯和知识，以便捷的方式使患者获得健康教育（图3-26）。

· 实践性 ·

自项目开展以来，丁香园、腾讯和众安保险一起构建了针对糖尿病患者的全面关爱服务闭环，包括智能设备（腾讯糖大夫）、保险公司（众安保险）、药品供应链（上海医药）、线下诊所及专业服务（丁香诊所和丁香园患者关爱中心）、检查检验机构（迪安诊断）；并在实践中确立了完整的服务体系，从患者教育、医患互动到日常管理等。

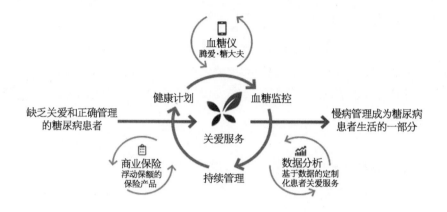

图 3-26　以数据驱动的整合服务模式能持续有效地实现糖尿病管理

丁香园关爱服务中心倡导并采用"医生主导团队"模式。作为关爱团队的领导者，每位医生带领 3～5 名关爱专员，每位专员覆盖 500～5 000 名患者。关爱专员不但可以帮助慢性病患者持续监测自身状况，及时沟通，并实时与患者进行专业互动；还能够将医生的指导和回答以通俗易懂的方式传达给患者，以便于他们更好地理解和执行。

丁香园患者关爱中心的关爱专员根据患者的病情与监测情况，定期与患者进行互动，监测患者血糖检测，提供健康生活方式指导建议。高频率的互动促使患者血糖检测频率提高，血糖异常值出现比例下降。

丁香园关爱服务中心提供的专业服务，结合腾讯"糖大夫"智能血糖仪和众安保险"糖小贝"浮动保额激励，打通"硬件＋服务＋保险"的糖尿病患者全面综合关爱服务闭环。所谓关爱服务，指的是对非健康人群的全病程、全方位的诊疗服务。全病程包括患者诊前、诊中、诊后的流程管理；全方位包括心理生理全方位呵护。

自相关保险上市销售以来，已经为 2 000 名投保人（糖尿病患者）提供了关爱服务。创新的患者管理服务还吸引了越来越多的保险机构、医药企业和医疗机构的合作意向（图 3-27）。

（1）患者自我血糖监测频率平均提高至入组第一个月的 3 倍。

（2）患者血糖异常值出现比例明显下降 50%。

（3）患者对关爱服务的接纳度显著提升——话接通率答 70%，接纳关爱平均时长 15 分钟。

（4）患者对关爱专员的满意度显著提升至 100%。

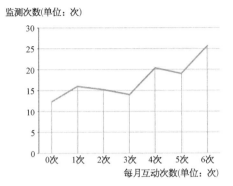

互动频率与患者血糖监测频率的相关性

监测次数(单位:次)

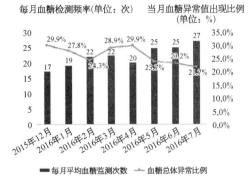

监测频率上升,异常值出现的比例随之下降

每月血糖检测频率(单位:次)　当月血糖异常值出现比例
(单位:%)

图 3-27　创新综合管理模式对患者管理状况的改善

· 可借鉴性 ·

具有互联网基因的三家公司在合作上也秉承互联网和创新思维,首先,联合保险公司在国内首创"浮动保额机制",对患者血糖自我管理行为给予即时反馈和激励;其次,通过智能血糖仪对患者血糖监测行为的跟踪,第一时间了解到患者血糖监测的依从性;再次,根据实时血糖数据,及时了解患者血糖波动情况,第一时间进行关爱干预;最后,根据患者的血糖连续性数据,结合医嘱,为患者制定血糖达标计划,并进行监控。

腾讯的"糖大夫"智能血糖仪具备微信沟通与大数据处理能力,跟踪患者血糖监测行为,第一时间了解患者血糖监测的依从性,并将血糖数据实时上传云端。

丁香园的专业关爱服务为糖尿病患者提供实时在线的医疗诊断和健康管理方案,帮助患者科学控糖;根据实时血糖数据,及时了解患者血糖波动情况,第一时间进行关爱干预;根据患者的血糖连续性数据,结合医嘱,为患者制定血糖达标计划,并进行监控。

众安保险的"糖小贝"计划推出针对患者的康复激励保险服务和糖尿病并发症保险支持;并基于大数据,使用浮动保额机制,对患者血糖自我管理行为给予即时反馈与正向激励。

· 战略规划 ·

在硬件提升的基础上,模式又引入了"以医生为中心的专业关爱服务",提供患者教育、基础服务和在线咨询,并引入药品及其他糖尿病相关产品,旨在打造患者全病程全价值链服务。

1. **患者教育** 医生可以在血糖仪上为患者提供相应的科普文章，同时也可以在微信公众服务号的"名医在线"板块内进行直播问答，持续沟通将唤醒患者的自我监测和治疗意识。

2. **基础服务** 糖大夫二代提供基础的血糖测量，对监测数据进行记录，并据此生成健康周报，并附有关键提示，还可以对接慢性病相关的保险。

3. **在线咨询** 医生根据患者的健康档案和相关监测数据，以文字和语音等多种形式进行诊疗回复。在三大服务的基础之上，未来还将推出优质的收费实时诊疗咨询服务（图 3-28）。

"让疾病更少，让健康更多"，这是丁香园的愿景，但实现这一愿景需要医疗生态体系内多方利益相关者的密切合作，这就是为何丁香园致力成为医疗生态体系内的价值连接者，联合腾讯、众安保险以及药企等合作伙伴为患者提供线上线下相结合的全价值链疾病管理服务。

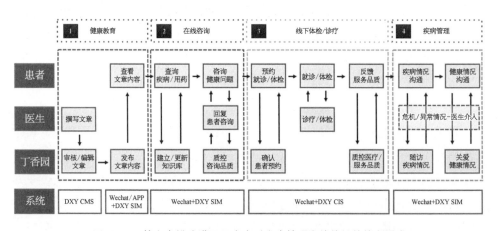

图 3-28 糖大夫模式满足了患者对疾病管理全价值链的核心需求

案例 12　一站式服务基层医疗的互联网首诊平台

医博汇诊所通（福州医博汇医疗科技有限公司）

· 简介 ·

（一）单位简介

福州医博汇医疗科技有限公司成立于 2009 年，公司结合自身的技术实力沉淀，对医疗互联网行业进行了多方面的调研和市场实践，聚焦中国医疗资源不平衡和人们日益增加的健康医疗需求之间的矛盾，响应国家"互联网＋医疗"政策引领，以互联网技术为核心，将互联网的先进模式、技术与医疗服务行业相结合，以"医博汇"为服务品牌并注册了商标，开发了以"医博汇诊所通"平台为核心的一系列 Web 系统和 APP 应用。致力打造一站式服务基层医疗的互联网首诊平台。截至 2016 年，平台成功落地 16 个省份，联盟医疗机构数上万家。服务医生数近 3 万名，累计服务患者数达 30 余万人次。

（二）项目简介

医博汇诊所通是一站式服务于基层医疗的互联网首诊平台。

这是一个掌握基层医疗渠道和流量，服务于全国基层医疗机构的互联网首诊平台，切入全国 92.7 万家基层医疗分级诊疗入口，打造中国老年化慢性病管理 1 公里模式，是未来医生在线多点执业的必备工具！

医博汇诊所通平台，将互联网的先进模式、技术与医疗服务行业结合，以平台为枢纽，连接第三方实验室、连接医院、连接医生、连接厂商和连接患者，打通医院与诊所、医生与患者的服务需求通道，为基层医疗机构引进优质的医疗资源，全面提升基层医疗机构服务水平，加快诊疗分级体系的建立，改善基层居民看病就医的落后现状，让基层患者在家门口就能享受大医院的医疗服务水平，为周边居民就近提供血液送检、基因送检、预约转诊、慢性病管理、影像转单、药

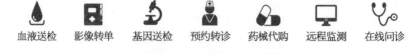

血液送检　　影像转单　　基因送检　　预约转诊　　药械代购　　远程监测　　在线问诊

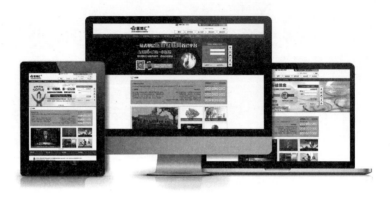

图 3-29　医博汇诊所通平台服务项目

械代购、在线问诊、远程会诊、在线培训等多项惠民服务（图 3-29）。

· 创新性 ·

（一）创新背景

1. 我国看病难看病贵问题严峻　我国医疗资源分布不均，80% 的医疗资源集中在城市，导致无论疾病严重程度都往大医院挤，大医院不堪重负而城市社区医院、乡村医院和卫生所却又无人问津，看病难看病贵问题日益严峻。基层医疗机构虽然距离老百姓近，但只能看小病开普药，医疗资源匮乏，检验能力有限，个体医生医术受限，能力单薄，无法满足百姓的个性化医疗需求。

2. 互联网＋国家政策引领　随着分级诊疗、基层首诊等政策的颁布与实施，国家加强互联网＋医疗政策大力支持，2015 年"两会"政府工作报告指出：制定"互联网＋"行动计划，推动移动互联网、云计算、大数据、物联网等现代制造业结合。鼓励"互联网＋医疗服务"提升诊疗水平！充分利用互联网、大数据等手段，下沉优质医疗资源，缓解看病难、看病贵的难题！同时，国务院发布了推进分级诊疗制度建设的就医国策，即加快建立"基层首诊、双向转诊、急慢分治、上下联动"的就医制度，让优质医疗资源有效下沉，推动形成"小病在基层，大病到医院、康复回社区"的合理就医格局。

3. 医疗市场需求巨大　根据国家卫计委和统计局统计显示，截至 2016 年 11

月底，全国基层医疗卫生机构 93.0 万个，诊疗人次达 39.3 亿人次，有大约 8 亿基层患者，基层医疗消费近 5 000 亿元！随着我国老年化时代的到来，巨大的医疗需求即将爆发式增长！医博汇诊所通精准瞄准互联网＋基层首诊的先机，市场空间巨大（图 3-30）！

93万基医，8亿患者，39.3亿次诊疗人次

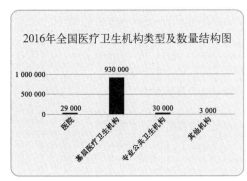
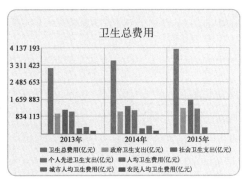

图 3-30　市场数据分析图表

（二）创新性解决方案

（1）致力打造方便基层居民看病就医的互联网＋基层医疗首诊平台，全面提升基层医疗机构服务水平，加快诊疗分级体系的建立，改善基层居民看病就医的落后现状，让基层患者在家门口就能享受大医院的医疗服务水平，让诊所变身小医院。

（2）通过诊所通平台，诊所可检验检测，精准询症治疗。改变诊所过去通过"老三样"听诊器、体温计、血压计诊断的现状，解决基层化验的盲点，在诊所就能实现血液检测、基因检测等，诊所连接实验室直接采血送检，并能为患者预约 CT/ 核磁、B 超等检测，诊断有依据，精准询症治疗还能防范未病。

（3）诊所能为居民代购药械，慢性病管理，方便基层居民。诊所医生直接在诊所通平台为患者代购指导使用医疗器械，避免患者为寻找合适的器械来回奔波。远程监测设备帮助留守的中老年人监测身体健康状况，医生及在外的子女都能时时关注监测数据，实现慢性病管理一公里模式。

（4）专家在线问诊＋培训＋专家下基层，提升基层医生技能。远程在线跟专家对接询证问诊，并通过现场培训会议＋在线分享学习、模拟考试等多种形式

提升基层医生诊疗水平，扩宽了医疗知识面。

（5）解决村民看病难看病贵问题，帮助乡村居民解决"看病去省城""看病难多花费"的问题，改善了看病就医的环境，拉近了邻里之间的距离，让基层百姓信任我们，看病先选择家附近的诊所，实现分级诊疗第一步。

·实践性·

截至 2017 年 1 月，医博汇联盟诊所遍布福建、江西、湖南、河南、河北、陕西、安徽、湖北、山东、天津、浙江、山西、广西、辽宁、广东、江苏等地，上百名区域代理商地推人员遍布全国。目前医博汇诊所通平台的联盟医疗机构 15 000 余家，服务医生人数超过 27 000 名，累计服务人次达 30 万人次。

2015 年 10 月以来，医博汇诊所通荣获第四届中国创新创业大赛暨福建省创新创业大赛三等奖并入围全国总决赛，被国家科技部评为"最具创新魅力项目"，并荣获"2016 健康中国创新大赛创新奖""2016 健康产业发展创新奇璞提名奖""2016 年海峡两岸新媒体创业大赛"冠军等荣誉。

·推广性·

目前我国处于城乡医疗资源分布不均，基层医疗落后的尴尬现状。"看病难，看病贵"一直是基层居民看病就医的无声痛点，它多次成为"两会"的核心问题。国务院办公厅关于推荐分级诊疗制度建设的指导意见指出"基层首诊是重点"，只有让老百姓信任基层，自觉地选择来基层看病才能为分级诊疗格局打下重要基础。

我国医改之路任重道远，医疗改革，当以互联网为开端，缩小城乡医疗差距，造福百姓健康。医博汇诊所通项目自上线后，就受到各地基层医疗机构的认可与支持，医博汇诊所通将在这条道路上深挖扎根，将健康事业进行到底。医博汇诊所通项目受到社会各界的关注，助力分级诊疗体系的建立，对医疗健康产业具有重大的意义。

·战略规划·

（一）2017 年新举措

（1）全国市场新增至 20 个省份，新增联盟诊所至 30 000 家。从农村包围城市，实现县域互联网门诊＋区域诊断模式，医博汇诊所通联盟诊所遍布全国各县市。

（2）医博汇诊所通平台系统升级至 6.0 版本：远程监测诊断模块引进心电诊断、读片、远程病理对接；推出智能解读、会诊平台等功能模块；智诊系统 1.0 版本上线，人工 + 智能基本实现基层首诊。

（二）远期规划

3 年内实现全国市场覆盖，联盟诊所数 20 万家，县域互联网门诊中心 200 家。医博汇一直持续不断地去优化用户体验，帮助基层提升诊疗条件，实现信息智能、商业智能和人工智能，为助力打造健康中国不断努力奋斗，真正实现用互联网改变基层医疗方式。

案例 13 整合临床、远程、移动应用的 肿瘤医疗数据平台

深圳市医诺智能科技发展有限公司

· 医诺简介 ·

（一）深圳医诺简介

深圳市医诺智能科技发展有限公司成立于 2004 年，坐落在科技创新之都——深圳市高新技术产业园中心，致力于将最先进的软件与信息化技术在肿瘤医疗领域的广泛应用，是国内肿瘤放疗信息化领域的领航者与奠基人。成立十多年来，在以大数据、移动互联为基础的信息化发展浪潮下，医诺人将科技优势聚焦在肿瘤医疗领域的临床信息整合应用、远程平台技术协作与移动增值服务上，并逐步成长为国内目前唯一具备整合肿瘤诊疗设备、临床、医院各信息系统、医患交流与第三方服务等各层次数据资源技术的开拓者与领导者。目前，医诺的产品与服务已涵盖了国内 300 余家大型综合医院、肿瘤专科医院、第三方科研、管理与服务机构，并同时为数百万医患人群及第三方相关人员提供对应的信息化技术支持与服务。

（二）项目简介

随着工业化时代的到来，现代人的生活节奏加快，汽车尾气排放加剧、环境的污染以及生活方式的改变，导致肿瘤的发病率持续上升。肿瘤治疗是医疗领域信息技术要求最高、最复杂的领域之一。然而，肿瘤医疗信息目前绝大部分以碎片化与非结构性的方式分散存储在各类医疗系统间，无法得到高效合理的利用与更高层面的整合分析。肿瘤领域各类新技术与综合治疗手段的应用越来越依托于不同系统间各种数据的整合处理，对不同治疗方案的优化选择与疗效分析提出了更高的要求。肿瘤准确诊断与合理治疗对个体医院医疗能力提出更高要求，多医

院间信息与经验的分享越来越重要。深圳市医诺智能科技发展有限公司专注在重度垂直的肿瘤医疗领域坚持创业 12 年，开拓性的将医院管理层面、临床应用层面以及检验与治疗设备各层次肿瘤医疗数据打通，实现肿瘤医疗数据资源的有效整合，并在此基础上开发与建立了一系列临床应用、基于平台建设的医疗合作，以及相关的移动应用与服务。

· 创新性 ·

世界肿瘤报告估计，2012 年中国肿瘤发病人数为 306.5 万，约占全球发病人数的五分之一；因肿瘤死亡人数为 220.5 万，约占全球肿瘤死亡人数的四分之一。更为严峻的是，这种势头并未得到有效遏制。今后 20 年，我国肿瘤的发病数和死亡数还将持续上升：根据国际癌症研究署预测，如不采取有效措施，我国肿瘤发病数和死亡数到 2020 年将上升至 400 万人和 300 万人，2030 年将上升至 500 万人和 350 万人。

肿瘤死亡率居高不下，一个重要原因在于我国肿瘤发现较多处于中晚期，除此之外，我国各地区的医院水平两极分化严重，各医院间的协同极其有限，导致大部分患者的医疗需求没有得到满足和引导。深圳医诺很早就意识到了这个问题，坚定地认为信息化一定可以改变肿瘤医疗的现状，使医疗资源更有效的分配，让患者可以更有尊严的生存。其从最重要的底层设备着手，从下往上打通了整个肿瘤治疗及康复过程的数据闭环，并且通过移动 APP、区域性的协作平台等手段，为患者提供了从预防、早筛、检查、治疗、康复、随访等完整流程的服务。

时至今日，深圳医诺仍然是国内唯一全面掌握肿瘤放疗设备及系统接口技术的企业。其创新性地解决了肿瘤放疗的几大痛点：

1. **肿瘤放疗数据互联共享** 突破国外加速器厂家技术壁垒，掌握各品牌加速器数据接口技术，解决了放疗科室各加速器网络信息孤岛普遍存在的问题，解决了不同品牌加速器之间治疗数据不能互联互通、肿瘤放疗数据无法共享、临床数据难以回顾分析的痛点。

2. **肿瘤放疗过程质量控制** 区别于传统的只关注放疗设备的放疗质控管理理念，提出全面放疗过程质量控制理念，并将其固化于标准化的放疗过程质控管理平台，对放疗过程进行数字化流程改造和优化，支持放疗中心内部不同设备、人员之间协同工作，实现放疗病历报告标准化、过程管理规范化、任务管理可视化、科室管理平台化，将分散于放疗流程各环节中的医疗风险进行集中管理，有效降低放疗医疗差错发生的概率。

3. 肿瘤放疗患者移动管理　开发的肿瘤好医生 APP，有效地将放疗患者管理过程实现移动化管理，实现了患者对个人治疗状态信息即时查询，解决了由于放疗独特性，治疗周期长，环节多，医患互动频繁，导致放疗患者管理混乱，医生容易对患者治疗进展状态记忆不清，任务监管不到位，患者频繁打扰医生的临床痛点。

4. 肿瘤医疗数据有效整合　建立放疗电子病案信息检索数据库和放疗病案结构化存储管理体系，结合肿瘤治疗通常由多学科、多部门综合交叉施治的特点，提供了 MDT 多学科综合治疗会诊平台，实现了相关部门肿瘤治疗数据的有效整合，解决了 MDT 会诊数据分散、难以共享的临床痛点。

医诺在数据整合的基础上，在临床应用层面也开发了一系列功能应用产品，包括：

1. 放疗勾画工作站　放疗勾画工作站是全中文的临床放疗靶区勾画软件，它提供多种勾画工具，可进行自动勾画和手动勾画，支持多模态影像配准和结构三维重建，帮助医生更高效地进行靶区勾画。

2. 预约叫号系统　预约叫号系统是用于放疗科诊室、定位室、治疗室的便捷排程、智能呼叫和分诊排队管理系统。

3. 高级计划评估工作站　这是一套评估放射治疗计划的应用软件。主要功能为物理剂量和等效生物剂量评估。在临床开展 IMRT、SRS、SBRT 等现代放疗技术时，为评估各解剖结构生物效应提供直观和便利的方法，更是展开新型放疗技术临床研究和总结的一把利器。

4. 放疗协作技术平台　在实现单个肿瘤诊疗中心内部的数据互联的基础上，构建放疗协作技术云平台，实现不同医院之间肿瘤数据互联与整合，并与全球最大的放疗设备制造商美国瓦里安公司合作布局放疗远程计划与质控平台的开发搭建（图 3-31）。

· **实践性** ·

（一）创新项目开展情况

2016 年，医诺的产品与服务已涵盖了国内 300 余家大型综合医院、肿瘤专科医院、第三方科研、管理与服务机构。此外，医诺与清华大学工程物理系达成

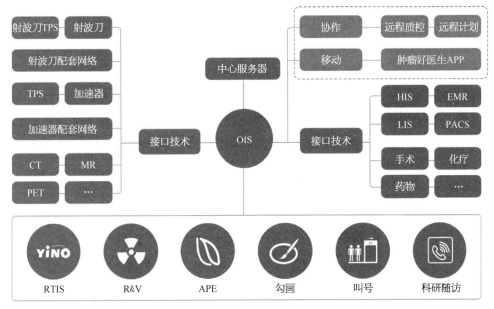

图 3-31　医诺创新的肿瘤信息化解决方案

共建肿瘤信息化实验室合作，与全球最大的放疗设备制造商瓦里安（中国）结成战略合作伙伴关系，与 301 医院、贵州省放疗质控中心达成全面的肿瘤信息化科研合作，与多家互联网医疗企业达成合作协议，共同服务中国肿瘤防治事业。

通过近年来的落地实践，深圳医诺的产品为数百万的医患人群提供了技术支持与服务，得到了医院、医生和患者的一致认可。

（二）创新成果

1. 有效提高医院用户管理效率　通过放疗流程电子化改造优化，消除放疗信息孤岛，大大地改善了加速器患者候诊环境，使大多数医院放疗科室的工作和管理效率得到有效提高，设备及人员的工作负荷、忙闲不均现象得到有效缓解，对一些大型三甲医院来说：

（1）日均收容治疗患者量增加 20% 以上。

（2）医护人员日均滞留任务量下降 10% 以上。

（3）基于网络及手机信息的自动数据推送，有效避免医务人员大量无谓地来回走动的时间浪费。

2. 极大改善医院患者就医体验　结合移动 APP、治疗日程电子预约、治疗自助报到、多媒体治疗叫号等多种手段结合，极大提升患者就医体验。

（1）患者定位、CT 扫描、治疗等环节等候时间极大减少，患者候诊时间从 1 小时减少为 20 分钟。

（2）通过移动 APP 可以随时获知治疗进度，提前获知参与放疗环节的注意事项，随时了解医生下达的医疗医嘱。

（3）第三方服务接入，为肿瘤患者治疗和康复提供了多种便捷的可选服务方案。

3. 显著降低医疗差错的发生　通过将放疗过程质控规范融入信息化平台之中，基于信息化系统的自动差错提醒、上下游设备与系统之间数据自动传输与确认，重要医疗记录数据强制填写和医疗单据报告强制审核等，有效将放疗过程中由于人为疏忽而导致的医疗差错风险降到极低。

· 可借鉴性 ·

同时，深圳医诺综合了国内最权威医院的肿瘤医疗体系、临床治疗路径以及管理流程与质量标准，具有很强的可复制性和良好的推广性，为国内大多数信息化程度较低的肿瘤放疗单位开展信息化建设提供了可供借鉴和使用的优秀解决方案，在不到两年的时间内已在国内 300 余家肿瘤医疗单位得到了广泛的良好应用。

· 战略规划 ·

2016 年，深圳医诺与清华大学、美国瓦里安医疗系统公司、中国香港医学科学院抗癌助手、康康体检网、国内最大的肿瘤医患平台易加医等签署战略合作协议，分别在肿瘤信息化临床教学、肿瘤医疗协作技术平台与肿瘤医疗的移动应用领域开展深度合作。

2016 年，深圳医诺取得了瞩目的成绩，包括：① 展开了基于多家医院共同参与的肿瘤医疗信息化平台建设；② 深圳医诺旗下移动增值产品——肿瘤好医生 APP 开始以医院用户为基础布局线上并已与国内众多第三方科研、管理与服务机构建立合作关系；③ 深圳医诺成立肿瘤大数据实验室，并荣获深圳市政府战略新兴产业与未来产业发展专项资金扶持，项目总金额 3 000 万元（图 3-32）。

展望未来，医诺的战略布局可以分为以下几个步骤：

（1）以肿瘤治疗过程中信息化依赖程度最高的放疗环节作为切入点，建立肿瘤信息一体化系统，为远程协作及大数据平台、移动平台打造坚实临床与数据基础。

（2）以肿瘤信息一体化系统在各单体医院应用为基础，依托与上级中心医院肿瘤信息一体化系统的联结，通过以质控为核心建立区域性多医院肿瘤医疗远程协作技术平台，在满足二级医院医疗水平提升的同时为患者提供更多优质医疗服务。

（3）依托公司单体医院肿瘤信息化建设快速布局，将移动应用与院内肿瘤临床信息快速绑定，建立基于医院的患者入口，医生入口与医患交互平台，并实现面

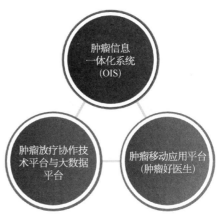

图 3-32　医诺的未来：三大业务平台

向第三方服务方与相关科研教学、医药、设备厂商等的信息交互，使患者在治疗中与出院后的诊疗、康复均纳入医院与其主治医生服务范畴，打造移动康复与二次诊疗平台。

未来，医诺将依托在肿瘤放疗领域十多年的沉淀优势，结合肿瘤大数据、远程技术协作平台与移动增值业务，通过不断整合第三方产品与服务资源，逐步改变并建立国内肿瘤医疗领域在互联网＋背景下的新生态与新格局，让肿瘤医疗更高效、智能、精准。

案例 14 建立互联网与高端儿科门诊结合的线上线下闭环模式

深圳市医信科技有限公司

· 简介 ·

（一）单位简介

医信科技（Easyhin）全称为深圳市医信科技有限公司，成立于 2014 年 2 月 14 日，总部位于深圳南山科技园，毗邻腾讯、中兴、创维等高新技术企业。

医信科技是一家以创新和技术驱动的新医疗服务公司。创始合伙人为"互联网 + 医疗"组合，团队成员来自腾讯、爱玛客医疗、通用电气等知名公司。创始合伙人在各自领域都有十年以上的深厚经验和丰富的行业资源，具有全球化的视野和丰富的海外留学、工作经验。

医信科技早在 2014 年 7 月就获得软银中国千万元的天使轮投资，成为软银在华投资的首个移动医疗项目。2015 年 5 月，医信完成 A 轮融资，由晨兴创投领投，其背后的中国香港陈氏也是美国哈佛大学公共卫生学院最大的捐资者。2016 年 3 月，医信科技拿到 B 轮一亿元融资，由复星昆仲领投，山楂树资本、软银中国、晨兴创投跟投。复星昆仲在大健康尤其是数字医疗领域有丰富的行业经验，其依托的复星集团在医疗、保险等方面有强大的产业背景。同年 11 月，医信科技获得周大福关联投资机构 B+ 轮的战略投资，旗下新世界地产拥有众多优质住宅商圈，为医信布局开设线下诊所嫁接物业资源。

医信科技在母婴医疗领域做重度垂直，致力打造覆盖母婴健康的产品矩阵。目前有五大产品："妈咪知道"是母婴在线问诊 APP，集原创育儿科普和专业问诊服务于一身，独家签约 2 000 余名全国中心城市三甲医院儿科医生，服务超过 550 万妈妈用户。医信还有服务医生的两个产品：妇儿医生集团"医信医生"、医生远程教育平台"医信妇儿频道"。还有，医疗服务云平台"智慧 E 院"，以及线下儿科门诊连锁品牌"医信儿科"。

医信科技一直秉承着"让医疗有温度"的理念，致力于利用移动互联网技术来改善中国的就医体验和增进医患信任，这也是公司名字"医信"的由来。

(二) 创新项目简介

面对移动医疗和母婴消费升级的双风口，医信科技一直秉承着"让医疗有温度"的理念，通过线上线下结合的方式来打造国内最大的儿科医疗联盟。线上，医信通过"妈咪知道""医信医生""智慧e院""医信妇儿频道"等平台来建立医生与患者的信任，线下则通过儿科高端门诊"医信儿科"来深化服务。同时，利用"智慧e院"的连锁诊所SaaS系统，医信将形成线上线下的闭环服务，推动儿科医疗联盟发展，形成线上线下儿科分级诊疗系统 (图3-33)。

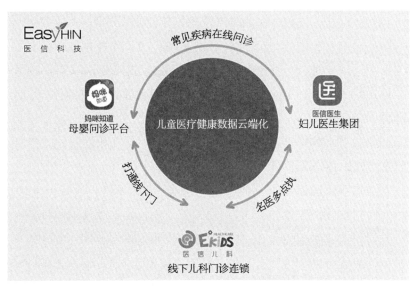

图3-33　互联网与高端儿科门诊结合的线上线下闭环模式

医信儿科作为国内首家互联网儿科诊所，提供线下＋线上儿科医疗健康立体服务。线上直线连通应用APP"妈咪知道"。"妈咪知道"作为线上儿科健康咨询与资讯服务专业服务商，上线逾两年即聚集了2 000余名来自一线大城市三甲医院的儿科医生，服务超过500万组家长与小朋友，积累了大量当下中国城市儿童的个人健康数据与疾病案例。"妈咪知道"能与三甲医院名医电话联线，实时线上随诊，实现360度儿科专科服务体验。

跟传统儿科诊所相比，医信儿科最大的特点是服务创新：打通"线上＋线下"医疗服务闭环。用户可以直接在线上"妈咪知道"APP连线三甲医院名医，享受在线健康咨询和预防保健服务；需要进一步诊疗的，可以到线下"医信儿科"接受医生的专业化、温暖的面对面诊疗服务。"医信儿科＋妈咪知道"的一站式服务结合，打破单纯治病求医的服务界限，缓解家长的焦虑情绪，降低用户的综合就医成本。

作为一家创新和技术驱动的新型医疗服务公司，医信科技还专门为医信儿科自主研发了基于云端的诊所管理SaaS系统"智慧e院"。该系统最显著的特点是以患者为核心，重塑就诊流程，完善诊前和诊后随访功能，运用数据化管理提升医疗效率，并同时在云端为用户永久保存其个人健康档案。

· 创新性 ·

（一）创新背景

（1）医生缺口：2012年全国儿童医院86家，9.6万名儿科医生服务3亿儿童存在巨大的缺口空间；中国儿科医师缺口达到20万人。

（2）移动医疗：目前儿童专业体检机构、保健机构数量全国很少；儿童远程移动医疗咨询平台将是未来重要渠道。

（3）国家投资：2016年中央支持270所市级医院和400所地市级儿科、儿童医院科室扩建，投资大约600亿元。

（4）服务需求：2015年儿科门诊急诊数量5.4亿次；住院人次400万人次；0～4岁儿童两周患病率达到17.4%。

（5）二胎政策：中国婴童0～5岁达到1亿人，0～15岁达到3亿人；儿童政策开发后，2016年新出生婴儿预计将达到1910万人；孕婴童市场规模将超过2万亿。

（6）私人医生：到2020年，我国私人医生服务的市场规模将会达到200亿～300亿元人民币；妇儿医疗占其中50%。

（二）创新解决方案

（1）入口级产品：妈咪知道APP有着PGC科普、问诊、预约、随诊和用户健康档案的功能，解决了用户的需求。

（2）人员组织：医信医生APP有着独家签约医生提供问诊服务，同时创新化的医生合伙人制度和妇儿医生联盟的建立，解决了医生的需求。

医信儿科创新了管理模式，首创医生合伙人制度。众所周知，中国儿科医生缺口高达 20 万，生存现状不容乐观，待遇低、工作累、医患紧张，儿科医生在逐年减少。随着"多点执业"的逐步放开，儿科医生也有了更大的选择空间。医信儿科致力为儿科医生提供良好的执业环境和更好的职业发展道路，让医生专注于疾病诊疗和患者服务，获得职业尊严以及阳光收入。

（3）线上线下闭环的服务：在线上能解决的问题，通过妈咪知道平台轻问诊来解决，在线上不能解决的问题，可以通过医信儿科平台来解决。线上线下的打通，节省顾客时间的同时，也可以使医生更高效准确地进行患者群管理。

医信儿科，秉承"有温度的医疗"理念，专业、全面、快速响应，着眼少年儿童成长期内的健康管理。参照国际 JCI 标准经验、结合中国城市儿童健康特征，医信儿科建立了全覆盖儿科专业门诊内容。

（4）生态联盟：异业合作上我们与 BAT、母婴社区和企业客户有着深度的合作，同时，在儿科医疗联盟领域，医信与直营门诊部、托管儿科、公立三甲医院也有很多成功的合作案例。这就建立了全国最大的儿科医疗联盟。

· 实践性 ·

（一）创新项目开展状况

（1）妈咪知道取代传统公立医院，成为妇儿医疗场景和流量的新入口。活跃用户数在妇儿医疗类位列第一，付费转化率峰值高达 10.7%，业务收入月复合增长率 58%。

（2）医信医生给医生品牌营销、分级诊疗和患者管理的平台。医生日活100%，平均每日在线时长 77.6 分钟；制定医生服务标准和体系；运营团队全力包装推广"后微博时代"的互联网名医，重量级大 V 医生愿意合伙创立线下诊所。

（二）创新成果及数据支持

（1）为用户提供了开放平台 + 母婴联盟 + 线下流量入口，总用户 465 万，月活近 100 万；妇儿互联网医疗平台居第一，月问诊量超过 20 万，付费转化率峰值 10.7%，96.2% 好评率，64% 重复提问率，30% 重度用户（问诊次数 ≥ 3）。为用户提供更专业的问诊服务：69% 是基于信任的定向私人医生服务，1/4 指向专业细分科室，高质量用户集中：61% 的用户与医生区域高度重叠，助力线上线下服务闭环。

（2）为医生提供了中国最大的妇儿医生集团，独家签约一线城市三甲医院名医 2 000 人，日活 100%，平均日在线时长 77.6 分钟；医生保留率 96.5%；作为最大的妇儿医生新媒体和医生培训平台：医生订阅人数突破 20 000 人。

（3）线下高端儿科门诊逐步落地：目前，在深圳、北京和上海的 3 家高端儿科门诊已经落地。

·可借鉴性·

（1）妈咪知道 APP 的问诊服务，已经在多家平台推广，优质问诊资源共享：如腾讯手机 QQ、百度糯米、支付宝、中国银行、呼叫医生、妈妈帮，亲宝宝等。

（2）智慧 e 院的医院信息系统将对所有平台开放使用。

（3）医信妇儿频道对医生的提升模式可以推广到其他的医疗类平台。

（4）线上线下的闭环模式可以被其他行业借鉴。

·战略规划·

（1）发展线上利润型产品，包括：1 分钟名医急诊、电话问诊、视频问诊；孕期营养方案，0～3 岁儿童营养方案；儿童用药指导等。

（2）发展线下利润型产品，包括：儿科门诊＋儿童保健套餐＋儿童口腔套餐＋疫苗套餐（深圳 2 家、上海 1 家、北京 1 家）、智能硬件＋问诊打包服务套餐、基因检测＋问诊打包服务套餐。

案例 15　社会医保的电子卡和移动支付的创新实践

深圳市人力资源和社会保障局 /
支付宝（中国）网络技术有限公司

· 简介 ·

（一）单位简介

1. 深圳市人力资源和社会保障局　深圳市人力资源和社会保障局是深圳市政府的职能部门。"十三五"期间，市人力资源和社会保障局坚持"民生为本""人才优先"工作主线，着力推动"服务人社"建设，围绕"社会协同、公众参与"的改革方向，深入开展业务革新和流程再造，推动"实体办事大厅"转向线上线下相结合，打造更加高效便捷的人力资源和社会保障公共服务体系；着力推动"智慧人社"建设，立足技术支撑，借力市场资源，围绕国家大数据战略，积极推进"互联网＋人社"行动计划，加速推进信息技术与人力资源和社会保障领域业务的深度融合，提升我市人力资源和社会保障经办服务和内部管理工作效能，着力推动"法制人社"建设，加快健全人力资源和社会保障政策法规体系，实现立法和改革决策相衔接，落实权责清单制度，规范行政裁量权，完善劳动监察执法体制，全面提升依法行政水平。

2. 支付宝（中国）网络技术有限公司　支付宝（中国）网络技术有限公司是蚂蚁金服集团旗下公司。支付宝是以每个人为中心，以实名和信任为基础的生活平台。自 2004 年成立以来，支付宝已经与超过 200 家金融机构达成合作，为近千万小微商户提供支付服务，拓展的服务场景不断增加。支付宝也得到了更多用户的喜爱，目前实名用户数已经超过 5 亿。在覆盖绝大部分线上消费场景的同时，支付宝也正通过餐饮、超市、便利店、出租车、医院、公共服务多种场景的拓展，激活传统商业和公共服务，通过互联网方式的营销、大数据服务等，助力传统商业和公共服务体验的升级。在海外市场，支付宝也推出了跨境支付、退税、海外扫码付等多项服务。随着场景拓展和产品创新，支付宝已发展成为融合了支付、生活服务、政务服务、理财、保险、公益等多个场景与行业的开放性平台。支付宝已经超越了支付本身，成为移动互联网时代生活方式的代表。

（二）创新项目简介

2016 年 6 月，深圳市人力资源和社会保障局与支付宝合作，在全国首家打通医保移动支付功能，并正式在深圳市第三人民医院等 14 家医院快速上线。患者通过支付宝绑定社保卡，就可以实现在手机上一键支付医保 + 自费的费用，这是国内首度确立的可规模化复制的医保移动支付方案。这次没有先例的"破冰"合作，为医院提供了一个全新的就诊模式。在每个人就诊的过程中，通过手机支付宝进行挂号、缴费，预计平均就医时间能够节约一半以上。

除了手机挂号支付、支付宝相继推出了 mini 缴费机及诊单扫码模式。mini 缴费机可支持支付宝绑定社保卡的用户进行扫码支付，也支持用户直接刷社保卡缴费，只要扫两次码、插一次卡，全程不超过 10 秒即可完成，自费部分还可由他人代缴；诊单扫码模式则是医生开具的处方单中有一个支付宝二维码，用户扫码后直接支付，方便快捷。

目前药店的医保移动支付在深圳也有了突破，用户只需要在支付宝里完成社保卡的绑定，就可以开通医保移动支付功能，在药店结账时，出示支付宝付款码，就可完成医保的支付。

· 创新性 ·

（一）创新背景

在第十二届全国人民代表大会第三次会议开幕会上，李克强总理在政府工作报告的"新兴产业和新兴业态是竞争高地"的部分提到："制定'互联网+'行动计划，推动移动互联网、云计算、大数据、物联网等与现代制造业结合，促进电子商务、工业互联网和互联网金融健康发展，引导互联网企业拓展国际市场。国家已设立 400 亿元新兴产业创业投资引导基金，要整合筹措更多资金，为产业创新加油助力。"国务院印发《关于积极推进"互联网 +"行动的指导意见》（国发［2015］40 号），提出了"互联网 +"益民服务，"大力发展以互联网为载体、线上线下互动的新兴消费，加快发展基于互联网的医疗、健康、养老、教育、旅游、社会保障等新兴服务，创新政府服务模式，提升政府科学决策能力和管理水平"。其中"推广在线医疗卫生新模式"中提出"积极利用移动互联网提供在线预约诊疗、候诊提醒、划价缴费、诊疗报告查询、药品配送等便捷服务。"

随着各大医院开通移动支付功能，市民到医院看病缴费排队的时间也大大缩短。此前医院的挂号、缴费的移动支付仅限于自费患者，对于医保覆盖程度较高的深圳，有6成患者无法享受移动支付带来的便利。深圳市人力资源社会保障局为解决医保患者看病挂号、缴费排队的难题，联合支付宝公司率先在全国推出医保移动支付的模式，患者通过支付宝绑定社保卡，就可以实现在手机上一键支付医保＋自费的费用。

（二）创新解决方案

1. 绑定社保卡　用户通过移动医疗平台绑定加载金融功能的社会保障卡（以下简称金融社保卡）或医院就诊卡，可享受在医院挂号、诊间支付、查报告等服务，本节主要描述绑定金融社保卡的规则。用户绑定金融社保卡前需先通过实名认证，认证完成后可进行绑定本人金融社保卡流程。具体绑定流程如下：① 输入金融社保卡的银行卡号，通过人社系统对信息进行实名验证；② 与银行系统对接，验证金融社保卡银行账户的有效性，验证通过则添加为快捷银行卡；③ 登录／注册深圳市人社局社会统一用户平台（图3-34）。

2. 挂号支付　用户完成绑定社保卡后，可在移动医疗平台上进行挂号操作，选择医院、就诊科室、专家、就诊时间后，确认挂号信息，用户输入支付密码后完成医保和自费部分的结算，结算成功后向用户推送挂号成功的消息（图3-35）。

3. 诊间支付　医生对医保患者开具处方后，用户有三种方式完成诊间支付。

1）在移动医疗平台的待缴费列表中，选择待缴费记录完成移动支付。医保患者在移动医疗平台上绑定金融社保卡（支持多家移动医疗平台同时绑定同一张金融社保卡），均可查询对应的诊间待缴费记录，且不区分线上挂号还是线下挂号，用户可对待缴费记录完成移动支付。

2）向用户推送待缴费消息，用户进入该消息详情后完成在线支付。用户在移动医疗平台上完成挂号后，会接收到挂号对应的诊间待缴费消息提醒，进入该消息详情页面即可完成移动支付。

3）通过线下窗口完成支付。无论是线上挂号还是线下挂号，用户仍可持社保卡到缴费窗口完成诊间支付。

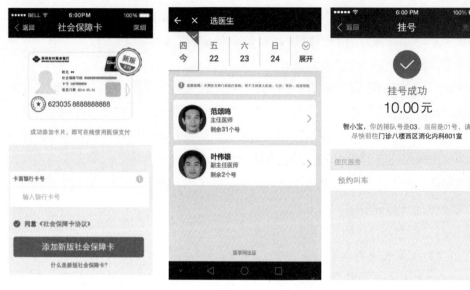

图 3-34　医保移动支付平台
APP 绑定社会保障卡界面

图 3-35　医保移动支付平台 APP 挂号操作界面

4. 结算及对账　在现有医保支付流程中增加移动医疗平台的移动支付需将医保与医院的结算和对账规则进行调整、说明。

5. 结算规则　移动支付模式中，医疗费用中医保报销部分仍按现有规则操作，由社保局与医院进行结算；患者自费部分由第三方支付平台与医院结算。

6. 对账单　第三方支付平台面向社保和医院分别生成两份对账单：一是面向社保的：由社保局生成与第三方支付平台的对账情况，再与第三方支付平台产生的对账文件进行核实。对账文件分为总账文件和明细账文件。若总账文件存在差异再进行明细账文件对比，其中差异部分按照现有原则以医保为准，基本无需社保业务部门人工处理；二是面向医院的：由第三方支付平台和医院产生。医保网上医院系统产生在第三方支付平台交易生成的医保对账文件，医院根据该文件与第三方支付平台的对账文件进行比对。第三方支付平台提供总账和明细账文件。医院仍按原有对账流程与社保部门进行对账。

· 实践性 ·

上线一年，已有 16 家公立医院上线支付宝医保移动支付。包括香港大学深圳医院、北京大学深圳医院，以及深圳市第二人民医院、深圳市第三人民医院、深圳中医院、深圳市人民医院、深圳市眼科医院、南山人民医院、南山区蛇口人民医院、南山区妇幼保健院、南山区西丽人民医院、南山区慢性病防治院、南方医科大学深圳医院、深圳市龙华新区中心医院、深圳市龙岗中医院和中山大学附属第八医院。

目前已有 33 万人享受支付宝医保移动支付带来的便利，累计节省排队等待时间近 3 000 天。

· 可借鉴性 ·

由于切实解决医保患者就医痛点，2017 年深圳市政府着力推广，要求年底覆盖至少 35 家公立医院。同时支付宝把医保支付能力打造成标准化的行业解决方案，可以支持全国各地医保机构和医院端的快速接入。此项目的用户价值在于缓解用户看病体验差的痛，挂号、缴费等非诊疗环节手机完成，全量覆盖自费 + 参保患者；从行业价值角度，打通最大支付方，树立"医疗保险"移动支付的标准，为移动医疗生态提供底层基础设施。

社会医保的电子卡和移动支付创新实践项目通过打通医保，激活医疗金融动脉，结合支付宝保险平台实现商保直赔、快赔。在医药分家政策大背景下，实现医院看病、药房取药及送药上门的模式；在不增加医保基金支付压力的前提下，通过蚂蚁金服的信贷能力，为医院药店提供低成本融资（图 3-36）。

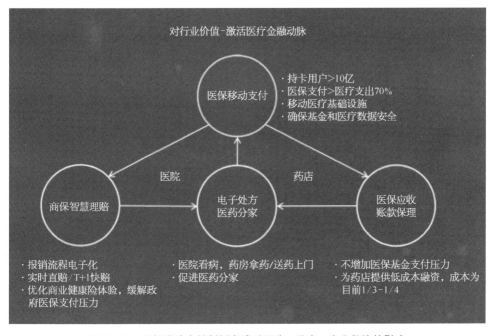

图 3-36 医保移动支付创新实践对医院、药店、商业保险的影响

· **战略规划** ·

目前除深圳之外，今年支付宝已经和成都、杭州、镇江、铜川、嘉兴对接医保移动支付。同时与当地各个医疗、药店机构对接，使得更多地市的参保人享受移动支付带来的就诊便利，实现医患双向减负，助力医疗机构服务管理创新，让中国老百姓看病就医更方便快捷。

药 品 器 械

案例 16 恒温扩增微流控芯片核酸分析系统

北京博奥晶典生物技术有限公司

· 简介 ·

（一）单位简介

北京博奥晶典生物技术有限公司（以下简称"博奥晶典"）是博奥生物集团有限公司暨生物芯片北京国家工程研究中心的核心企业。博奥晶典注册成立于2012 年 8 月，在北京经济技术开发区、中关村生命科学园、成都市温江区、中国香港与美国圣地亚哥等地，拥有生物芯片和仪器设备的生产、研发基地和营销、运营中心，总办公面积超过 5.1 万平方米，员工 600 余人，其中博士、硕士180 余人，是典型的智力、科技和资本混合密集型高新技术企业。

成立以来，博奥晶典立足以新一代生物检测技术（芯片、测序、多重 PCR、质谱、细胞分检等技术）为核心，向国内外科研、临床诊断、检验检疫、农林畜牧等市场提供仪器设备和配套试剂耗材、科研服务外包、实验整体解决方案，并已形成科技研发、成果转化、产品生产、运营管理和资本运作的完整产业链和事业集群。目前，在中国香港、成都、北京和美国等地拥有生物芯片及相关仪器设备的生产、研发基地和营销、运营中心，产品远销欧洲、亚洲、北美等 30 多个国家和地区。

母公司博奥生物集团有限公司暨生物芯片北京国家工程研究中心在国务院、发改委、科技部、教育部、卫计委及北京市领导的关心和支持下，以清华大学为依托、联合华中科技大学、中国医学科学院、军事医学科学院于 2000 年 9 月 30日注册成立，注册资金 3.765 亿元人民币。同时也是全国生物芯片标准化委员会的主任委员和秘书处承担单位。

（二）创新项目简介

晶芯®RTisochipTM-A 恒温扩增微流控芯片核酸分析仪及配套碟式芯片是博

奥生物研发出的快速检测微生物核酸的新平台，作为一家具备国际先进的微加工生产工艺的公司，博奥生物将微流控技术与恒温扩增技术完美结合，满足当前食品安全、临床诊断等快检领域高通量、经济、高效的需求。为了充分满足客户对不同检测样品数和指标数的需求，平台提供 1×24、2×11、3×8 三种不同型号的碟式芯片，以及博奥生物自主研发和生产的配套核酸提取试剂盒和通用培养基，可大大简化实验流程。

· 创新性 ·

（一）创新背景

世界卫生组织 2012 年发布的统计结果显示，世界十大死因中下呼吸道感染（310 万）位列第四位，位列第三位的慢性阻塞性肺病（COPD，310 万）死亡也多和感染有关。肺炎作为全球传染性疾病最主要的死因之一，更是儿童死亡的第一病因。中国疾病预防控制中心 2011 年系统分析显示中国大陆肺炎死亡率为 184/10 万～1 223/10 万人口。目前儿童肺炎发病率较高，5 岁以下儿童肺炎发病率为 0.06～0.27 次 / 人年。

呼吸道感染的防治应遵循预防为主、准确诊断、及时治疗的原则。目前，临床使用的诊断、治疗方案存在很多问题，比如：

（1）常规主要采用听诊问诊试诊方法，辅助生化指标分析、影像与超声分析等，根本无法对患者所感染的病原菌做出准确鉴定。

（2）细菌培养法周期长（需 1 周），导致初诊时不能准确判断哪种细菌感染，无法对症给药。

（3）不同菌种对药物的敏感性存在很大的差异，大多数临床治疗仍处于经验抗生素应用阶段，例如第一代头孢菌素药物对金黄色葡萄球菌非常有效，但对铜绿假单胞菌则是无效的；治疗铜绿假单胞菌感染需要用第三代头孢菌素药物，而第三代头孢菌素药物对金葡菌效果不明显。据国家药品管理部门 2008 年的一份统计数据，显示国内有 46% 的疾病治疗均是采用抗生素，在使用高级抗生素方面存在较大的盲目性。

如今，临床迫切需要一些先进的检测技术来提高病原菌鉴定的准确性，缩短检测时间，降低医疗检测成本，提高操作使用的便捷性和人性化，适合各级医疗单位推广应用。检验科需要：缩短检测时间，减少标本污染，实现病原菌的快速分子诊断，而且能提高检测灵敏度，减少样品消耗量。

恒温扩增微流控芯片核酸分析仪配套应用呼吸道病原菌核酸检测试剂盒，能在 2 小时内检测 13 种下呼吸道常见致病菌，同时并行检测，节约实验时间，灵敏度高，特异性强，从很大程度上解决了下呼吸道感染病原菌难培养、检测周期长、诊断率低等亟待解决的问题。

（二）创新解决方案

在临床诊断方面，同时一次性快速检出 13 种常见下呼吸道病原菌，是细菌性肺炎快速检测新方法。从很大程度上解决了下呼吸道感染病原菌难培养、检测周期长、诊断率低等亟待解决的问题。

（1）技术先进：直接检测样本的 DNA，能早期判断 13 种常见病原菌。

（2）操作简便：核酸提取后的全部反应都在全自动化仪器中进行。

（3）检测快速：采用先进的恒温扩增技术，2 小时内完成 13 个专项指标的快速检测（DNA 提取加检测），比传统培养法快 6～240 倍。

（4）灵敏度高：最低检测限为 500 个拷贝 / 反应。

（5）特异性强：专利碟式芯片技术，对照反应池设计、有效防污染体系能保护实验室。

（6）自动判读：仪器自带软件，自动根据检测结果绘出曲线、判读结果。

· 实践性 ·

（一）创新项目开展状况

截至 2016 年 12 月 30 日，恒温扩增微流控核酸分析仪累计装机医院和检验所达到 124 家单位，累计使用试剂达到 16 974 人次。使用仪器的单位有：全国装机医院名单举例：北京大学人民医院、首都医科大学附属北京儿童医院、北京协和医院、中国人民解放军第三〇五医院、中国中医科学院广安门医院、首都儿科研究所附属儿童医院、江苏无锡市第三人民医院等 90 多家全国知名治疗服务机构。目前使用单位满意度较好，无医疗器械不良事件。

（二）创新成果及数据支持

博奥恒温扩增微流控芯片核酸分析仪目前已获得以下专利和奖项：

国家 863 项目 ［编号（2006AA02Z4A9、2012AA020102）］。

微流控芯片技术获得国家 4 项发明专利、1 项实用新型专利。

2015 年 4 月，"恒温扩增微流控芯片核酸分析仪"获得 CFDA 颁发的中华人民共和国医疗器械注册证书 [国械注准 20153400580]。

2015 年 4 月，"恒温扩增微流控芯片核酸分析仪"获得仪器信息网颁发的"2014 科学仪器行业优秀新产品奖"。

2015 年 5 月，"呼吸道病原菌核酸检测试剂盒（恒温扩增芯片法）"通过 CFDA 创新审批。

2015 年 5 月，"恒温扩增微流控芯片核酸分析仪"获得"外观设计德国红点奖"。

2015 年 9 月，"恒温扩增微流控芯片核酸分析仪"获得中国仪器仪表学会颁发的"2015 年度科学技术奖一等奖"。

2015 年 12 月，"恒温扩增微流控芯片核酸分析仪"获得北京市新技术新产品（服务）证书。

2016 年 2 月，"呼吸道病原菌核酸检测试剂盒（恒温扩增芯片法）"获得 CFDA 颁发的中华人民共和国医疗器械注册证书 [国械注准 20163400327]。

2016 年 7 月，"呼吸道病原菌核酸检测试剂盒（恒温扩增芯片法）"获得 CE 证书。

·可借鉴性·

（一）推广性分析

恒温扩增微流控核酸分析仪，运用环介导等温扩增（LAMP）技术，不抽血，只需要一口痰，仅仅两个小时，便可一次性检测出肺炎链球菌、金黄色葡萄球菌、流感嗜血杆菌等多种临床常见的下呼吸道病原菌。而之前的传统病原菌检测，如痰涂片、培养、血清学检测等方法，则至少需要 2～3 天的时间，并且还容易有敏感性不足等问题。这项新的技术，可以为下呼吸道感染病原菌检测迎来一场"时间革命"。它不仅可以大大缩短诊断周期，及早明确感染病原菌，还可以大大减少患者的痛苦，节省社会资源，同时避免病原菌由于使用抗菌药物多压力大而产生耐药。而传统诊疗中，往往患者先抽血化验，医生通过常规检测等经验推断到底是病毒感染，还是细菌感染，还是混合感染。这对于患者来说，不仅耗费时间长，疾病诊断不准确，还可能造成抗菌药物过度使用或滥用。

（二）可借鉴性

（1）检测快速、灵敏度高、特异性强、多指标同时并行检测，在很大程度上解决了下呼吸道感染病原菌难培养、检测周期长、诊断率低等亟待解决的问题。

（2）先进的检测技术提高了病原菌鉴定的准确性，缩短检测时间，降低医疗检测成本，提高操作使用的便捷性和人性化，适合各级医疗单位推广应用。

· 战略规划 ·

如果这项技术得以大规模推广，痰液检测将有望成为"改进版"的抽血化验，不仅能避免窗口期的误诊，而且能精准地找出病因，避免滥用抗生素导致体内病菌的耐药性增强。由于该项检测试剂盒和配套仪器是自动化的检测系统，便携、操作简单，价格便宜，以后即便是社区医院，也可以精确判断出致病菌，有针对性地给药。

如果产品在原有技术的基础上，提高样本的通量，同时与腹泻病原检测、呼吸道病毒检测、耐药基因检测进行联合检测，将会有更大的发展空间。为此，我们正在应科学研究和临床医生需求，开发更多的检测指标，包括：细菌、病毒、真菌、食品安全致病微生物检测等。

案例 17 组织工程人角膜内皮的研发与应用

青岛宇明生物技术有限公司

· 简介 ·

(一) 单位简介

青岛宇明生物技术有限公司，成立于 2008 年 8 月 7 日，属于有限责任公司，致力于生物工程技术的研发。宇明公司是依托中国海洋大学角膜组织工程重点实验室而组建起来的高新技术企业，是集科研、开发、经营于一体的科技型实业公司，专门从事组织工程人眼角膜及相关生物高新技术项目的研发和生产。

(二) 创新项目简介

本项目是国际上唯一的组织工程人工眼角膜内皮产品。它的细胞来自国际上唯一个非转染、无致瘤的、核型正常的人角膜内皮细胞。研发团队利用羊膜去上皮层和蛋白质包被修饰，成功建立了羊膜载体支架的改造处理与修饰技术，获得了去上皮层修饰羊膜载体支架，与人角膜内皮细胞具有理想生物相容性。通过上述种子细胞和载体支架，团队对组织工程人工角膜内皮体外进行重建，成功得到与正常人角膜内皮十分相似的组织工程人角膜内皮，可以作为捐献角膜替代物用于角膜内皮异常所致各种角膜内皮疾病的治疗。这种体外构建的组织工程人角膜内皮（简称人工角膜内皮）是捐献角膜的等效替代物，已成为众多角膜内皮病盲患者通过角膜移植重见光明的唯一希望。

· 创新性 ·

(一) 创新背景

解决捐献角膜材料匮乏，供体捐献眼角膜紧缺。据世界卫生组织统计，在全世界目前 1.35 亿低视力患者中，角膜盲患者为 5 500 万～6 000 万人，仅我国每年就有新增盲人约 45 万人。在白内障眼病治疗技术攻克后，严重的角膜病变和角膜损伤引起的角膜盲性眼疾已居致盲型眼病的首位。目前治疗角膜盲眼疾的唯一可行办法是进行角膜移植，但由于捐献的供体角膜数量严重匮乏。据统计，我国每年只有 3 000 多例角膜供体，全国 41 个眼库，角膜库存几乎为零，从而导致绝大多数患者无法得到治愈（图 3-37）。

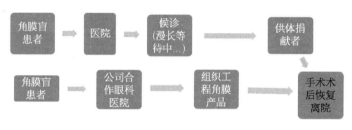

图 3-37　目前角膜移植流程

（二）创新解决方案

青岛宇明的组织工程人角膜内皮研发与应用项目成功建立了非转染、无致瘤性的人角膜内皮细胞系，并从这些细胞系中成功克隆出了形态结构及核型正常的单克隆细胞株。该项目攻克了该领域中的几大难题：

（1）首次攻克了组织工程人角膜内皮体外重建缺乏大量种子细胞的国际性技术难题。

（2）攻克了载体支架制备与修饰的国际性技术难题，获得了与人角膜内皮细胞具有理想生物相容性的去上皮层修饰羊膜，解决了组织工程人角膜内皮体外重建所需大量载体支架的来源问题。

（3）攻克了组织工程人角膜内皮难以规模化体外重建的国际性技术难题，所重建的组织工程人角膜内皮与活体人角膜内皮形态结构相似、功能蛋白表达正常，使组织工程人角膜内皮的规模化生产成为可能。

组织工程人角膜内皮移植后能使新西兰兔、家猫和猕猴的角膜长期保持透明，使组织工程人角膜内皮的临床应用成为可能。组织工程人角膜内皮移植后能使角膜内皮失代偿患者的大泡性角膜病变治愈，角膜内皮细胞密度增大，角膜厚度逐渐恢复正常，使组织工程人角膜内皮的临床应用成为可能（图 3-38）。

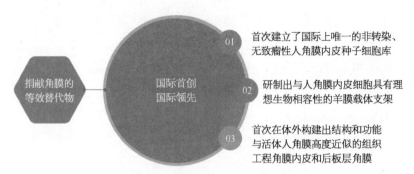

图 3-38 青岛宇明组织工程人角膜的首创意义

· 实践性 ·

(一) 创新项目开展状况

团队已经完成组织工程人角膜内皮和生物羊膜的研发，正在研发的是组织工程后板层角膜，在将来还计划研发组织工程全层角膜（图 3-39）。

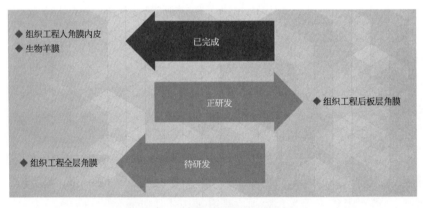

图 3-39 青岛明宇团队研发计划

(二) 创新成果及数据支持

在国家"十五"863 课题——新型甲壳质衍生物在角膜、骨组织工程中的应用研究（2001AA625050）和国家"十一五"863 重大课题——基于胚胎角膜组织库的工程化角膜的开发与应用（2006AA02A132）的资助下（国家已投入科研扶持资金 690 万元），青岛宇明生物工程有限公司角膜组织工程实验室先后开展了人眼角膜内皮细胞系建立和组织工程角膜内皮、上皮体外构建的研究工作，经过樊廷俊教授及其团队近十年的努力，已取得了如下研究成果：① 在国际上成功建立了唯一一个未经任何癌基因转染、没有任何致瘤性的人眼角膜内皮细胞系、上皮细胞系和基质细胞系，经在细胞和分子水平上的鉴定，证实所建立的细胞系确为人眼角膜内皮、上皮和基质细胞系（专利名称：一种组织工程人角膜内皮的重建方法，专利号：200910020034.6）；② 成功研制出与人眼角膜细胞具有理想生物相容性的载体支架，成功解决了组织工程角膜（基质）规模化构建所需大量理想载体支架的来源问题（专利名称：利用新鲜羊膜制备组织工程人角膜内皮载体支架的方法，专利号：201010102340.7）；③ 成功构建出了与正常人角膜上皮结构和功能一致的组织工程人眼角膜上皮；④ 成功重建出形态结构正常的组织工程人眼角膜基质；⑤ 初步构建出全层组织工程人角膜，目前正在进行其动物移植实验研究。本项目具有独立自主的知识产权，目前已经获得四项发明专利（表 3-2，图 3-40、3-41）。

表 3-2　本项目获得的专利列表

专 利 名 称	专 利 号	发 明 人	专 利 权 人
一种人角膜内皮细胞系的构建方法	ZL2005 10044143.3	樊廷俊，付永峰，丛日山等	中国海洋大学
一种组织工程组织工程人角膜内皮的重建方法	ZL2009 10020034.6	樊廷俊，赵君，王晶等	青岛宇明生物技术有限公司
一种利用新鲜羊膜制备组织工程人工角膜内皮载体支架	ZL2010 10102340.7	樊廷俊，赵君，马西亚等	青岛宇明生物技术有限公司
一种组织工程组织工程人角膜内皮的重建方法（国际专利）	PCT/cn2010/070563（美国、日本、韩国、越南已通过授权审核）	樊廷俊，赵君，杨秀霞等	青岛宇明生物技术有限公司

2014 年，该项目顺利通过了国家药监总局《创新医疗器械特别审批程序（试行）》的绿色通道审批，并于 2014 年 8 月通过审批。2015 年 11 月，宇明公司与广州奥咨达医疗器械服务集团签订临床试验及产品注册服务合同，共同全面推进临床工作，与此同时，又与武汉协和医院等国内顶尖眼科医院及专家达成了合作意向。2016 年底，宇明公司已将基于去上皮层修饰羊膜的角膜内皮修复材料新产品送检到中国食品药品鉴定研究院，近期将拿到新产品的型式检测合格报告。完成这项工作后，预计 2017 年初就可以进行组织工程人角膜内皮的临床试验了。

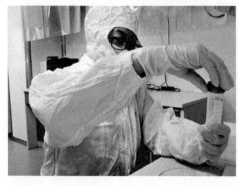
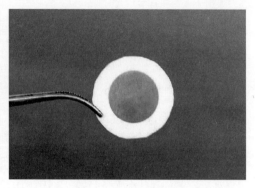

图 3-40　实验室研发人员在细胞培养室进行实验　　图 3-41　公司生产的组织工程人角膜内皮产品

· 推广性分析 ·

　　组织工程角膜技术除去其技术尖端复杂外，细胞培养所特有的长期性、持续性决定了该技术的研究开发需要一个相当漫长的时期。本项目自筛选种子细胞到建立细胞系，再到组织工程人眼角膜内皮体外构建成功，用了十余年时间。团队长期专注此领域研究，再加上该项目的技术的先进性，有望发展成为国际市场首创的产品，抢占生产制高点。

　　眼角膜移植在国内外技术已非常成熟，是国际上器官移植手术中成功率最高的一项。眼角膜的无排异特点为其在临床上的广泛应用提供了最大的优势。本项目从产品形成到临床应用已经排除了技术障碍，目前正按照国家食品药品监督管理局相关规定，规划新产品的临床试验。

　　纵观全世界体外重建角膜领域，到目前尚没有达到临床应用的水平。其主要原因就在于没有建立起一个可供使用的细胞系，因而也就无法解决组织工程角膜规模化构建，所需大量种子细胞的来源问题。角膜组织工程的发展，使人眼角膜的体外重建以及作为角膜移植的人体角膜等效替代物成为可能。因此，该产品属于市场独占性产品，市场前景是极为广阔且市场发展潜力效益巨大。在政策方面，本项目属于高技术生物材料，又具有社会效益，符合环保要求，是国家重点扶持的高技术项目（表 3-3）。

　　目前，我国每年能进行的角膜移植手术仅有 1 000 余例，而很多医院和眼库都面临着"等米下锅"的尴尬局面，致使绝大多数患者因得不到可用的捐献角膜而无法复明。在此供不应求的情况下，工程角膜替代供体捐献眼角膜会成为将来眼盲患者回复光明的一大趋势，迫切需要使用研发生产的组织工程角膜内皮产品来进行治疗。本项目顺利实现产业化后，能够满足社会最迫切的需求，具有很高的经济效益和深远的社会意义，开发前景无限创造出巨大的社会效益，大大造福于人类。

表3-3 青岛明宇组织工程角膜产品与市场上已有产品比较

比 较	本公司的组织工程角膜产品	市场上已有的异种动物角膜产品
患者人群	角膜内皮盲、大泡性角膜病变、角膜内皮失代偿及角膜基质−内皮病盲等患者	急性角膜炎、角膜溃疡患者
组织结构	有活细胞、活组织，能修复缺损组织	无细胞，死物质，不具有正常的组织结构
取材途径	捐献人角膜	猪角膜
应用价值	捐献角膜的替代物，能修复与重建出正常组织	支架材料，暂时性修复，无法重建出正常组织
使用期限	能在体内长期发挥作用	不能在体内长期发挥作用

· **战略规划** ·

（一）近期及长期发展规划

据世界卫生组织统计（至 2010 年 8 月），我国角膜盲患者近 500 万，其中角膜内皮盲患者近 100 万人；潜在角膜内皮失代偿患者包括长期青光眼患者以及白内障等眼科手术的术后并发症，国内约 1 000 万人，全世界约 1 亿人；角膜基质−内皮异常患者：包括角膜−内皮的共损伤、深度角膜基质溃疡，以及角膜缘完整的穿透性角膜损伤等，国内约数百万人，全世界约数千万人。在各种角膜盲患者中，70% 为中青年和 15% 为儿童，他们的重见光明，不仅其自身可进行正常的生活、学习和劳动，发挥出其自身的人生价值，而且其劳动力的解放使他们还能为国家建设做出巨大贡献，社会效益极其重大。本项目投产后年生产能力达到 10 万枚，年经济效益空间超过 12 亿元。目前，在国家为我司专门组建的专家工作小组的指导下，团队正积极开展临床实验基地的筛选工作，为临床及未来销售做好基础。

（1）项目建设规模：一期用地面积 20 亩，建筑面积 18 000 平方米；二期用地面积 30 亩，建筑 面积 27 000 平方米。

（2）项目建设内容

一期：① 科研中心 5 000 平方米；② 制造中心 10 000 平方米；③ 质检中

心 3 000 平方米。

二期：① 康复及移植中心 17 000 平方米；② 学术交流中心 10 000 平方米。

（3）项目生产规模：整个项目建设以完全满足研发、制造、移植、康复培训等专业技术的高标准需求为目的，实验、制造、移植等所需要设备仪器的配置要达到目前国际最先进水平。计划投产第一年生产量和净利润预测 1 万枚到第五年产量达 10 万枚，平均净利润 10 000 万～12 000 万元，前五年生产量及平均利润每年 100% 递增。

（二）愿景及目标

宇明的愿景是成为全球角膜组织工程领域的领军者。公司把组织工程眼角膜项目定位为"光明工程"，并作为最主要的长远奋斗目标，全力推进实施，从而实现创造光明造福人类的宗旨。为实现发展战略目标，公司与中国海洋大学密切合作，组建组织工程人角膜实验室，申请建设国家发改委国家工程实验室，进而成立组织工程研发中心和国际学术交流中心，打造该领域国际一流的研发平台，使我国在具有独立知识产权角膜组织工程研究开发领域占领国际研发的制高点。

案例 18　医院药品耗材智能互联网和物联网的管理模式创新

上药控股有限公司

·简介·

（一）单位简介

上药控股是上海医药集团股份有限公司直属企业，一直以来上海地区市场占有率雄居第一，在全国医药流通企业排名稳居前三，其发展目标为到 2015 年销售超过 800 亿。公司有着专门的药品／耗材物流企业，专业的物流管理及信息技术团队，现管理上万种品种，为全市所有的医疗机构提供药品、耗材的供应服务。公司现在正处于由传统的医药流通企业向服务提供型企业转型时期，将其提供的药品、医用耗材供应服务向医院内部延伸，努力为医院提供各种增值服务，协助医院提高医院整体的医疗水平和管理水平。

随着自身物流的发展，上药具备了开展医院院内供应链服务的基本能力。上药物流是首批通过了国家新版 GSP 认证的仓库企业，满足 GSP 法令法规条款对物流设备设施和仓储物流管理的所有要求，同时也符合现代医药物流指南要求。上药物流在 2009 年通过了 ISO 9001：2000 认证，并于 2016 年通过了 ISO 9001：2015 认证。上药物流专心专注医药物流领域的发展，整合社会物流资源，提高配送效率，降低物流成本，立志成为中国最优秀的专业医药供应链服务商。

上药物流目前在上海市内共拥有 5 个具备第三方委托医药物流资质的仓库，皆具备药品 GSP 资质，4 个仓库具备第三方医疗器械物流资质，共计非冷链仓储资源约 88 000 m^2，冷链仓储资源约 2 900 m^2。

上药物流构建了完整的质量管理体系、信息系统管理系统 WMS、TMS 系统、TPL WEB-Online 系统等，提高了现代物流水平。并且创新管理模式，提供了政府阳光平台对接、社区综改、腹透液配送等创新业务。

（二）创新项目简介

为了顺应医改要求，加强医院精益管理、降低成本、医院信息化、两票制、多点执业等政策，上药提出了"互联网＋物联网"融合的概念，使用自动化设备、创新"定数化"管理流程，为医院管理提供专业的服务团队建设。该模式开创了大型医院药品/耗品管理现代化、医药商业企业的服务模式，促进医改、降低医院管理运营成本。

· **创新性** ·

（一）创新背景

根据中共中央、国务院关于加快推进公立医院改革的精神，上海市于2012年12月出台了《上海市进一步深化公立医院体制机制改革三年行动计划（2013—2015年)》，提出：① 建立公立医院补偿新机制：以医药分开为切入点，推进公立医院补偿从服务收费、药品加成收入和财政补助三个渠道向服务收费和财政补助两个渠道转变；② 完善药品供应保障机制：以信息网络技术为支撑，建立医院药品供应链管理平台，实现药品采购、供应、使用全程信息公开和全程监管，实现医院药品库存最小化，降低药品配送成本和库存成本；医院药房引入社会化、专业化管理，降低药品管理成本。

2014年9月9日商务部出台了《商务部等6部门关于落实2014年度医改重点任务提升药品流通服务水平和效率工作的通知》。通知第二条要求"采取多种方式推进医药分开"，要"调研总结各地在推进医药分开方面的做法、经验和成效，在公立医院改革试点城市，可探索由规模较大、质量控制严格、执业药师药事服务制度完备、诚信记录好的零售药店，承担医疗机构门诊药房服务和其他专业服务的多种形式的改革，并切实加强医疗机构药事管理工作，推进临床合理用药"，让医药流通企业在推进医药分开中发挥更大的作用。

2017年国家卫计委发布了《在公立医疗机构药品采购中推行"两票制"的实施意见（试行)》，争取在2018年全国推开。一些以"通路子"为主要盈利模式的中小型流通企业或是关停或是归并入大型流通企业。而大型流通分销企业将在政策的助力下，相对轻松地获得更多地医院终端。此外，国家食药监局在近年来大力开展的药品流通规范（GSP）核查，2016年吊销/注销了582家流通的企业的经营资格，也进一步打击了中小型药品流通企业。

如今，流通企业商业模式不断创新。在供应端，有的企业通过战略合作等形式获得外资企业优质产品的独家经销权，确保市场地位；在物流链方面，建立更加精细化的管理系统，提高物流运营效率，降低物流成本；在终端方面，有的流通企业借助资本市场，开展战略性兼并购，直接获取中小型企业的终端份额；还有的流通企业通过与医疗机构合办药房及建立DTP药房（高值药品直送）等形式，直接将医院处方转为零售销售。

随着社会的发展，社会分工越来越细，朝着专业化的方向发展。对于医院来讲，医院的专长是医疗，治病救人。而院内的药品/耗材等的物流、采购、仓储管理等的事务就属于医院的非核心业务，对医院来讲这些事务也是非核心事务，医院可以考虑将这些既耗费大量精力，又要聘用大量非医疗人员（专业物流人员），又容易产生巨大差错的事务，外包给专业公司，从而提高工作效率，提升专业服务质量。而商业公司有专门的采购、物流、质量管理、信息管理等专业化业务，可以很好地与医院实现互补。在专业分工的背景下，医院的主要业务是发展医疗，提高医疗水平，更好地治病救人。试点医院率先做出将医院的资源集中于提高医疗服务水平上的决策，在新院区投入使用之处便将被服清洗、食堂、保卫等工作外包给专业服务公司，自身集中精力于医疗上。此次SPD项目也即是医院在专业后勤外包的基础上的一次扩容，向药品、耗材以及办公用品等方面做的一次推广。

（二）创新解决方案

上药对试点医院院内物流系统进行智能化改造，并在四个方面实现了突破创新：

1. *院内信息系统的互联互通*　上药的信息技术开发人员与医院内部各科室、各部门进行物流链的逐条梳理，建立了"院内物资管理信息系统SPD系统"和"B2B平台系统"，以此系统为中心，在院内实现了医院HIS系统、医院财务系统以及药物管理、耗材管理、设备管理系统的互联互通，在院外实现了和商业供应系统的对接。

2. *梳理改进医院的非医疗工作流程，建立直供终端的统一中心库房*　改变原有院内多中心、多层级的分散型院内物流管理架构，建立了连接院外上药物流体系的统一中心库房，将所有药品、耗材进行集中管理，并通过RFID和条形码技术，实现对物资的全流程跟踪。

3. 自动化终端物流设备的集成应用　有了集中的信息系统和物流体系，上药还根据试点医院的实际情况，在终端配置自动化的物资分发和管理设备，包括药品双向交接柜、自动发药机、自动包药机、护士站智能组合柜、高值耗材柜等。

4. 后台专业服务外包　在信息系统的支持下，对于院内物流中的非医疗性质的工作，诸如物资信息登记维护、补货、上架、搬运等，则由上药的专业团队集中负责（图 3-42）。

· 实践性 ·

（一）创新项目开展状况

1. 药品项目实施

（1）信息系统：通过在医院内部建设一套 B2B 协同平台和 SPD 物资管理系统，打通医院与上游供应商之间的信息互通，同时对医院内的药品、耗材等物资进行精细化管理。SPD 系统对医院药品、耗材在医院内的库存总量、存储分布及物流配发及运送等状态进行全程实时管理，而 HIS 系统只对药品、耗材等物资进行总体监管、配发指令下达，及处方医嘱完成情况的追踪（对物流过程细节交给 SPD 系统管理），通过 SPD 系统与 HIS 系统进行对接，实现 HIS 系统的监管及数据采取功能。

打造 B2B 协同平台，打通医院与上游供应商之间的连接。通过该平台，上游供应商可以对医院的药品、耗材等物资的消耗情况进行实时查询，以便按照医院的消耗情况进行主动供货，供应货物的品种、规格及数量等将与医院的消耗情况高度吻合。

（2）门急诊药房：在门急诊药房配备自动发药机等自动化设备，打造自动化药房；对药房进行布局改造，合理布局药房空间；对药房工作流程进行改进，提高药师工作效率。通过这些措施，降低药品调配差错，保证药品安全，加强患者用药指导，提高医院药事服务质量，增效降本。门急诊药房工作人员工作重心转移至窗口发药和药房过程质量监管。同时结算后移，在门诊发药环节实现物权转移。

（3）住院药房：在住院药房配备自动包药机等自动化设备，打造自动化药房；对药房进行布局改造，合理布局药房空间；对住院药房工作流程进行改进，提高药师和病区护士的工作效率。药师工作重心转移至临床药事及过程质量监管。同时结算后移，在处方调剂环节实现物权转移。

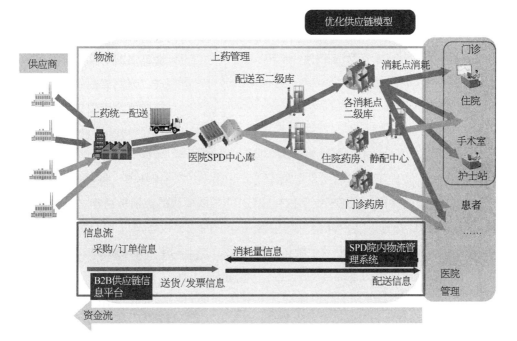

图 3-42　原有供应链与优化供应链模式比较

用自动包药机代替药师手工摆药，实现减少摆药时药品的浪费，降低污染，减少摆药差错，节省住院药师的工作时间；药品根据住院医嘱实行按顿分包，并由专业物流技术人员配送至各病区相应的护士站，减少护士非医疗工作量，使护士更好更多地投入到病区护理工作中，提高护士工作效率，提升医院医疗服务水平。

（4）中心药库：通过信息化打造新模式的中心药库，实现药品库存精确管理；使用 RFID 等物联网新技术，实现药品存放位置的精准管理；通过 SPD 模式的窗口结算，实现医院的"零库存"。中心药库实现社会化管理，药剂科工作重心转移至中心药库监管。

2. 耗材项目实施

（1）耗材库房：通过信息化，实现耗材库存精确管理；使用条形码、RFID 等物联网先进技术，实现耗材库存位置的精准管理；通过 SPD 的用后结算模式，实现医院的"零库存"。

将库房交由上药的专业物流团队进行管理，使其利用自身先进的物流技术和管理经验建设信息化、自动化的耗材库房，提高管理效率，加强医院对耗材使用的监管控制。上药专业的物流配送人员负责医院内部的配送工作，利用其专业优势提高了医院的工作效率，也为医院节省了人力成本、物品资金成本。

（2）病区护士站：通过 SPD 系统及 SPD 院内物流模式，SPD 物流中心将对各病区护士站的库存数量和使用情况进行实时监控，当某物品在某护士站的存放数量接近预先设定好的库存下限时，SPD 中心的工作人员会主动将该物品及时送达该护士站，护士站护士只在当场进行验收即可。将以前的由各病区护士站分别到库房申领物资，改造成为由库房直送护士站。简化了医院护士站的工作流程，减少了护士的非医疗工作内容，提高护士的效率，使其能够更多更好地提供临床护理工作。物资的结算后移（在医院的使用环节实现物权转移）。

（3）高值耗材柜：在 DSA 等手术室使用 RFID 模块的高值耗材柜，每件高值耗材赋予 RFID 标签，其产品信息均包含在标签内。该设备通过 SPD 系统与 HIS 系统和手术系统连接。当手术系统排好手术后，护士刷卡领取物资时，该手术需要使用的高值耗材均由系统自动配送到护士面前，同时系统记录出库。手术结束后，护士刷卡归还未使用的高值耗材，系统自动统计使用的高值耗材并计费。

（二）创新成果及数据支持

院内智能系统的价值，体现为以下方面：

1. 医院内部物流效率显著提升，医院成本下降　主要包括：① 精确掌握了临床科室消耗情况，领用单位由箱降为包（定数包），领用周期由周（双周）降为日，防止浪费；② 库存成本负担转移到院外（上药），院内库存物品净体积由 1.26 m³ 将为 0.17 m³；③ 医院结算改为用后结算，进一步减少医院资金占用；④ 院内药房管理人力资源节省 36%，护士用于物资管理上的人力资源节省 50%。

2. 企业进一步获得市场份额和市场机遇　由于上药提供的额外物流成本控制优势，医院也自然更倾向于向上药采购其分销的产品。在试点医院，上药所占市场份额由 50% 提升到 80% 以上。

不仅仅是药品，物资管理-扩展新的产品市场。此外，上药根据终端消耗数据和自身的行业信息，积极协助医院选购高性价比的高值医疗器械耗材，让医院和患者降低成本，同时也为上药开拓高值医疗器械销售市场（高值器械利润率）。上药还将结合自身在医药电商的布局，利用院内数据和院外物流，开拓慢常用性病药物的续方配送市场。

3. 药师回归价值，患者受益　由于院内物流系统效率的提升，院内药师大幅减少了配药、发药以及仓储运输等工作，护士站护士减少了盘点、领用等物资管理工作，有更多精力投入要专业药学咨询和服务，患者也因此而直接受益。在试点医院，在不增加药师数量的前提下，药品服务窗口数量由 5 个增加到 9 个，提升 80%，处方处理时间由 40 秒降到 15 秒以内，效率提升 167%。

· 可借鉴性 ·

（一）推广性分析

1. 医院、社会、企业带来利益　项目提高了整个流程的效率，降低了社会的整体成本，能够真正为医院、患者、政府和企业带来利益，有推广的价值。

2. 科技集成项目　上药与众多的科技公司和物联网公司合作，使市场上的技术先进更符合国内医院的实际情况，更使科技进步给社会带来实际价值。

3. 其他　项目建设对人才的要求非常高，需要有项目管理的经验和丰富的专业知识，同时也需要有非常好的沟通能力和行业经验；不仅要负责项目整体建设，还要管好整个项目的人、财、物等各种资源的协调，基本达到管理一个小型企业的要求。根据项目的大小、涉及的范围和复杂程度的不同，据测算，每个资深项目经理最多可以同时实施 3～5 个项目。随着项目在全国范围的推广，能够有足够的项目经理来支持项目的推广就成了企业必须面对的问题。

另外，医院非营运外包体系标准的打造，能否成为一个标准推广。目前包括上药、国药、九州通等各家商业企业在内的大型公司都在开展相关业务。虽然各家项目核心内容不尽相同，但是作为一个类型的外包服务正在不断发展壮大。上药在2013 年底便开始与政府、医院一起探索现代医院管理体系，探讨现代医院非营运外包系统标准的打造，希望能够统一行业标准，打造行业标杆。在现代医院非营运外包体系建设的推广上打造行业标准，能够使外包服务更好更广范围地推广。

（二）可借鉴意义

上药作为一家医药流通企业，在整个行业面临发展压力时，主动向服务型企业转型。由于与包括医院和患者在内的终端客户存在着深度的业务往来，上药能够更快更准确地找到找准行业、客户的痛点；并且真正从客户的角度思考问题并解决客户的痛点。由单一的药品／耗材／试剂等的物流配送企业向深度的配送、医院合作、医院服务企业转型。

上药自身也在积极探索其他的创新服务，比如在医药电商方面，投资设立上药云健康。作为融通线上解决方案和线下零售资源的处方药电商，致力于为患者提供专业、安全、便捷的处方药购买和全面的长期健康管理服务。战略与资本层面，上药云健康先后与京东、万达、丁香园等开展战略合作，推动电商战略布局的落地和深化。面向医院，推出了"益药宝"项目，以"互联网＋"手段，帮助医院实现医药分家，与医院进行电子处方对接，实现患者的送药到家服务。

同时，上药还在积极打造"益社区"、设备维修、消毒供应室等一系列的新的服务形态。

·战略规划·

目前，上药已经和全国几十家医院达成协议开发院内职能物流系统。与此同时，上药也在积极探索其他的创新服务，比如在医药电商方面，投资设立上药云健康。作为融通线上解决方案和线下零售资源的处方药电商，致力于为患者提供专业、安全、便捷的处方药购买和全面的长期健康管理服务。战略与资本层面，上药云健康先后与京东、万达、丁香园等开展战略合作，推动电商战略布局的落地和深化。面向医院，推出了"益药宝"项目，以"互联网＋"手段，帮助医院实现医药分家，与医院进行电子处方对接，实现患者的送药到家服务。

案例 19　以大数据驱动的肿瘤精准医疗全程管理

思路迪精准医疗

·简介·

（一）单位简介

思路迪（3D Medicines）是一家专注肿瘤精准医疗的医药科技公司，秉承"以患者为中心"的理念，通过运用肿瘤基因组大数据，建立肿瘤数据模型，开展肿瘤早期筛查、肿瘤晚期精准诊断和精准药物研发三位一体的业务模式，成为肿瘤精准医疗领域的创新型领导者。公司成立于 2010 年，总部设于上海，与国内 200 多家三甲医院达成合作，为不同人群提供精准医疗服务。公司在提供完善的肿瘤诊断产品和服务的同时（覆盖唾液、肿瘤组织和血液来源样本的检测），还拥有丰富的个性化药物研发管线。公司联合康宁杰瑞开发的全球首个皮下注射的新一代 PD-L1 单抗相继通过 FDA 和 CFDA 的审评获准在美国和中国开展临床研究，美国和中国都已开始入组患者，全球同步临床开发已经启动。公司共获得 20 多家国内知名风险投资机构，累计多轮数亿元人民币资金的注入。思路迪目前共有员工 300 余人，其中硕士、博士 100 多名。研发团队由来自美国哈佛大学、斯隆-凯特琳癌症纪念医院（MSKCC）、得州大学安德森癌症中心（MD Anderson Cancer Center）、麻省理工学院、罗切斯特大学、国立卫生研究院和瑞士苏黎世大学等著名高校及国际知名药厂如诺华、罗氏、阿斯利康、赛诺菲等的资深科学家组成，平均拥有超过 10 年以上的肿瘤研究经验，积累数万例肿瘤样本生物信息分析和大数据挖掘的经验。

（二）创新项目简介

中国癌症防治形势十分严峻。根据全国肿瘤登记中心年报显示，2011 年我国新发癌症病例的总量达到了 337 万，癌症死亡病例 211 万，相当于每分钟就有

6 个人得癌。与持续上升的发病率相对的，肿瘤药物的患者有效率仅在 20% 左右，在所有药物类型中排在倒数第一。为解决肿瘤药物有效率问题，精准医疗提出对疾病进行分子分型精确诊断，从而对疾病和特定患者进行个性化精准治疗的新型医学概念与医疗模式。精准医疗的技术基础是基因测序技术的普及应用。2009 年，正在瑞士从事博士后研究的熊磊通过一次偶然机会，听到美国应用生物系统公司（ABI）的分析预测，未来五年内，个人全基因组的测序成本会降到 1 000 美元左右，而当时行业内全基因组检测成本高达数十万。当时熊磊预计随着计算与存储技术的持续发展，大数据技术支持的"精准治疗"时代即将到来。2010 年，熊磊带着自有的全部 50 万元人民币积蓄，注册成立了思路迪生物技术有限公司。

经过 6 年多的努力，思路迪开创了肿瘤早筛早诊、精准治疗和新药开发三位一体的诊疗一体化商业模式，通过肿瘤组学大数据分析为桥梁，指导肿瘤早期筛查，精准治疗和个性化新药开发，成为大数据引领的肿瘤精准医疗领域的创新型领导者。在肿瘤早期筛查产品的规划上，充分考虑了终端客户的特点和需求，公司同时在开发除了 NGS（Next Generation Sequencing，下代测序）平台之外基于化学发光和数字 PCR 平台的早筛产品。在精准治疗方面，思路迪建立了完善的检测管线，通过采集临床手术、血液和唾液等样本，运用 NGS、ddPCR 等检测技术，针对肿瘤基因组进行测序，获得基因组信息；结合思路迪自主开发的变异解读、注释及药物关联数据库，得到患者的变异特征、注释及用药推荐报告，指导医生依据个体化的测试分析而最终给患者用药。在药物开发方面，我们结合思路迪的肿瘤基因组检测大数据、PDC（Patient Derived Cell-line）药物高通量筛选平台和 PDX（Patient Derived Xenograft）药靶验证平台，建立以生物标志物驱动的药物开发模式。

· 创新性 ·

（一）创新背景

根据美国国立卫生研究院（NCI）的定义，精准医疗是通过基因组、蛋白质组等组学技术和医学前沿技术，对疾病进行精准分类及精确诊断，从而对疾病和特定患者进行个性化精准治疗的新型医学概念与医疗模式。2015 年，美国总统奥巴马宣布启动"精准医疗计划"（Precision Medicine Initiative），引起医学领域从理念到实践的革命。中国也在积极筹备，国家卫计委和科技部多次召开会议，成立战略专家组，论证、启动"精准医疗"计划。据透露，中央政府和地方配套投入有望达到 600 亿元。由于国家战略和政策支持，客户市场接受度的提高，以及资本市场对健康产业信心多方因素，共同带来了精准医疗新兴产业发展契机。随着精准医疗进入各国战略和顶层设计，我们有理由相信精准医疗的"重中之重"是肿瘤精准治疗，精准医疗正在成为解决如肿瘤这样疑难杂症的有效方法。

思路迪从 2010 年成立之初一直关注肿瘤，是国内最早从事肿瘤精准医疗的企业，这在国内乃至国际上都属于最领先的医疗理念。2011 年开始，思路迪投入很大的精力在公司药物标志物研发平台建设，以及客户市场的培育和资本市场的教育。直到 2014 年，国内政策环境改善，基因测序行业发生了巨大变化，精准医疗迎来了全新的发展机会。由于长期在肿瘤精准医疗临床实践的坚持，越来越多的医生接受了思路迪的理念。至今为止，思路迪与国内 200 多家三甲医院开展合作，2000 多名肿瘤医生构成的专家团队，为不同人群提供精准医疗服务。

(二) 创新解决方案

思路迪的创新方案概括为诊疗一体化的商业模式，以诊断为入口，以大数据为桥梁，以新药开发为出口 (图 3-43)。

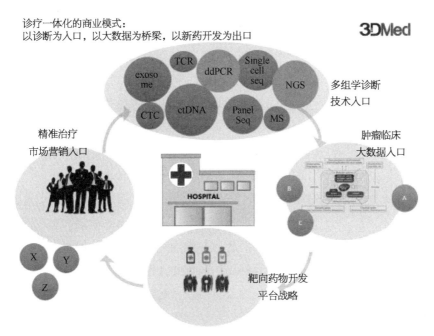

图 3-43 思路迪诊疗一体化商业模式

1. 精准治疗　基因测序是"起点"而不是"终点"，与临床密切结合，提供精准药方案，协助疾病全程管理、开启临床试验研究。

思路迪精准治疗建立在对肿瘤基因突变深入理解的基础上，关注对肿瘤基因的变异鉴定、变异注释和临床实践，建立肿瘤基因组大数据，指导以患者为中心的肿瘤精准医疗全程管理，解决临床中肿瘤用药，耐药，复发的难题提供精准医疗行业特有的"报告后"服务，协助医生临床决策及研究转化。

2. 新药开发　创新建立全球最大 PCT（Population Cell Trial）平台，指导生物标志物驱动的肿瘤药物开发，与第三方合作进行药物开发及临床试验。肿瘤新药开发采用生物标志物驱动的模式，通过 PCT 鉴定生物标志物，精准设计临床试验，开发肿瘤精准靶向新药。结合思路迪独有的药物筛选和验证平台，在新药开发上我们与合成小分子或抗体药物的公司合作进行药物开发和临床试验，双方优势互补，提高了药物开发的效率，降低开发风险。

· 实践性 ·

（一）创新项目开展状况

1. 精准预防　创新合作基因检测、体检与医疗环节，形成商业闭环，与公益、医患、社区、保险深入合作建立生态系统。思路迪子公司宜朗健康作为全国妇联·女性肿瘤预防基金全国唯一的战略合作伙伴，协助承担女性肿瘤预防基金在科普教育，科研项目，预防筛查的推广工作。协助基金完成"十万女性乳腺癌生活风险评估模型调查研究项目"，在全国 40 个省市代表性医院和社区选取十万名乳腺癌患者和健康人群，通过调研问卷收集数据，大样本统计分析，形成中国人特有的乳腺风险相关因素的白皮书指南，指导女性乳腺癌预防。主导科研公益性的"中国乳腺癌 BRCA1/2 基因登记项目"，在国内首次以 NGS 技术，基于大样本研究高风险家系中女性 BRCA1/2 基因的突变位点和频率，建立中国乳腺癌 BRCA1/2 基因图谱数据库，形成最全面、精准的中国女性乳腺癌遗传易感基因风险评估模型，推动预防性筛查在全国的开展，提高女性肿瘤的三级防护。此外，宜朗健康联合国药控股国大复美药业、中国人保、美年大健康、上海市同济医院乳腺肿瘤预防门诊共同布局乳腺癌精准预防大健康产业，形成全国首家跨行业多渠道的战略联盟，打造一个贯穿公益组织、医疗机构、健康管理机构、商业保险机构和终端客户的闭环系统，探索并建立专属中国人的乳腺癌预防健康管理模式，开启全新的乳腺癌精准预防之路。

2. 精准诊断　创新利用肿瘤基因组大数据精准设计靶向治疗方案，探索分子病理学治疗理念。思路迪精准医疗的完整方案包括五个维度的考虑：利用基因组测序和生物信息学分析进行变异鉴定；利用临床信息学开展数据注释；利用临床肿瘤学设计患者治疗方案；最后再综合伦理和病理的信息，建立一个完整的精准治疗方案。思路迪倡导以患者为中心的肿瘤疾病全程管理模式。针对每个服务的癌症患者，使用其肿瘤组织样本进行下一代测序，鉴定在对应类型的肿瘤发生过程中起关键作用的驱动基因在这位患者的组织中突变的情况，包括其突变位点、拷贝数、融合基因等。针对基因突变情况，利用庞大的药物数据库和基因组大数据的关联，搜寻 FDA 已批准的靶向此基因本身或此基因的分子信号通路的药物，甚至包括正在临床试验进程中的药物，为主治医生做出用药设计的建议。医生根据患者的实际状况，结合并发症风险等一系列经验判断，为每位服务患者设计出在当前情况下，最适合患者的药物治疗方案。

3. 新药开发　创新建立全球最大 PCT 平台，指导生物标志物驱动的肿瘤药物开发，通过患者分层成倍提高新药开发效率。我们从成立之初就投入大量人力、物力和财力构建肿瘤精准药物开发平台，目前已经建成了世界上最大规模的肿瘤原代细胞库（超过 1 000 株肝癌原代细胞，为现有全球肝癌细胞系规模 30 倍）和最大的肝癌 PDX 板块（>200 个）。这些细胞株和 PDX 动物模型来源于中国肝癌患者，包含患者肿瘤组织的基因信息，反映了肿瘤患者的肿瘤内和肿瘤间异质性。大通量（数百株）细胞株药物反应测试，使得在临床前在大规模不同个体中评估药物反应和适应证这一之前几乎不可能的步骤变为现实。同时我们以 PCT 为基础，开展以生物标记物驱动的新药开发模式，有望改变传统药物开发时间长、失败率高的现状（图 3-44）。

（二）创新成果及数据支持

1. 精准预防　全国首家以预防筛查为主的特色乳腺中心，首创肿瘤预防特需服务秉承早筛查、早诊断、早治疗的理念，独创了一套乳腺癌全程精准管理体系，由"特检"+"专管"两大模块构成肿瘤预防门诊。同时，思路迪基于液体活检 ctDNA 技术，数字 PCR 技术的早期筛查产品也相继上市，基于外泌体和 T 细胞受体的检测技术也即将推入市场（图 3-45）。

2. 精准诊断　公司已上市癌症精准检测产品包括组织检测路明系列产品，血

传统药物开发模式时间长，失败率高。平均15年，15亿美金才得到一个成功药物。

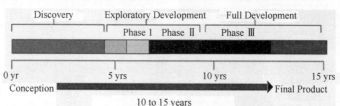

生物标志物驱动的开发模式，以人群细胞试验(population cell trial, PCT)为基础

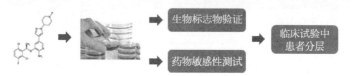

图 3-44　传统药物开发模式与生物标志物驱动开发模式比较

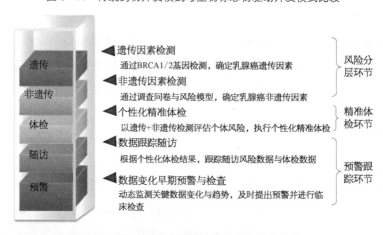

图 3-45　思路迪首创肿瘤预防特许服务体系

液 ctDNA 检测迪科系列产品和 D 迪科数字 PCR 产品。思路迪全资子公司思路迪临检所在 2016 年连续六次通过国内外机构组织的基因检测室间质评，包括公布的国家卫计委 PQCC 分子病理室间质评，国家卫计委临检中心 ctDNA 基因突变检测室间质评，上海市临检中心和美国病理协会 CAP 组织的能力验证等，检测水平进入全国前列。目前公司肿瘤精准诊断业务覆盖全国 21 个省份，已经和国内 200 多家三甲医院，2 000 多名肿瘤医生合作，为患者提供肿瘤基因组检测和用药指导。2016 年，思路迪历次通过室间质评；6 月通过上海市临检中心第一次室间质评；8 月通过美国病理协会（CAP）遗传胚系变异高通量检测与注释（BRCA）能力验证；9 月通过 CAP 实体肿瘤组织（NGSST）能力验证；10 月通

过上海市临检中心 2016 年第二次室间质评；11 月通过国家卫计委 2016 年全国肿瘤游离 DNA（ctDNA）基因突变检测室间质评；12 月通过国家卫计委 PQCC 分子病理室间质评。

3. 新药开发　公司和康宁杰瑞合作开发的重组人源化 PD-L1 抗体具有产能高、分子量小、可皮下注射、可室温保存、起效快、药效持久等优点。已于 2016 年相继通过 FDA 和 CFDA 的审评获准在美国和中国开展临床研究，美国和中国都已开始入组患者。公司还有其他四种药正在临床前研究和 IND 阶段（图 3-46）。

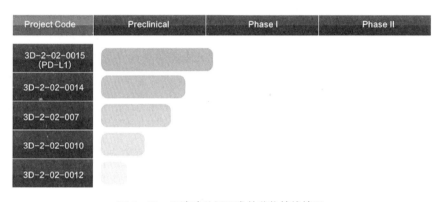

图 3-46　思路迪共同研发的药物管线情况

· 可借鉴性 ·

（一）推广性分析

建立在基因测序基础上的遗传信息解读、恶性肿瘤、罕见遗传病、多基因共作用复杂病种的预防与治疗，推广到全部肿瘤类型和全部需要精准医疗的疾病，可望带动相关行业形成千亿级市场。精准医疗行业不仅具备巨大的商业前景，精准医疗的推广还具有重要的社会意义。

1. 精准治疗瞄准肿瘤未满足的临床需求，解决我国日益突出的肿瘤负担　思路迪采用二代测序技术检测肿瘤基因组，通过分析点突变、插入、缺失、拷贝数变异、融合基因等基因突变形式，从中鉴定出驱动基因，再结合庞大的药物基因组数据库分析，搜寻靶向此基因本身或分子信号通路的药物，为肿瘤患者设计出用药方案，提高用药的精准性，降低错误用药，过度用药，不当用药带来的社会、医疗和经济负担。这也是思路迪的愿景，用科技变革医疗现状，用精准医疗满足临床需求。

2. 精准预防率先构建肿瘤预防体系，推进癌症防治国家战略目标的实现　思路迪子公司宜朗健康作为全国妇联·女性肿瘤预防基金制定的战略合作伙伴，共同制定了中国肿瘤预防体系，还将通过在全国代表性城市与医院合作成立预防门诊，将预防体系落地，共同完成风险分层、科普患教、精准体检、预警跟踪的系统肿瘤预防工作。肿瘤预防体系的建立将对指导癌症综合防治发挥重要作用，有望改变中国肿瘤预防现状，促进肿瘤的早发现、早诊断、早治疗的二级预防目标的实现，最大程度降低恶性肿瘤伤害，为最终实现中国癌症防治行动计划贡献智慧和力量。

3. 精准肿瘤药物研发瞄准"中国特色的肿瘤"肝癌，为保障国人的健康做出努力　我国癌症发病率接近世界水平，但死亡率远高于世界水平。肝癌是中国临床上最常见的恶性肿瘤之一，恶性程度高，病情发展快，死亡率居肿瘤第二位，世界一半以上的肝癌患者发生在中国。思路迪基于"聚焦肿瘤，敢于创新，患者为先"的创业理念，从中国最常见的恶性肿瘤之一肝癌入手，已建成全球最大的肝癌原代细胞库，支撑生物标志物驱动的肝癌精准药物开发，预计未来将有大于20万的肝癌患者受益。

（二）可借鉴意义

思路迪以生物标记物驱动的新药开发模式对新药开发公司具有广泛的借鉴意义。在临床前研究中通过肿瘤基因组大数据分析和体内药筛、体外验证结果，针对药物靶标信号通路寻找生物标志物来指导临床试验。在后续的临床研究中，由于已经知道药物在肿瘤患者中预期有效率，并有明确的生物标志物找到这些有效患者群体。因而可以预见，以患者基因组大数据出发的逆向思维指导的新药开发，将大大提高成功率，降低开发风险。

· 战略规划 ·

（一）近期及长期发展规划

1. 近期规划

（1）布局更加完善的销售团队，与全国重点三级医院开展合作建立区域性精准医疗中心，带动全国精准医疗新发展。与多家医院，科研院校合作，共建精准医疗中心，科研培训诊断服务三位一体合作，带动区域医学发展，树立标杆。

（2）在全国重点城市持续渗透，布局更有策略性的销售网络，产品入院带来更多市场空间。

（3）先进的科研理念和不断更新的检测技术，致力于用高效精准的检测手段服务于肿瘤患者，利用原代细胞平台等可创新新药开发模式，提高药物研发成功率。

2. 长期规划　① 肿瘤精准预防打造百亿级肿瘤预防综合解决方案平台；② 肿瘤精准诊断方面成为收集肿瘤基因组大数据并指导新药开发的百亿级诊断公司；③ 新药开发成为百亿级肿瘤新药开发平台型公司；④ 最终实验癌症的早预防、早诊断和可治疗。

（二）目前已做的布局或探索

对于公司比较成熟的 BRCA1/2 NGS 检测产品，公司正在应用 Illumina 平台进行临床验证，开发 BRCA 体外诊断试剂盒，申请 IVD 认证。在其他肿瘤早期筛查产品的规划上，思路迪充分考虑了终端客户的特点和需求，选择化学发光和数字 PCR 等非 NGS 技术平台。我们在 2017 年底到 2018 年将陆续有针对卵巢癌，肺癌，肠癌和胰腺癌等瘤种的肿瘤早期筛查产品上市销售，2019 年将开始迎来起量的阶段，后续其他癌种的早筛产品也将陆续推出。

2015—2017 年全国的基因检测公司基本都在基于 NGS（Next Generation Sequencing）技术做临检服务，NGS 临检服务增长较快，总体规模预估达到 5 亿左右。不同于其他企业对于未来 3～5 年 NGS 临检服务市场容量的高预测，我们的判断是随着整个精准医疗检测行业的不断成熟和规范，以及医院逐步掌握检测技术，越来越多的医院会自己开展院内检测，所以检验所服务模式会逐步转向为销售产品试剂模式，前期会以 LDT（Laboratory Developed Test）方式为主，后期随着各基因检测公司逐步拿到 IVD（Invitro Dignostics）证，IVD 产品销售会快速增长并逐步取代对应的 LDT 试剂，但新的 LDT 试剂会不断随着产品开发节奏而相继涌现。思路迪除了提早布局 LDT/IVD 方向，2017 年计划推出 4 个 LDT 产品的临检服务，3 项 RUO 服务和 11 个 IVD 产品进入开发，从 2019 年开始产品陆续获证，逐渐向 IVD 销售转化。

公司在新药开发管线上主要布局免疫药物和靶向药物。思路迪与康宁杰瑞联合开发的 PD-L1 单抗 KN035 已在中美同步开展一期临床试验，预计2018 年开始 II 期临床。其他四个小分子靶向药物将于 2018—2019 年陆续进入临床。

（三）愿景及目标

思路迪的愿景是，成长为千亿级肿瘤精准医疗全程管理公司。公司将着重开展以下业务：

1. 个性化预防业务 通过基因测序与风险筛查，为健康人设计个性化肿瘤预防和精准体检方案，打造专业信任度，管理客户肿瘤预防／管理全程服务。

2. 精准诊断业务 测序解读患者肿瘤基因组，为医生设计精准治疗方案，患者付费，医保可能性。肿瘤基因组结合临床治疗实践，为药物开发提供价值。

3. 新药开发业务 建立 PCT 平台，肝癌入手，生物标志物指导新药开发，每年孵化 1～2 个精准药物，受益于中国临床资源，适应中国患者独特临床需求。

未来十年将是健康产业的黄金十年，预计到 2020 年，肿瘤早筛，肿瘤诊断和肿瘤药物的市场规模分别将达到千亿。思路迪作为肿瘤精准医疗领域的先行者，具有巨大发展空间和前景。

案例 20　仿生小口径人造血管的研发和产业化

武汉杨森生物技术有限公司

·简介·

（一）单位简介

武汉杨森生物技术有限公司成立于湖北省武汉市东湖高新区国家生物产业基地，由归国博士欧阳晨曦先生创办，公司是主要致力于"人造血管"领域的产品研发、生产、销售于一体的高新技术企业、国家创新医疗器械特别审批企业、国家商信部 3A 信用评级企业，拥有多项国内外发明专利，以及一系列具有国内、国际领先水平的研究成果。2014 年底，公司成功获得深圳市创新投资集团有限公司 2000 万元股权投资，为公司产品研发奠定了坚实基础。本公司将始终坚持以"海纳百川，勇攀高峰"的科学态度为信念，旨在成为国内人造血管领域的领导者（图 3-47）。

（二）创新项目简介

本项目"三层仿生小口径人造血管"是目前世界上唯一的以人体自身的小动脉的结构作为参照的人造血管。与以前普遍采用纯纤维材料（涤纶织物或蚕丝）或某种高分子材料（EPTFE）单一组成的人造血管相比，本项目创造性地设计出具有三层结构的更接近于人体血管的结构和功能的复合人造血管。该人造血管不仅模拟人体

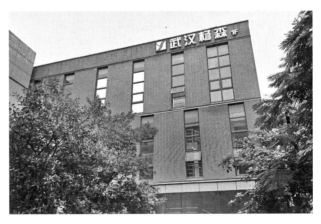

图 3-47　公司研发、生产基地

小动脉血管的三层解剖结构（单层上皮细胞构成的血管内膜、富含弹力的平滑肌纤维构成的中层和结缔组织构成的外层），而且还模拟每层结构的功能：内层采用聚氨酯与生物粉体相结合模拟内皮及其少量结缔组织，中间层采用纺织材料制成的管状弹性织物来模拟人体血管中的富含弹性的平滑肌纤维层，外层采用聚氨酯与生物粉体来模拟结缔组织；同时沿厚度方向由内向外实现梯度多孔，模拟血管壁的微孔结构（图3-48、3-49）。

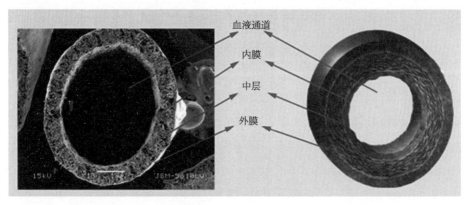

图 3-48　三层仿生小口径人造血管的结构（左：产品小样电镜扫描图，右：模型示意图）

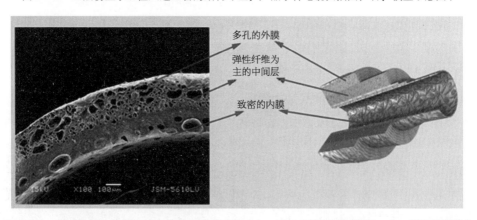

图 3-49　三层仿生小口径人造血管的各层的功能（左：产品小样电镜扫描图，右：模型示意图）

·创新性·

（一）创新背景

目前全世界每年有近500万的血管疾病患者，其中有100万的冠心病患者需要接受心脏搭桥手术。现在搭桥所用的移植血管主要是取自患者自身的血管。这种来源于自身供体的血管有诸多局限性，如血管的口径和长度严重受限，取血管会对人体造成非常大的创伤，取血管后的各种手术后遗症，还有一些特殊患者（静脉曲张患者、糖尿病患者等有血管病变的患者）无法从自身取得健康的移植血管。极少数患者的搭桥血管来源于其他个体或者异种生物，这种异体（或异种）来源的血管医疗费用较高，更重要的是免疫排斥反应很严重，对搭桥后的血管的功能发挥有很大影响。

迄今为止，应用于临床的人造血管均为大、中口径（血管内径大于 6 mm），产品主要为涤纶血管，真丝血管和膨化聚四氟乙烯血管（EPTFE）。小口径人造血管对材料自身支撑力、血管的可缝合性以及抗凝血性能三方面的要求均远远高于大口径人造血管。以上三种材料的人造血管顺应性和保形性都非常差（自身支撑力低，血管易被吸瘪），远期通畅率很低（抗凝血性能差，易形成血栓），完全不具备人体动脉的柔韧性与弹性，无法满足心脏搭桥手术的要求。

虽然小口径人造血管的研制与开发一直是国际上近十年来的热点，但是到目前为止没有任何正式的产品诞生。现在亟待解决的就是能够生产出符合搭桥要求的小口径人造血管。

（二）创新解决方案

武汉杨森研制的小口径人造血管攻克以上难题，创造性地设计出具有三层结构的更接近于人体血管的结构和功能的复合人造血管。该人造血管不仅模拟人体小动脉血管的三层解剖结构而且还模拟每层结构的功能，以聚氨酯材料为基质复合生物纳米材料，并进行表面修饰与改性，调控聚氨酯材料内表面的微观结构、孔径和孔隙率等，负载黏附多肽及抗凝药物，构建高仿生小口径人造血管，同时增加织物层作为中间层，增强人造血管力学性能，模拟人体血管每层结构功能。

在材料方面，创造性地使用复合材料，结合具有特殊结构的管状织物，使该项目的人造血管与单一材料的人造血管（涤纶血管，真丝血管和膨化聚四氟乙烯血管）比较，管壁富有弹性，顺应性较好，抗凝血性、组织相容性和可缝合性都有较高层次的改善。本项目的人造血管中，以特殊结构的织物为支撑和高性能聚氨酯为粘接的重新架构，完全不同于以前诸多研究者以丝素纤维织造直接构成的人造血管。项目提出一种用生物超细粉体材料的重新架构来改善人造血管生物相容性的方法是彻底的创新，由于加工过程是物理过程，不仅绿色环保，而且可有效避免其他化学成分对人造血管生物相容性的影响。

· 实践性 ·

（一）创新项目开展状况

杨森公司目前在聚氨酯材料为基质并复合生物纳米材料人工血管项目中，已完成力学参数、组织相容性、血液相容性、细胞毒性以及部分动物实验等方面的研究工作。

（二）创新成果及数据支持

1. 血管力学参数　将多种材料复合后，随着聚氨酯含量的改变，人造血管的各项轴向拉伸性能有不同程度的改善。按照 ISO7198-1998 标准进行表征测试，该项目的人造血管力学指标和正常组织的人造血管相当，远远优于临床上现有的大口径人造血管。

2. 血管组织相容性　对于聚氨酯和"生物粉体"按不同比例所研制的人造血管，其整体动物的组织相容性和细胞毒性研究均表明，该材料具有优良的细胞亲和性。

3. 血管血液相容性　通过共混膜的蛋白吸附试验、血小板的吸附试验、血小板活性试验、血凝时间试验、溶血率试验等一系列试验对三层仿生小口径人造血管的血液相容性进行评估。总体结果显示，由于在该人造血管中创造性地加入了生物粉体，延长了 TT、APTT 和 PT 三项指标，表面复合材料的人造血管具有一定的抗凝性。

4. 动物实验结果　通过狗颈动脉人工血管置换术，把健康狗的一侧颈动脉置换成本项目中的小口径人造血管（3 mm），观察术后狗的颈动脉血管通畅情况、血管在体内诱导血管内皮细胞在管壁附着增殖情况以及接口缝合处与组织和血液的相容性情况。复合人工血管进行行动物手术后 3 个月，9 只狗行颈动脉核磁共振血管造影（MRA）检查，1 年后血管近期通畅率达 78%，这点远远优于现在市售的人工血管。

三层仿生小口径人造血管项目已进入"国家创新医疗器械目录"，获得创新医疗器械特别审批，即将进入临床试验，并纳入了国家卫计委重点项目。

· 可借鉴性 ·

（一）推广性分析

随着每年进行心脏搭桥的手术越来越多，人造血管产品的市场非常巨大，目前国内广泛使用的大口径人造血管基本上是来自发达国家生产的，销售价格非常昂贵，平均每根人造血管的售价达到 1 万元，尤其小口径人造血管（≤ 6 mm）市场目前仍然处于空白状态。2014 年中国 CABG 数量约为 4.2 万例，且每位接受 CABG 手术的患者平均需使用 3 根小口径血管，可计算出小口径人造血管 2014 年市场的需求约为 12.6 万根，目前中国医疗器械行业每年的平均增长速率为 20%，以此可推算，预计 2020 年小口径人造血管市场量可达 37 万根。如果小口径人造血管产品可成功完成注册工作，将填补全球小口径人造血管市场空白，若按照 2 万元 / 根计算，在中国市场至少创造 74 亿经济效应。伴随着社会进步和人们生活方式的转变，动脉缺血性疾病的发病率高达 17%～20%，涉及小口径动脉闭塞性疾病的发病率有逐年升高的趋势。下肢动脉血管病变患者每年保守统计超过 300 万人需要进行外科干预治疗。2016 年中国终末期肾病（ESRD）患者数量约 200 万人，目前透析的患者仅约 28 万人，治疗率约 14%，因为多数患者没有合适的造瘘血管。若小口径血管问世，按照每年在血管造瘘方面花费 2 万元测算，造瘘行业静态理论市场规模约为 400 亿人民币。以上数据充分说明小口径血管行业市场具有广阔的成长空间与巨大的经济效益。同时，小口径血管模拟体内血管的结构，具有良好的柔韧性和弹性，改善人造血管的功能，使其应用周期进一步延长，减少患者的痛苦和经济压力，具有良好的社会效益。本项目采用的原料之一为猪的血管，为大型肉联厂的无用废弃物。本研究使之变废为宝，优化了产业结构，大大提高了工农业生产的附加值，又减少了环境污染，具备良好的生态效益。

因此，生产出符合搭桥要求的小口径人造血管，其市场前景将非常可观。本项目的成功实施，将有望研发出世界上首例运用于临床心脏搭桥的小口径人造血管，并带动我国生物工程技术在国际领域的腾飞，对提高中国生物医用产品的发展具有非常重要的社会价值。

（二）可借鉴意义

虽然有大量研究报道聚氨酯可能成为小口径人造血管的新材料，但是临床的试验也证明不能很好地满足小口径人造血管的各项性能要求。在对生物纳米材料研究的基础上，提出了生物粉体的改性并与聚氨酯进行复合，与具有特殊结构的管状织物进行复合，形成在物理结构上和化学性能上模拟人体血管的多层结构。从前期研究结果来看，所研制的人造血管具有良好的顺应性和较好的生物相容性。如果我们提出的人造血管的物理模型以及实现的思路能够得到临床试验上的认可，对人造血管的研制将会是一个极大的推动，这些思路在实现其他人造器官的研制方面也会起到积极的作用。

·战略规划·

（一）近期及长期发展规划

公司未来将不断加大研发投入，完善研发内部管理制度，积极引进优秀的研发人才，保持自主创新活力，极力推进研发工作进展，完成公司第一代人造血管的注册工作。与此同时，根据 ISO13485 质量管理体系标准，提高和保证产品的质量水平，使企业获取更大的经济效益，增加企业的知名度，建立符合国际标准的医疗器械研发生产企业。以公司企业文化为导向，加强团队建设、人员培训和人才培养，保持公司的形象宣传和品牌建设。发展销售平台业务，高端医疗器械产品省级代理批发模式，为医疗器械经销商提供产品支持，同时为自主研发产品建立销售渠道。以"海纳百川，勇攀高峰"的科学态度，招贤纳士，打造专业的生物材料研发平台，并致力于植入性医疗器械产品转化平台的建立和发展。

（二）目前已做的布局或探索

公司目前拥有 1 000 m² 生产厂房，200 m² 办公室，下设万级洁净区、物理化学实验室、微生物实验室、细胞实验室。产品样品递交至国家食品药品监督管理局北京医疗器械质量监督检验中心，检验报告结果显示人造血管物理性能和生物相容性均达标。公司已签订《医疗器械产品服务委托合同》与《动物实验委托合同》等，为早日实现人造血管产品上市做好了充分的准备。

（三）愿景及目标

公司目标是成为全球第一家被正式批准临床应用的小口径人造血管厂商，改变我国人造血管市场长期被进口产品垄断的局面，为广大患者带来福音，让更多患者可以享受到国产化人造血管低成本、高效率的治疗。

案例 21 基于液态活检的肺癌早期筛查技术创新

北京鑫诺美迪基因检测技术有限公司

· 简介 ·

（一）单位简介

鑫诺美迪基因检测技术有限公司致力于为临床提供优质的产品和全面的服务，建立了 PCR、测序、FISH（Fluorescence in Situ Hybridization，荧光原位杂交）以及 NGS（Next Generation Sequencing，下一代测序）四大核心技术平台，在此基础上发展了肿瘤液态活检、肿瘤个体化检测、药物基因组学以及病原微生物等业务板块，其标志性产品包括肿瘤早期筛查、肿瘤个体化用药检测、肿瘤耐药检测、心血管用药检测、免疫检测等系列。鑫诺美迪致力于开发符合临床需求的 III 类医疗器械的基因诊断产品，并在此基础上形成了 AMRS-PLUS 和 XmAmpli 核心技术，完成肿瘤全周期检测产品系列。公司已获得国家食品药品监督管理局（CFDA）颁发的 22 个产品证书，另有 5 个产品已获受理，其他正在开发以及开发完成产品有百余种，涵盖肿瘤早期筛查、肿瘤个体化、药物基因组和病原微生物等多个领域。公司目前已经与全国 260 余家大型三甲医院建立业务关系，并开展深度合作。

（二）创新项目简介

北京鑫诺美迪致力于开发血液游离 ctDNA 中肺癌标志物 S2 的检测技术，实现对肺癌的早期筛查，显著降低常规 CT 肺癌筛查假阳性问题，对非小细胞肺癌、小细胞肺癌、腺癌、鳞癌等都有较高的准确性。该产品基于临床上成熟的技术设备、采血方便且成本下降，易于社会推广，能够显著降低肺癌死亡率，产生积极社会影响。

该项目对肺癌的早期筛查肺癌基因标志物已经获得专利保护，ctDNA 肿瘤标记物检测结果与临床病理结果高度吻合；自主研发的核心技术 XmAmpli，实现灵敏度高达到 0.05%（传统检测下限为 0.1%）；无创伤，仅需 6～10 mL 采血，患者临床检测依从性高；成本低、操作简便，无需大型设备（如 LDCT）显著降低国民医疗成本。

· 创新性 ·

（一）创新背景

由于人口老龄化的加剧、环境的恶化、吸烟等因素，我国肺癌发病率呈现逐年上升趋势，年平均增长 1.63%。已成为我国城市人口恶性肿瘤死亡原因的第 1 位。预计到 2025 年，我国每年肺癌新发病例将超过 100 万，给人们带来严重的不可逆转的身心伤害，同时给社会和家庭带来沉重的经济负担。

大量数据显示，如果能在肿瘤早期阶段尤其是 I 期肺癌进行手术切除，肺癌预后显著改善。目前，我国癌症的平均五年生存率仅为 30.9%，而美国已经达到 66%。因此，如何能及早发现早期肺癌、提高诊断率成为肺癌防治的重要议题。

目前肺癌筛查通常采用低剂量螺旋 CT（LDCT），但是由于 CT 仪器设备价格高昂，需要有经验的操作人员，难以在社会广泛普及；人体暴露在放射范围，每年一次低剂量 CT，在阻止 22 例肺癌死亡的同时，可诱发 1 例因放射暴露导致的肺癌；在检查期间发现的不足以致死的惰性肿瘤，CT 检测会出现假阳性，导致过度诊断。

液态活检是一种利用高通量测序技术检测如来自胎盘、肿瘤或移植器官等血液中小 DNA 碎片，对遗传侵入进行定位、研究和监控。它可以非介入性地、重复性地抽取样本，从而替代了通过手术或穿刺针提取组织样本的传统方法（表 3-4）。

表 3-4　低剂量螺旋 CT 与液态活检技术比较

比　　较	低剂量 CT 筛查	液态活检技术
辐　　射	是标准胸部 CT 的 1/5，但依然具有辐射隐患	无，只需采少量血液
病灶大小	需要肿物发展一定大小后才可观察到	可检测更早期疾病发生
假阳性	96.4% 低剂量 CT 假阳性者中大部分改变是良性淋巴结或肉芽肿，造成过度诊断	对于肺部良性病变有更少的假阳性
设　　备	CT 设备	荧光定量 PCR 仪
判读标准	需要丰富的经验	简单可靠

（二）创新解决方案

液态活检（血浆游离 DNA）可以很好地解决传统组织活检存在的如肿瘤患者不适合手术或穿刺问题以及低剂量 CT 筛查假阳性问题. 血浆游离 DNA 是游离在血浆中的 DNA，包含正常人体的 DNA、肿瘤 DNA 和病毒 DNA 等。肺癌患者的肿瘤细胞在血浆中可以检测得到，并且实验证明，血浆游离 DNA 的检测突变率比石蜡切片的检测率要高很多，因此代替石蜡切片样本已经成为一种趋势。目前官方鼓励精准医疗发展，肿瘤早期筛查液体活检项目将掀起新一轮的检测高潮。大量临床样本验证的基因肿瘤标志物 S2 基因甲基化是与肺癌相关性最强的，通过独特引物探针设计，可以将反应灵敏度提高到千分之一以上。

鑫诺美迪的液态活检主要有两种检测方法：

1. Taqman 荧光探针　荧光探针是一种极好的生物分子传感器，具备灵敏度高、反应时间短、速度快等特点，特别是在检测小分子等方面，在检测中应用十分广泛。

TaqMan 荧光探针是一种寡核苷酸探针同时带有荧光基团和淬灭剂。待检 DNA 样本中如果有致癌突变基因位点，探针与样本 DNA 序列配对并进行 PCR 扩增，报告荧光基团和淬灭荧光基团分离，从而荧光监测系统可接收到荧光信号，即每扩增一条 DNA 链，就有一个荧光分子形成，实现了荧光信号的累积与 PCR 产物形成完全同步。原理可见图 3-50、3-51。

2. 甲基化特异性 ARMS-PCR 技术（MSP）　ASPCR 是一项在 PCR 基础上发展起来的新方法，通过 PCR 和凝胶电泳即可检测出 DNA 中各种点突变，是目前实验室常用的基因突变检测方法，ARMS-PCR 法检测灵敏度高，可检测肿瘤细胞中的突变基因，其原理为：设计的"错配"PCR 引物在 3'端引物序列中引入已知错配碱基，如果出现样本 DNA 与"错配引物"配对并扩增，即样本 DNA 带有已知突变序列，即可被仪器的检测反应孔的荧光信号

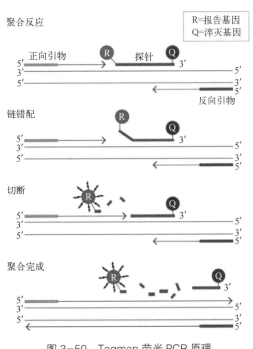

图 3-50　Taqman 荧光 PCR 原理

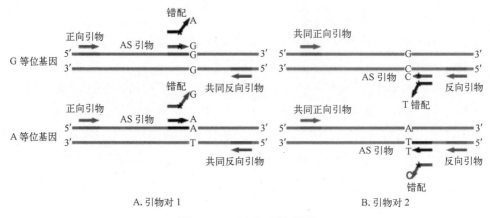

图 3-51　ARMS-PCR 原理

识别，而正常的序列因无法与"错配"引物配对而不能扩增被荧光信号识别基于 ARMS-PCR 技术，我公司对传统的 AMRS-PCR 技术进行了改进，可使在反应中主动扩增突变靶点，而摒弃野生型靶标，从而提高反应的灵敏度和特异性，达到 0.1% 的灵敏度，该技术命名为 AMRS-PLUS。

·实践性·

（一）创新项目开展状况

基于鑫诺美迪的技术平台以及肿瘤筛查产品，公司目前项目已在山东大学齐鲁医院、福州市中医院、厦门肿瘤医院、重庆迪亚健康四个分布不同的地区开展健康人群筛查，同时在上海市肺科医院、中国人民解放军第一五三医院收集肺癌患者样本进行实验对比，优化体系。

（二）创新成果及数据支持

本项目重点关注肺癌高危风险患者的早期筛查与预防，通过对高风险人群的风险评估、基因检测与健康管理，明确预防措施，提前发现肺癌病症并治疗，降低医疗成本，改善医疗质量，使最前沿的科学技术真正惠及于民。

通过临床 NCCN 指南推荐的抽烟情况、肿瘤史、家族病史、药物史、相关呼吸疾病史及呼吸道器官症状筛选可疑患病人群，通过调查问卷的评分将调查人群分为高危、中危、低危三种人群，并针对高危人群进行肺癌早筛。

产品普泰罗对肺癌筛查测试。

实验使用试验试剂盒对 231 例临床总样本进行检测，以试验试剂盒的判定标准判定结果，计算灵敏度、特异性：灵敏度 =109/（109+40）×100%=73.15%; 特异性 = 75/（7+75）×100%=91.46%（表 3−5）。

表3−5 普泰罗检测结果

普泰罗检测结果	样 本 类 型		合 计
	阳性（＋）	阴性（−）	
阳性（＋）	109	7	116
阴性（−）	40	75	115
合 计	149	82	231

在国内，肺癌肿瘤的早期筛查检测技术应用于临床属刚起步阶段。公司是国内率先完成并执行此类临床检测的企业，已获得数个肺癌相关基因靶点检测产品CFDA批文，注册证，发明授权证书、北京市科学技术委员会颁发的高新技术企业证书等。肺癌相关基因早期筛查试剂盒Ⅰ期临床数据已显现出极具实用的临床效果（图3−52）。

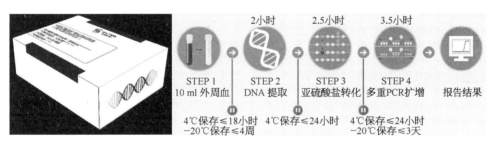

STEP 1
10 ml 外周血

STEP 2
DNA 提取
2小时
4℃保存≤18小时
−20℃保存≤4周

STEP 3
亚硫酸盐转化
2.5小时
4℃保存≤24小时

STEP 4
多重PCR扩增
3.5小时
4℃保存≤24小时
−20℃保存≤3天

报告结果

图3−52 产品普泰罗及其使用步骤

· **可借鉴性** ·

（一）推广性分析

第一阶段，鑫诺采取公益筛查活动的形式进行肺癌早筛推广，与五个不同地区的医疗机构合作，对五个地区的人群进行筛查并收集实验数据。

第二阶段，鑫诺通过线下的大型会议活动和线上流量较高的行业网站进行筛查宣传，收集更多的样本与数据。

第三阶段，统计数据，分享数据，辅助精准医疗的发展，为实现精准医疗奠定基础。

（二）可借鉴意义

DNA 甲基化发生在癌症的早期阶段，常常会使抑癌基因发生沉默，这往往是引起各种癌症发生的早期原因。基于自主研发的核心技术 XmAmpli，鑫诺基因能够做到肺癌早期筛查，精准检测，从而辅助医生精准治疗。自主研发的 SHOX2 基因甲基化检测试剂盒具有高效、精准、便捷、无风险等特点。

在高危人群中开展肺癌筛查有益于早期发现肺癌，提高治愈率。

《NCCN 临床实践指南：肺癌筛查》显示，如能在肿瘤早期阶段（尤其是 I 期肺癌）进行手术切除，肺癌预后将显著改善，5 年生存率可提高约 80%。如何提高肺癌早期诊断率成为改善患者预后的重要议题（图 3-53）。

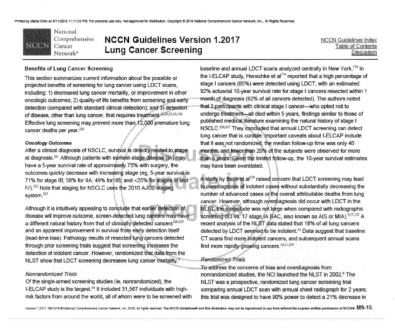

图 3-53 NCCN（National Comprehensive Cancer Network）临床实践指南：肺癌筛查指导

· 战略规划 ·

根据 Grand View Research 最新发布的调研报告，全球分子诊断市场规模在 2020 年将达到 95 亿美元。全球分子诊断市场发展速度达到 10% 以上，国内分子诊断市场起步晚，但发展迅速，每年增速超过 20%。未来本项目将是一个市场大规模推广应用阶段，我们深信未来肺癌相关基因检测试剂盒的市场潜力巨大。

鑫诺美迪计划以液态活检技术为核心，提供适用于肺癌多阶段的解决方案：

针对高风险，无症状人群，如个人、家族癌症史人群，每年进行防癌体检；对于有症状就诊人群，疑是肺部病变人群、抵触或不愿意接受放射学检测的人群进行癌症检测；对肺癌治疗后复查、随访人群，定期接受监控检测。基于公司的四大核心技术平台：PCR、测序、FISH 覆盖多个癌种：肺癌、结直肠癌、乳腺癌等，鑫诺美迪将建立包括：风险评估、早期筛查、分子分型、用药指导、耐药监测、预后判断等在内的全周期基因检测服务。

具体的市场推广部署计划：通过相关医院单位、体检中心、临检中心等医疗单位，鑫诺美迪团队对检测人群进行高危分析并获得临床血浆样本。接着对获得的样本进行检测，以确定突变类型，然后根据检测数据结果建立肺癌基因筛查库，最后设置企业参考盘，鉴定项目的抗干扰性、稳定性，可行性等指标。

实验室外检部门小试检测，一天完成 50 人份 / 天，并对结果进行初步分析。

实验室外检部门中试检测，一天完成 100 人份 / 天，并对检测结果综合评价分析。

作为中国首个基于基因检测技术的大型肺癌"筛查"项目，该项目由北京鑫诺美迪基因检测技术有限公司，携手多家知名医院 / 机构联合启动，旨在实现10 000 人的肺癌早期筛查，建立中国首个大型肺癌基因筛查库，为实现精准医疗奠定基础。目前项目团队已在山东大学齐鲁医院、福州市中医院、厦门肿瘤医院、重庆迪亚健康四个分布不同的地区开展健康人群筛查，同时在上海市肺科医院、中国人民解放军第一五三医院收集肺癌患者样本进行实验对比，并做报证资料准备。

案例 22 建立诊断、设备、数字的 3D 全病程管理和合作模式

▼

阿 斯 利 康

·简介·

(一) 单位简介

作为一家科学至上的全球性生物制药企业，阿斯利康相信"科学，激发无限可能"，秉承着"不断开拓科学疆域，研发改变生命的药物"这一使命，致力于为健康行业带去意义深远的变化。全球总部设在英国伦敦，约 59 700 名员工，业务遍布全球 100 多个国家，在 18 个国家设立生产基地，三大战略研发中心分别位于英国剑桥、美国马里兰州盖瑟斯堡和瑞典哥德堡，每年研发投入达到 40 亿美元以上。

自 1993 年进入中国以来，阿斯利康坚持科学至上，注重创新，以满足中国不断增长的健康需求，阿斯利康中国开拓创新，造福病患，致力成为中国最值得信赖的医疗合作伙伴。中国总部设在上海，约 11 000 名员工，在华销售额 26 亿美元（2016 年），在华投资超过 7 亿美元，生产基地分别位于无锡和泰州，中国物流中心位于无锡。重点治疗领域包括呼吸、心血管、代谢、肿瘤和消化。

(二) 项目简介

阿斯利康 3D 创新的 3D 是指 Diagnostics、Device 以及 Digital，即诊断、设备和互联网医疗，阿斯利康致力打造以患者为中心的诊疗一体化解决方案，以做到诊前患者早诊断、诊中规范化治疗、诊后随访管理，阿斯利康致力从产片导向转型至全病程管理导向，从患者需求出发而不是药品出发。而在具体落地上，阿斯利康与外部诊断、器械、互联网医疗等这样的 3D 合作伙伴携手共同打造疾病管理生态圈。

（1）诊断战略创新：利用先进的诊断技术，帮助医生与患者实现更精准的疾病诊断，以诊断结果为基础实现个体化治疗，打造诊疗一体化的完整疾病解决方案；

（2）设备战略创新：将药物与医疗设备有效结合，让药物与设备发挥更大的疗效，帮助更多患者以可负担的成本获得更优质的疾病管理服务；

（3）互联网战略创新：整合线上与线下医疗资源，利用移动互联网及大数据等信息技术帮助患者与医生更便利地获取疾病与医疗信息，更有效地认识并管理疾病。

· 创新性 ·

（一）创新背景

作为全球领先的生物制药企业，阿斯利康深耕中国本土市场超过二十年，在中国患者最需要的疾病领域——呼吸、心血管、代谢、消化、肿瘤等疾病领域积累了丰富的经验。同时，我们也看到今天中国的医疗需求已经发生了深刻的改变，患者需要的已不仅仅是优质的药物，更需要一个覆盖预防、诊断、治疗、康复等所有环节的全方位疾病管理方案。作为本土市场的领导者，阿斯利康有能力和责任联合参与健康领域的各方，探索"以患者为中心"的健康商业创新模式。

（二）创新解决方案

自 3D 创新启动以来，阿斯利康先于呼吸、胸痛急救领域进行尝试，与合作伙伴携手，截至 2016 年底，在全国近 12 000 家医院试点并推广以患者为中心的诊疗一体创新模式。同时，于 2016 年 8 月与无锡市政府达成共识，坐落于无锡的阿斯利康中国商业创新中心应运而生。

阿斯利康中国商业创新中心是由阿斯利康携手政、产、学、研、医等跨领域多方力量共同打造，涵盖呼吸、胸痛急救、代谢、消化、肿瘤等更多疾病领域，推动健康商业创新与健康物联网发展的开放性战略平台。这是第一个由制药企业设立的健康商业创新平台。

阿斯利康希望充分发挥中国商业创新中心研发、展示、孵化和培训的功能，展现基于健康物联网技术的创新诊疗一体化疾病管理解决方案，为更多中国患者实现更便捷、精准的疾病管理，为健康行业的转型与升级提供切实可行的发展路径。

· 实践性 ·

创新项目开展情况及数据

目前阿斯利康与无锡尚沃、欧姆龙携手，在医院设立呼吸综合诊疗室及雾化室。该呼吸综合诊疗室整合了呼吸疾病的问询、诊断到治疗各个环节，为患者提供一站式完整疾病解决方案，是 3D 创新在呼吸领域的完美体现。目前已经建立了 11 624 间标准雾化室，1 100 余家综合诊疗中心，覆盖 260 多个城市；

急性心肌梗死急救一包药公益捐赠项目覆盖了全国 10 000 多家医院，为 230 000 余位患者平均节省了 30～40 分钟的门诊时间，该项目预计可覆盖 1 000 000 余位患者，70 万余名患者从"一包药"项目获益；

与国家卫计委合作建立的中国 ACS 患者随访规范和随访系统发布 ACS 患者随访手册，且已引进全国超过 700 家可进行冠状动脉介入手术的医院。

与好大夫等伙伴联合支持中国医院协会发起的呼吸疾病患者"红围巾关爱行动"已有 134 万余人获益。

同时，中国商业创新中心于 2017 年 6 月 28 日进行交付仪式，同时迎接无锡市委书记李晓敏、瑞典创新部长等首批参观；于 2017 年 7 月 8 日举办开业仪式；于 2017 年 8 月 3 日举办首批物联网合作伙伴进驻仪式，并接受无锡市高亚光副市长等一行考察访问；于 2017 年 8 月 16 日接受阿斯利康全球 CEO Pascal 及管理团队参观，为 9 月份世界物联网博览会国家级、省部级领导到访做准备。

此外，创新中心已开始对外迎接来自国内外的医疗领域专家、各级医院院长、主任等参观，预计首年访问量将突破 10 000 人次。阿斯利康和近 30 家跨领域合作伙伴共同推出了呼吸、心血管、代谢、肿瘤、消化等疾病领域领先的诊疗一体化解决方案。其中包括升级版的呼吸综合诊疗室、儿童雾化中心、中国标准化代谢性疾病管理中心、中国胸痛中心、消化道肿瘤防治中心和前列腺癌诊疗一体化中心等。其中，部分疾病解决方案已经率先在无锡的部分重点医院落地实践，为无锡患者送去福音。未来，阿斯利康将有肺癌、乳腺癌等肿瘤疾病的创新诊疗一体化解决方案，以及物联网时代的社区医院、智慧药房等创新模式等进驻创新中心。

中国商业创新中心作为一个与行业内外合作伙伴共享的开放平台，不仅得到当地各级政府的大力支持，同时也在各疾病领域院士的指导下快速发展。接下来将会有各疾病领域的合作伙伴进驻，持续对已有的诊疗一体化方案进行孵化、升级、展示，并向外推广。

·推广性分析·

3D 创新战略的核心是以患者为中心，是医药公司从传统学术营销往以患者为中心的营销模式转型的典型战略。该战略的核心是打造以患者为中心的全病程管理解决方案，力求形成诊前、诊中以及诊后管理的闭环。具体的落地方法是与诊断、器械以及互联网医疗等合作伙伴一起共同建设疾病管理生态圈，整合多方面的力量来打造全病程管理解决方案。

该战略模式在呼吸、心血管疾病、代谢、肿瘤以及消化领域均取得了成绩，尤其是已有方案在部分医院的试点及落地，已经通过实践的考验。对于其他覆盖类似疾病领域产品的医药公司或者不同疾病领域产品的医药公司来说都具有非常直接的借鉴意义。

此外，呼吸领域的诊疗一体化方案即将率先走出国门，在柬埔寨等东南亚国家落地，直接帮助当地患者获益。

·战略规划·

阿斯利康将坚持以患者为中心，与行业内外多方一起，持续打造真正的诊疗一体化解决方案，不仅仅包括医院内诊疗模式的改变，同时也借助于物联网技术，致力于实现各级医院、跨地域之间资源互通、共享，以及在医院外，包括日常居家、工作等各环节的全程健康管理的实现。未来，将探索打造"城市健康模式"，同时将借助"一带一路"国家战略，与更多友邦合作，共同探索并践行"国家健康模式"。

案例 23　中国药品上市许可人制度下的生物制药合同生产模式

勃林格殷格翰

· 简介 ·

（一）公司简介

勃林格殷格翰是全球最大的生物制药合同生产商之一，已成功将 27 种生物制药产品推向全球市场。2013 年 6 月，勃林格殷格翰生物制药在上海启动了跨国药企在中国的首个基于哺乳哺乳动物细胞培养技术生产的生物制药基地建设。2014 年 12 月，勃林格殷格翰中国生物制药基地的临床用药生产车间正式投入使用。直至今日，勃林格殷格翰生物制药在上海的规模化生产基地正式投入生产运营。

勃林格殷格翰生物制药 "绿洲" 基地坐落在上海浦东张江高新技术园区的核心地带。基地的设计、建设以及运营体系符合当前国际最高标准，具备向世界各个国家进行生物药物市场供应的资质与能力。目前启用的是一条 2 000 立升一次性生物反应器生产线，也是世界上体积最大的一次性生物反应器。基地的设计产能为四条 2 000 立升一次性生物反应器生产线，可满足未来更大的市场需求。

（二）项目简介

2016 年初，勃林格殷格翰生物制药生产基地被选定成为中国首个开展生物制药合同生产（CMO）的试点企业。

生物药物的合同生产的实施能够彻底激发药物研发企业的创新活力，并同时解决供给侧产能过剩，生产水平参差不齐的现实问题。同时，也为中国的药品管理法规的变革与药品上市许可持有人制度的实施提供了可能性。从根本上消除了中国医药企业与研发机构在药物的早期开发中，既要投资产品的开发，又要投资生产设施的建设矛盾，并改变了目前"一药一线"（一个药品的开发需要建设一个生产线）的状况。

药物研发企业可以专注在药物分子的靶点，有效性，质量与可及性的开发；而把药物的生产制造环节交由专业的生产制造服务提供商。从而实现"术业有专攻"，真正为中国的药物创新创造出可实施的，有实际应用价值的商业模式。也为药物从开发，到生产制造，再到流通的产业链提供了全新的商业模式。从根本上解决了"从实验室到市场"的技术，能力与价值的转化问题。该商业模式的实施即能推动药物创新的商业模式，也可以为患者带来有效、可及的创新药物。

· 创新性 ·

（一）创新背景

生物制药是国家和上海"十二五"规划的重点发展产业。2015 年 8 月，国家食品药品监督管理局提请国务院在 10 个省市开展药品上市许可持有人制度试点，为药品管理法的修订积累经验。2015 年底，上市许可持有人制度试点经全国人大常委会授权国务院开展，为生物制药合同生产的开展提供了政策突破和法律基础。而生物制药的合同生产，正是上市许可持有人制度的表现形式。

上市许可持有人制度试点之前，药品研发企业必须建立自己的生产线，无法进行委托生产。中国医药企业与研发机构在药物的早期开发中，既要投资产品的开发，又要投资生产设施的建设。在生物制药 CMO 模式在中国落地之前，业内一直存在"卖青苗"的现象。其意是指国内医药企业和药品研发机构在技术研究进展到一定程度时，由于缺乏资金等相关支持，不得已将现有开发成果低价转让给其他大型药企。

勃林格殷格翰作为全球生物制药合同生产的领导者，在生物制药合同生产方面拥有先进的制造技术和三十多年的管理经验。全球排名前 45 个生物制药产品中，多达 26 个产品是由勃林格殷格翰提供合同生产服务。2013 年，勃林格殷格翰携手上海张江生物医药基地开发有限公司打造跨国药企在中国的第一个且目前唯一的具有国际标准的生物制药基地。2016 年初，该基地被选定成为国内首个开展生物制药合同生产（CMO）的试点企业。

（二）创新解决方案：生物制药合同生产（CMO）模式

生物制药产品通常都是复杂的蛋白质产品，庞大的分子量和复杂的结构，让生物制药的生产过程变得更加复杂，要求也更高。在生物制药 CMO 模式中，勃林格殷格翰负责药品从研发、临床、注册到上市阶段的产品生产。药品的注册、临床实验、上市和销售等由研发企业负责。

（1）商业模式创新：由于生物制药在生产技术上的高门槛，导致药物研发型企业的新药产业化程度比较低。勃林格殷格翰生物制药生产基地的业务模式，可以将原本生物制药产业链中的"生产瓶颈"变成"服务平台"。药物研发型企业只需专注在创新药物本身的开发，而药物生产企业会专注商业化生产工艺和质量控制的开发，从而帮助研发企业的在研新药实现产业化，并使其价值最大化。

（2）质量管理创新：和化学药的质量管理有所不同的是，生物制药基地可在药物的研发阶段就参与生产质量标准的设计与制定，进行全程的质量风险管理，而药物研发企业会对基地的质量管理进行监督。对于药政监管部门来说，其对生物制药的市场监管也将前移到药品注册阶段，更有利于对生物制药的质量进行监管。

勃林格殷格翰作为生物制药 CMO 领域的领导者，将该创新的业务模式引入中国能进一步推动中国生物制药制造行业的发展，也将创造更多高质量的就业机会，为培养中国本土的生物制药顶尖人才创造条件。

通过生物制药 CMO 模式，勃林格殷格翰希望成为中国首个国际性的生物制药合同生产方案的提供者，为客户提供从生产工艺开发、临床研究样品的提供到商业供应的全方位服务，促进中国创新药物的临床研究与上市。并利用先进的生产平台与管理体系及全球化的生物制药网络，帮助中国企业生物技术药物进入国际市场。

· 创新成果 ·

2014 年 9 月，与百济神州（北京）生物科技有限公司签署战略合作协议，由勃林格殷格翰为百济神州自主研发的免疫肿瘤新药的临床试验提供生物制药的生产。百济神州使用的是 BI 张江生物制药生产平台生产的产品。2016 年 9 月，该药品获得了中国国家食品药品监督管理总局（CFDA）颁发的药物临床试验批件，用于治疗晚期实体肿瘤。该药品已在中国、澳大利亚、新西兰、美国获得临床试验许可。

2016 年 3 月，勃林格殷格翰首次与张江本土企业开展合作，为再鼎医药的新型单克隆抗体提供工艺优化及生产制造服务。该新型单克隆抗体将用于治疗自身免疫性疾病。目前处于工艺开发与优化阶段，预计于 2017 年落地中国。

2016 年 8 月，勃林格殷格翰与北海康成（北京）医药科技有限公司共同宣布，双方已经签署了一项关于 CAN-017 的生产协议。CAN-017 是一种用于治疗食管鳞状细胞癌（ESCC）的 ErbB3（HER3）抑制抗体。目前处于工艺开发与优化阶段，预计于 2017 年落地中国。

· 未来发展规划 ·

通过该项目，勃林格殷格翰希望成为中国首个国际性的生物制药合同生产方案的提供者，为客户提供从生产工艺开发、临床研究样品的提供到商业供应的全方位服务。

公司计划在未来五年持续投入超过一亿欧元的资金，用于中国生物制药基地的建设和运营，基地已于 2017 年 5 月正式投入生产。其生产大楼的设计产能为四条 2 000 立升一次性生物反应器生产线，设计年产能为 200～250 千克单克隆抗体药物，及产品的制剂生产线。

政 策 与 公 益

案例 24 残障孤儿健康成长的多元化社工服务模式

北京春苗的"有家的孤儿"

·简介·

(一) 单位简介

北京春苗儿童救助基金会于 2010 年 10 月份在北京市民政局注册成立，是个人发起的具有公募资质的民间慈善组织，简称"春苗基金会"。春苗人秉承"爱与专业"的服务理念，为患有先天性疾病的困境儿童提供全人多元社工服务，遵循以"儿童为中心"的原则建立躯体、心理、社会的儿童支持体系，通过"实践−教研−推广"模式，促进儿童救助服务体系的不断完善，2013 年获评北京市 5A 级基金会。

(二) 创新项目简介

"有家的孤儿"项目以让孤残儿童独立有尊严地融入社会为目标，与贫困地区的 80 家福利院合作，依托北京的医疗和教育等资源优势，在北京市顺义区建立孤残儿童服务基地进行试点，接收 0～18 岁患有先天性疾病的孤残儿童。针对孩子们的身心特点，为他们提供医疗、养育、康复、教育、安全、心理、家庭关系重建、生活技能培养和社会融合等"以儿童为中心"的全人多元社工服务模式，建立躯体、心理、社会的儿童支持体系。全面满足特殊儿童的成长需求，使每个孩子能够最大程度地发挥他们的潜能，帮助他们顺利融入领养家庭及社会，在未来能够独立有尊严地生活。现有"小婴儿之家""教育寄宿家庭""特殊儿童学习康复中心"三个部分。

·创新性·

(一) 创新背景

儿童福利机构对孤儿的照护非常有限，多数孤儿很难融入社会，孤儿人数较多，而儿童福利机构照护能力非常有限，2015 年底，中国 50.21 万孤儿中有 9.17 万在福利机构集中供养，儿童福利机构的职工平均每人要照顾 5 个孤儿、7.4 个床位，职工中具备社会工作师资质的约 4%。虽然孤儿中约 54% 都需要介助或介护服务（半自理或不能自理），但儿童福利机构对孤残儿童基本的看护和抚养已是困难，更难以提供针对性的医疗和康复训练，在社会角色认知、社会功能完善等方面更是无暇顾及。 孤残儿童的收养越来越困难，甚至成年后也无法进入社会，2015 年，中国孤儿年度家庭收养登记 2.23 万例，其中来自社会福利机构的收养率约 11.7%，残疾儿童收养仅 0.33 万例。按照《中国民政统计年鉴 2016》显示的预期值，家庭收养量还将大幅下降——到 2020 年降至 1 万例，到 2030 年降至 0.3 万例，一大批的孤儿只能在相对封闭的福利机构成长，即使到成年后，他们（尤其是残疾孤儿）的性格和社会功能缺失甚至会阻碍他们进入社会。

（二）创新解决方案

1. 生存阶段 "小婴儿之家"对 0～3 岁早产或有其他复杂医疗需求的孤儿，重点关注其医疗和康复需求，通过的医疗救助、7×24 小时特别护理和早期康复干预保障孤儿的生命健康；根据婴幼儿国际喂养标准，为每个孤儿量身定制喂养与护理计划，促进孤儿生长发育；结合孤儿疾病状况进行抚触按摩及拥抱陪伴，增强孤儿

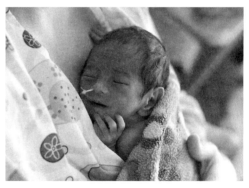

图 3-54　护理员在为早产宝宝做袋鼠式服务

安全感及情感依附，为孩子的健康人格打下基础（图 3-54）。

2. 成长阶段 "教育寄宿家庭"为 2.5～18 岁的孤残儿童，除了康复需求外，重点关注儿童的心理成长和社会功能完善，在帮助孤儿享有正常的社会生活，并认知父母、兄弟姐妹、朋伴等社会角色，让孤儿保有爱的能力。

在"特殊儿童学习康复中心"通过感觉统合训练和基础知识教育、兴趣培养等发展孩子的学习和自立能力，打开视野认识更全面的社会。同时有序地开展公开课或每月外出活动，让普通公众参与到孤残儿童的成长中来，促进双方的了解和融合。

· 实践性 ·

（一）创新项目开展状况

由于对孤残儿童缺乏系统服务，随着孩子年龄的增长，4 岁以上的孤儿非常难被领养，尤其是身体残疾的孤儿。而国家法律规定，14 周岁以上不能办理领养。春苗通过十多年的不断摸索总结，不断完善对孩子们的服务内容，从 2013 年开始逐年突破对 4 岁以上孤残儿童的领养，尤其是大大促进了 10 岁以上的孤残儿童成功走进领养家庭。

（二）创新成果及数据支持

截止到 2016 年 6 月 30 日，"有家的孤儿"已经救助服务了 3 000 多名儿童。2013 年至 2016 年 6 月，4～14 岁孤残儿童的领养率达到 95% 以上。小婴儿之家采取"集中"照料模式，55 张床位，保育员、护理师、社工、医疗助理、项目负责人等共有 102 人，两班倒。每年预计救助服务 150～180 名婴儿。"儿童学习康复中心"有特教老师、康复师、保育员、社工、司机等 15 人。现有学员 20 人，年服务学员 40 人左右。

· 可借鉴性 ·

（一）推广性分析

春苗希望通过十年"以儿童为中心"的服务实践，总结、优化完善服务系统，建立儿童支持体系，形成可复制的模式，通过实践＋教学＋督导的形式推广，促进慈善组织发展，由慈善组织承接社会服务，真正地实现社会福利社会化。

（二）可借鉴意义

服务基地＋输出管理体系及实践性服务型人才，春苗建立服务基地"小婴儿之家""教育寄宿家庭""学习康复中心"，通过十年间，保障一定数量"以儿童为中心"的服务实践，案后进行总结、优化服务体系。为同类服务的政府相关部门及社会组织提供服务及管理体系。

通过教学＋实践＋督导的培训方式，为同业培训实践性服务型人才。通过"生命教育"不仅让孤儿儿童可以接纳社会，融入社会，还要让社会接纳这些孩子们。

·战略规划·

春苗根据自身的发展制定了 5 年规划，2010—2015/2016 年是初期项目尝试与建设阶段；2015/2016—2020 年是项目优化与试推广阶段；2020—2025 年项目进入正式推广阶段；2025—2030 年项目成熟落地（图 3-55）。

在服务的基础上，项目加强对专业人才的培养，搭建优质稳定的孤残儿童服务团队，整合各方资源，推动儿童服务持续帮助更多的孤残儿童融入社会。未来拟搭建 150 人左右的项目团队，包含一线服务人员、项目管理者、项目传播和筹款支持等角色，提升团队专业性，梳理项目服务与运作模式。与合作机构（地方福利院和其他的儿童长期照管机构）分享孤残儿童照护技能，推广项目模式，覆盖更多的孤残儿童。整合各方资源，积极参与儿童福利相关议题的调研和传播，为中国孤儿社会福利政策的完善献言献策。

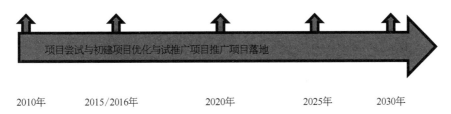

图 3-55　春苗项目 5 年规划

案例 25   移动互联网下的大病互助合作众筹模式

▼

康爱公社（原名：抗癌公社）

·简介·

（一）单位简介

众保（北京）科技有限公司是服务于网络大病互助的科技公司，旗下康爱公社项目就是基于互联网的大病互助平台，为符合条件的大病社员筹集资金用于治疗和继续生活：倡导帮助别人也让自己受益。截至 2017 年 8 月 13 日，有 137 万社员，完成了 106 起大病社员共计 1 777 万元的资助。

（二）创新项目简介

康爱公社（原名抗癌公社）创建于 2011 年 5 月，是中国第一家互联网大病互助平台，它通过建立网民间的"利益共同体与关系共同体"，利用针对癌症等大病的小额互助，帮助患者筹集医疗费，以缓解人们对癌症的忧虑和解决癌症医疗费问题。

作为中国第一家托互联网技术建立起一个互助自助的"社保"平台，为符合条件的患大病社员（0～85 周岁）筹集医疗费和继续生活的费用：成为社员后当其他社员罹患大病需支付小额的互助金，若自己罹患大病也能得到其他社员的小额分摊资助。截至 2017 年 8 月 13 日，有 137 万社员，完成了 106 起大病社员共计 1 777 万元的资助。

康爱公社致力于解决的问题：创建一个零门槛、低成本和可参与的互联网大病互保平台，让中低收入者也有大病不愁钱的权利和能力。

·创新性·

（一）创新背景

近年来随着环境的污染，现代人生活节奏的加快、工作压力的飙升和老龄化的加剧，重大疾病高发，然而背后最重要的问题就是医疗费快速上涨，但国人经济却难以跟上高昂的治疗费；同时医保体系初步建立，但医保目录、实报实销等限制远不能覆盖，同时商业保险目前在中国覆盖较低，保险密度和深度均有待提高，大部分中低人群没有享受到相应医疗服务。因病致贫和返贫的悲剧屡屡上演。

根据数据显示，2014 年商业健康险保费目前在总保费中占比不足 7%，而成熟保险市场在 30% 水平，健康险支出在医疗总费用支出不足 2%。全年医疗健康支出 3.54 万亿，其中医保负担近万亿，个人负担 1.17 万亿，但商业保险负担占比不足 2%，而发达国家在 10% 左右，中国人的保障水平薄弱可见一斑。 该问题如不能解决将导致中国普通人因病致贫和返贫的不幸将持续发生，甚至因无钱治病而无奈放弃，不仅给家庭带来沉重的经济压力，也是终生难忘的心理负担。大病医疗费的问题，关系着社会的和谐和人们的福祉。

本项目对大病时帮筹集医疗费存在刚需的人群，特别是广大中低收入者，如城市蓝领以及家庭有成员懂得互联网支付的农民 / 农民工家庭等（如家里有大学生等）存在重要意义。导致普通人难以面对重大疾病威胁有以下原因：

（1）现有的医保体系（含新农合）虽然广覆盖，但受医保目录、报销比例、报销封顶线和实报实销的原因，保障水平依然不高，而且不治疗就没有报销，大病来袭依然还需要很高自付医疗费，很多普通人也无法承担高昂的自费部分。

（2）中国中低收入人群，普遍保障意识不够，投保商业保险的热情不高，在一定程度上也促使我国保险市场越过长期保障性的覆盖的阶段，直接发展到理财型、分红型保险市场，再加上投保门槛高，费用较为昂贵的原因，中国商业健康险覆盖的人群非常少。此外国家统计局年初统计显示，2014 年全国居民人均可支配收入 20 167 元。而市场上保额在 30 万的健康险，即便是 25 岁左右投保，也需要 3 000～4 000 元 / 年，对于普通收入者，拿出 1/5 的收入买一份商业保险还是一个很需要勇气的决策。

（3）近年来随着环境的恶化，现代人生活节奏的加快、工作压力的飙升和老龄化的加剧，重大疾病高发和呈现年轻化，而大部分中低人群缺乏未雨绸缪的保障意识，遇到问题，享受不到相应保障。

（4）近年来不断攀升的医疗费，此外生病了还可能遇到失业、各类生活成本接踵而至，压力倍增。在解决普通人大病保障的问题上，需要政府、商业保险机构和民间和社会组织力量一起合力，才能完善中国多层次的医疗保障体系。

（5）我国多层次医疗保障体系，目前是以政府主导的城镇职工医保、城乡居民医保和新兴农村合作医疗为主体、城乡社会医疗救助体系为拖底，以及以商业保险、企业补充保险等为补充保障的体系。这个医疗保障体系在"十二五"医改期间就已经实现了全人群覆盖，但基本医保的特点就是覆盖范围广，保障水平相对较低。虽然基本医保的名义报销比例已经提高到了75%，而且我国在2012年又正式建立起了大病医保制度。但实际当中的报销比例，受医疗费用、医保目录、名义报销比例、封顶线等多重因素影响，保障能力有限。

（6）在基本医疗保险之外，发挥重要补充作用的保险是商业保险，即商业健康险。但商业健康险在整个医疗费用支出中，仅占不到2%的比例，杯水车薪。保险价格高，超出很多人的承受能力。虽然互联网的兴起改变了保险的模式，但互联网医疗保险仅仅处在萌芽阶段。基本医保保障水平低，商业保险覆盖范围小，双重尴尬之下，很多人暴露在重大疾病的风险当中。而且风险已经降临。有媒体曾披露一组数据，我国7 000万农村贫困人口当中有42%是"因病致贫、因病返贫"。

（7）康爱公社的设计初衷，绝不是想取代保险，它跟目前对抗大病的社会保障、商业保险不冲突，它希望能成伟一种新的力量，起到补充和辅助作用，使得中低收入者也可能有更好的保障。社会保障自下而上，商业保险自上而下，第三方的慈善、公益、自发组织的大量存在，使得人人都可处于多重保障之下，灾难来临，感情和精神痛苦的同时，不必再有经济方面的痛苦。所以，康爱公社把自己定位于：医保伴侣。即社员如果不幸罹患大病，除了能获得医保的报销外，还能获得康爱公社的互助权利，解决医疗和康复及生活费用，从容应对大病威胁。而从为普通人解决医疗费用的角度来看，在此前，除了政府的基本医保和保险公司的商业保险外，普通人几乎没有第三种选择的可能。

（二）创新解决方案

众保依托互联网建立一个针对重大疾病的小额互保的"社保平台"——康爱公社，为不幸患癌等大病的社员筹集一定治疗和生活费用。具体方式为：成为社员后如果大病，以社员均摊的形式帮助筹集医疗费：成员须向其他患癌正式成员支付 m 元（$m \leqslant 10$），而对应正式社员如果患癌，将得到其他成员每人 m 元的资助。（注册后经观察期转正式社员，0～40岁观察期180天，40周岁及以上365天）其中 m 与社员人数有关，为30万除以人数，如目前60万社员，每人互助 0.5 元即可。除癌症外还包括其他 29 种大病以及身故，互助额度是 10 万元。平台的目的是让参与康爱公社大病互助的社员，都能在自己不幸罹患大病的收获，解决经济压力，从容应对大病威胁。

平台具有如下优势：

（1）最大化减少社员成本：免费加入，无年费会费；互助额度上限是每次 10 元；资金由成员直达患者，公社不从成员间的资助中抽成；据精算师计算，社员累计一年互助金额为 200～300 元，较同等保额的保险产品更低成本。

（2）与公益完美结合，履行义务就是获得帮助，帮助别人就是保护自己。

（3）不限制资金用途：相对于医保实报实销，社员可以拿互助金享受最后的人生、旅游或者继承给子女等，非常人性化。

（4）透明化：申请获助社员的相关资料（部分涉及隐私的除外），将上传到每一位社员账户中公示 2 星期，如社员如无较大异议，将发动社员进行资助。

项目创新性如下：

（1）领域创新：搭建社会互动参与平台，通过"助人自助"将松散的社会成员打造成利益和关系共同体，通过广泛的社会参与，为社会保障体系提供了一种民间支点。

（2）模式创新：免费加入；制定规则当社员罹患大病必须资助；互助上限每次 10 元；公社不从互助中抽成；按病种以固定金额筹款；社员可随时放弃权力无责任退出。

（3）工具创新：依托互联网打破了地域的限制，消除了支付的壁垒，减少信息不对称的成本，降低普通人参与的门槛。

（4）理念创新：无论是防范风险，还是增强保障意识，这种"人人为我、我为人人"模式是有益的尝试，对于整合社会力量、拓展救济渠道，有开风气之先效果。

· 实践性 ·

截至 2017 年 8 月 13 日，康爱公社运营了 6 年多（2 289 天），积累了 1 380 278 名社员，完成总互助筹款 17 772 869 元，资助了 106 位不幸大病的社员。获得了 2015 年由《财经》颁布的第二届中国公益行动奖、第二届中国健康产业创新"奇璞奖"提名奖等 15 个奖项。社员平均支付率超过 90%，若社员均参与分摊互助（不含第 1 次），累计分摊 33 元。大部分加入的社员都会参与公社的分摊资助，截至目前基本实现了小额互助的目的。

·可借鉴性·

（一）推广性分析

康爱公社就有很强的复制和推广可能性：① 创建一个爱心互助网络互助社区，宣传和推广互助理念，让更多的人加入康爱公社大病互助之中；② 做好每一次社员互助流程：包括案例搜集，审核，公示答疑，发起互助，统计互助人数，给受助社员支付互助金；③ 做好社员的维护：保护社友的权力，监督社友履行社员资助患病社友的义务，做好社员沟通工作。

具体方向可参考如下：

（1）制定基本规则提供零门槛低成本的互助保障，康爱公社从 2011 至今 5 年积累 34 万社友，均维持免费注册，不收年费会员费，每次互助不超过 10 元为限，让互助既有效率又没有压力。

（2）将案例审核委托第三方 TPA 公司调查，将资金托管委托公益基金会监督，财务流水公开，运营团队信息和成本公开等，维护公社公信力和长远运营。

（3）虽然互助流程基于互联网（线上），但仍在全国 300 个城市建立志愿者（分社），实现和当地社友的线下交流活动。

（4）做好每一次互助案例：透明化公示，保护好受助人隐私，将受助人收款签收，转款记录等公示，让互助案例都做好口碑宣传。

（二）可借鉴意义

虽然康爱公社具有很强的可复制、可推广的可能性，但要做好、做的持久并不容易，需要注意以下几个风险：

（1）法律风险：康爱公社是基于互联网的互助互保社区，原则是不属于保险，但类似保险具有公益功能，存在一定的资金使用风险和道德风险。对应思路：将资金委托第三方公益基金会／或具有托管资质的银行托管，案例审核委托给第三方 TPA 审核公司，杜绝平台运营者资金营运和虚构案例的道德风险。

（2）可持续风险：如老社员的留存和新用户的口碑吸引加入，需要平台有很强的公信力。对应思路：透明化信息披露，严格做好每一次案例的审核、公示和发起互助，做好社员的隐私保护。

（3）纠纷风险：如社员在互助审核上与平台产生纠纷，难以获得申诉渠道；对应思路：建立社员审核委员会，由公社平台运营者和社友代表共同组成，履行投票决策功能。

· 战略规划 ·

（一）近期及长期发展规划

短期的目标为在社员规模、经营稳定性及社会认可方面获得大突破，实施步骤活动安排如下：

1. 线下推广志愿者社群的布局

（1）在 2 000 个县级以上城市建立本地志愿者负责人团队，即康爱公社城市分社，目前已经积累了 500 多个分社；在未来一年内要完成其余 2 000 个分社 / 大使的布局，组织当地的宣传活动。

（2）在 2 000 个县级以上城市建立受助社员探视团，当本地有社员罹患大病需要申请资助时，可自愿代表社员探望，既满足社员实地参与感，也培养其主人翁的心态。

2. 线上产品和客服的完善

（1）优化产品体系：官网、和微信及 APP 已有现成体系且可圈可点，但难以支持不断增长的社员及对应的安全保障（如身份校验系统）和各项服务需求（如信息通知、便捷支付和社交服务等）。

（2）完善线上和电话客服，不断增加的规模需要更多专业的客服服务。

3. 线上与线下推广与传播

（1）运营康爱公社自身的线上论坛、微信号和各大自媒体，使康爱公社论坛本身成为一个用户产生内容的活跃社区，方便社员交流、内容创造和传播。

（2）支持城市分社和探视团的线下活动，鼓励其将线下活动形成可传播的内容（如照片和视频）等并在论坛与其他社员分享，二次传播。

4. 中期发展计划

（1）社员实现又好又快的发展，2017 年年底实现社员突破 300 万人，成功完成 150 起以上互助案例；争取 2021 年 10 周年之际，社员达到 5 000 万，小额互助成为国人一种生活方式。

（2）2020 年以前实现自我造血，通过平台各项增值服务，实现项目可持续发展。

（二）目前已做的布局或探索

2017 年 8 月分社计划开始实施，2017 年 8 月 9 日康爱公社启动分社计划，目前社员正积极报名和竞选中。

（三）愿景及目标

帮助 1 亿国人解决大病医疗费问题建立中国乃至世界门槛最低的、性价比最高的大病医疗费问题解决方式，使人们不管收入高低，都不再为高额医疗费忧虑，生活更加从容和有尊严。促进社会友爱互助精神，重建"善有善报"的社会价值观，证明"我为人人，人人为我"不仅可行、而且是最优的生活方式。

具体体现为以下几点：

（1）有足够的社员注册，以覆盖中国人口的 1% 计算，需要有 1 500 万社员基数。

（2）需要有足够的时间检验，如 10 年以上，累计 1 000 起成功受助社员，互助社员的参与率平均能达到 85% 以上（也就是老社员留存率保持 85% 以上）。

（3）康爱公社的增值服务收入能够在给康爱公社扩大宣传、改善技术、提高用户体验等基本成本后仍有较大的盈利空间。

（4）以康爱公社为代表的网络互助，能够获得更多的国家政策支持和鼓励，被政府所明确赞许。

案例 26 　基本医疗保险住院费用的 "工分制"支付方式改革

南昌市医疗保险事业管理处

·简介·

(一)单位简介

南昌市医疗保险事业管理处作为医疗保险经办机构,承担着市本级城镇职工基本医疗保险、离休干部医药费单独统筹、市直机关单位医疗保险、大学生医保、工伤保险和生育保险各项基金的支付、管理和运营事务,并指导全市各县区经办机构开展相关经办工作。2012 年 8 月 1 日,为解决参保人员异地就医"看病难、垫支多、报销繁"的问题,南昌市与广州通过"泛珠平台"实现了泛珠异地就医即时结算,打响了全国异地联网结算第一枪。2013 年,为了控制住院费用过快增长问题,市医保处对现有付费方式进行改革,实行在总量控制下的以病种分值付费为主、按床日付费和按服务项目付费等为辅的复合型住院费用支付管理办法。2015 年 12 月,南昌市与武汉、合肥、长沙三市通过建立虚拟专用网,实现了四城市城镇职工基本医疗保险异地就医即时结算。2016 年 1 月 1 日,南昌市主动作为、先行先试,在全省率先将城镇居民基本医疗保险和新型农村合作医疗进行整合,建立了统一的城乡居民医疗保险制度,为全省出台城乡统筹政策奠定了基础。2017 年 5 月 31 日,南昌主动对接全国异地结算平台和系统,实现医保全国异地就医直接结算。南昌市在医保方面的这些创新工作均得到了人社部的认可并在全国推广。

(二)创新项目简介

南昌市职工医疗保险自 2013 年起开始实行"工分制"支付方式改革,该方法以制度设置和指标系数控制代替人为管理、以双方谈判代替行政审批,医、保双方共同参与探索出一种独特的付费方式，从而达到医保费用的付费总额控制（结果控制）与医疗服务监控（过程控制）的目的。病种分值付费方式的实施有效遏制了分解住院、转嫁费用和医院恶性竞争等弊端，提高了参保患者实际报销比例，发挥了基本医疗保险基金的最大功效。

·创新性·

（一）创新背景

医保工作的难点之一就是两定机构的管理，其中难中之难就是住院统筹费用的支付方式。南昌市城镇职工基本医疗保险制度自 2001 年 6 月启动以来，住院统筹费用的支付先后采用了"定额付费＋病种追加"和"定额＋直补＋追加直补"两种方式。这两种付费方式均未能有效控制医疗费用增长，医疗费用增长率一直高于基金收入增长率。同时医疗保险经办管理部门与定点医疗机构之间的博弈加剧，主要表现在：首先是"定额"科学合理性的问题，一方面医疗机构为获取更多"定额"分解住院，另一方面真正需要治疗的因"定额"限制得不到及时合理治疗。其次，由于稽核人员不可能比临床医生专业知识强，监控管理主要靠平时个案抽查，在个案治疗是否合理上缺乏说服力。由此，南昌市针对住院统筹费用支付方式的难题，从多方面进行创新性探索实践，最终形成"工分制"的病种分值复合付费方法。

（二）创新解决方案

1. 引入运行分析机制　采用月预结算计算医疗机构服务量，方便数据管理与资金周转。

2. 引入评价机制　通过确定定点医疗机构考核系数，定量评价定点医疗机构医疗服务质量。

3. 引入激励与约束并重的机制　根据定点医疗机构管理效果，在年度决算中进行合理分配。

·实践性·

（一）创新项目开展状况

2013 年启动的"工分制"付费方式通过引入年度统筹基金可支配额度、年度决算额度、月预结算额度"三块天花板"运行分析机制，建立"安全阀"。通过激励与约束并重机制，对定点医疗机构住院按病种分值付费中的各项扣款，实行再次分配。通过将制度设置和指标系数控制代替人为管理，在医保经办机构与定点医疗机构双方共同参与探索下实现了医保费用的付费总额控制与医疗服务质量自我监控的目的。这一系列举措有效遏制了分解住院、转嫁费用和医院恶性竞争等弊端，提高了参保患者实际报销比例，发挥了基本医疗保险基金的最大功效，医疗费用和统筹基金支出增速下降。

（二）创新成果及数据支持

1. 医疗费用和统筹基金支出增速下降 引入年度统筹基金可支配额度、年度决算额度、月预结算额度"三块天花板"运行分析机制，建立"安全阀"。2011—2016 年，市职工医保人均住院费用增长率由 30.83% 下降至 15.27%，人均门诊费用增长率由 27.73% 降至 19.26%，统筹基金支出增长率由 31.17% 降至 15.91%。除住院总费用上升外，其余各项医疗费用增长率和统筹基金支出增长率均呈下降趋势。

2. 住院服务量增长率大幅下降 引入重复住院增长率、人均住院费用增长率考核系数评价机制，有效控制了分解住院和过度医疗。同时，允许医院按 2‰～3‰ 比例的人次作为特殊病例，不纳入考核指标，防止了医院推诿重症患者。市职工医保住院总人数增长率由 2011 年的 20.50% 下降到 2016 年的 9.87%，住院总次数增长率从 22.72% 下降到 11.09%。

3. 住院报销比例大幅上升 将实际报销比例纳入考核指标体系，让医院主动自我约束，合理治疗、合理用药，住院实际报销比例呈总体上升趋势。2011—2016 年市职工医保住院实际报销比例分别为 65.17%、66.62%、75.13%、79.29%、76.44% 和 77.18%。

· 可借鉴性 ·

（一）推广性分析

医疗保险费用控制的关键是付费方式，自全国启动医疗保险以来，各地医保经办机构都面临着对支付方式的探索与改革，能有一个可复制、可借鉴的支付方式尤为重要。南昌市"病种分值系数法"医疗保险付费方式是通过挖掘完整地保存在数据库中的所有数据和运行分析探索出来的，对全国医保经办机构都有可复制性。

（二）可借鉴意义

新的付费管理方式运行三年多来，由于病种分值、考核指标项目由医、保双方谈判确定，避免了因分值确定不当可能引起的医院恶性竞争。有效控制了医疗费用增长速度，进一步缓解了医疗保险基金支付压力，减轻了参保人员医疗费用负担。同时增强了定点医院主动控费和自我监管意识，加强了医疗机构间的互相监督，有力促进了"医、保、患"三者关系更加和谐。

· 战略规划 ·

改革之前按定额确定的付费方式，不论医保机构采取抽查、扣款等何种监督控制方式，医、保之间"猫抓老鼠"的游戏始终无法得到控制，同时还无形中增加了医、保之间的矛盾。实现病种分值付费之后，通过依据数据分析、制度化运营、民主决策等机制，强化了医院的自我管理和自我控制，形成了医、保、患之间共存、制约、和谐的新局面，从而实现了"三方共赢"。但是，对于短短 4 年的改革实践而言，病种分值付费办法运行过程中还存在有待改进的地方。

1. 预算管理精细化 由于医保付费改革还处于初始探索阶段，考虑到南昌市各等级医院间差异较大，为了平稳起见，初期采取一、二、三级医院分别预算、"分灶吃饭"的方式，同等级医院之间通过不同的等级系数体现医疗成本、医疗服务水平等。鉴于"分灶吃饭"不利于医院间的竞争和资源优化，在 2016 年底将一、二级定点医疗机构统筹可支付额度合并，2016 年年度决算额度与预算额度相差仅为 0.99%。在条件成熟后，将最终实现一、二、三级医院合灶吃饭，使得支付方式更趋于公正、公平。

2. 病种分值科学化 2013 年南昌市从保存十年的数据库里筛选出病种及其平均费用下发医院，由 80 名专家最终确定 627 个病种及费用。对未能纳入病种分值表的其他病例，通过按每例实际发生的统筹费用与该等级医疗机构治疗基准病种的费用之比，换算出无对照病种的分值，从而实现了全病种分值结算。2014—2016 年分别对纳入的病种进行调整，如 2015 年增加了 100 个病种，调整了 50 个病种的分值，删除了 100 个未发生费用的病种；2016 年增加了 80 个病种，调整了 40 个病种的分值，删除了 123 个未发生费用的病种。未来将借鉴 DRGs 的分类方法，进一步优化病种分值，通过将患者的年龄、性别、病症、疾病严重程度、合并症与并发症及转归等 DRGs 的完整体系引入到我们结算办法中去，打造我们南昌特色的总额控制 DRGs（PTC-DRGs）分值结算办法。

3. 考核指标体系化 　 2016 年在充分考虑不同等级医疗机构的实际情况再次对考核指标进行调整，在原有重复入院率增长率、人均费用增长率和实际报销比例三大指标基础上，新增平均住院天数增长率，通过该医疗机构本年度与上年度之间的数据变化指标进行比较，达到相对公正、公平的效果，同时又可以合理控制指标增长，促使定点医疗机构加强内控。未来，仍将逐步调整考核指标，增加实际报销比例增长率指标，以有效保障参保患者的医疗待遇，减轻其个人负担；增加"人均"住院费用而非"次均"费用增长率指标，以有效防止分解住院人次，控制统筹支出，也便于监管。

案例 27　全国首创的失能老人长期医疗护理保险制度

青岛市社会保险事业局

·简介·

人口老龄化是重大社会民生问题。目前青岛市 780 万户籍人口中，60 岁以上老年人口达到 161 万，占总人口的 20.6%，高出全国 4.5 个百分点。其中，半失能老人接近 20 万人，而完全失能老人接近 10 万人。由于制度缺失，许多失能老人面临医院不能养、养老院不能医的"两难"困境。从社会保障角度看，"人人都会老，家家有老人"，面对日益增多的失能老人，"该不该保""谁来保""保什么""怎么保"的难题，亟待政府做出相应的制度安排。青岛市以问题为导向，坚持改革创新，于 2012 年在全国率先建立长期护理保险制度。长期医疗护理保险制度是对参保人因年老、疾病导致失能，需要长期医疗护理发生的医疗费用进行补偿的一种保障制度。

·创新性·

（一）制度创新

青岛市在全国率先建立了长期医疗护理保险制度，对失能老人给予制度保障，填补了国家制度空白。制度的核心是，通过医疗保障和护理保障适度分开，实现医疗和养老有机结合，也就是在"老有所养""病有所医"的基础上，通过"医养结合"破解"医养两难"，建立起对失能老人的长期护理保险，实现"护有所保"。给人生命周期最后阶段设置一道安全网。青岛市长期护理保险制度于 2015 年荣获"2015 年度中国政府创新最佳实践奖"。

（二）护理模式创新

为满足不同失能老人的护理服务需求，创新培育了专护、院护、家护等多层次、多样化的护理服务模式。其中主要针对重症失能老人的医院专护：每床日包干结算标准 170 元，主要针对终末期和临终关怀老人的护理院护理：每床日包干结算标准 65 元，主要针对居家失能老人的居家护理：每床日包干结算标准 50 元，主要针对农村失能老人的巡诊护理：每年包干结算标准 800～1 600元不等。

（三）基金来源创新

制度实施的难点，必须解决"钱从哪里来"的问题。在当时没有上位法的情况下，青岛市通过优化调整医保基金支出结构，当时每年按一定比例从医保基金划入约 9 亿元，解决了资金来源。使制度创建成为可能。从 4 年多运行情况看，医疗保险和护理保险两项基金运行是稳健和可持续的。

（四）服务监管创新

为保障制度稳健运行，基金安全、服务到位，创新多种服务监管手段。一是对失能人员实行评估准入。二是实行 APP 智能监管手段。三是建立社商合作模式。四是对全市 623 家机构护理服务统一实行标准化管理。出台配套文件8 个。

· 实践性 ·

（一）保障民生，破解医养两难

四年来青岛市的长期医疗护理保险制度，基金支付达 11 亿，给予 4 万失能老人提供了帮助，这些老人平均年龄 80 岁。其中，1.2 万多名老人有尊严地走完了生命的最后旅程，平均在床生存时间 310 天。护理保险不设起付线，其中参保职工报销 90%，参保居民报销 80%。从四种护理模式的综合统计看，护理保险人均床日费用 56.2 元，只有二、三级医院的 1/20；人均床日个人负担 4.2 元，只有二、三级医院的 1/77，大大减轻了个人和家庭的负担。

（二）政府引导，撬动市场资源

制度的实施，吸引了社会资本（包括外资）踊跃投入养老领域，青岛健康养老产业发展迅猛，目前承担护理保险业务的机构发展到 623 家，其中民营机构占95%，承担了 98% 的业务量，成为护理服务的绝对主体。

（三）精准施策，优化资源配置

制度实施以来，因制度缺失导致的社会性住院问题、长年住院压床问题得到有效解决，高精尖的临床医疗资源得到优化利用。另外，四年来累计购买了2 004万天的护理服务，经测算，同额度的资金只能购买二、三级医院141万天的住院服务，医保基金使用效益大大提高。

· 可借鉴性 ·

（一）顺应民生诉求，符合社保发展规律，重视人的尊严

青岛市的探索顺应了民生诉求，符合社会保险发展规律，重视人的尊严。制度实施以来，得到了社会各界的普遍认可，引起国家有关方面高度关注：全国人大、国务院、全国政协、有关民主党派、人社部、卫计委、民政部、老龄办等领导先后多次到青岛考察指导，纷纷给予了积极的鼓励和肯定。仅中央电视台《新闻联播》等频道先后报道7次。仅新华社等国家级媒体先后报道26次。

（二）为建立国家层面的护理表现制度提供宝贵的地方经验

青岛的探索为国家层面建立护理保险制度提供了宝贵的地方经验，去年我国将探索建立长期护理保险制度写入十三五规划，上升为国家战略，今年，人社部在全国开展长护试点。几年来，兄弟城市150多个调研组来青考察，部分城市陆续启动试点。山东省政府2014年在全省试点推广青岛模式。2016年6月，国家人社部办公厅下发《关于开展长期护理保险制度试点的指导意见》，青岛市被列为首批15个试点城市之一，是山东省唯一纳入试点的城市。

· 战略规划 ·

2015年，国家将"探索建立长期护理保险制度"写入十三五规划，上升为国家战略。国务院转发了九部委《关于推进医疗卫生与养老服务相结合的指导意见》，也把护理保险正式纳入了国家议程。青岛将继续大胆探索改革，积极构建政府、社会、个人多元化的筹资模式，建立涵盖医疗护理和生活照料服务的完整意义上的长期护理保险制度，不断增强失能老人的获得感和幸福指数，为构建健康的老龄化社会更好地贡献青岛的地方经验。

案例 28 推进医疗服务体系综合改革的卫生政策创新

深圳市医改办（深圳市卫生和计划生育委员会）

· 简介 ·

（一）单位简介

深圳市于 2009 年实行卫生、计生"大部制"改革，设立"深圳市卫生和人口计划生育委员会"，于 2013 年更名为"深圳市卫生和计划生育委员会"。2012 年，深圳市启动公立医院管理体制改革，推进"管办分开"，并于 2013 年 5 月成立深圳市公立医院管理中心，作为市政府直属正局级事业单位，代表市政府统一履行举办市属公立医院的职责，监管市属公立医院（目前划入管理的共 15 家）人、财、物等运行，并对其实施绩效考核。改革后，市卫计委转为加强医疗全行业管理，加强公共卫生和基层医疗卫生服务体系建设，着力政策研究、规划制定、标准建立和行业监管，构建"大卫生""大健康"发展格局。2013 年 10 月，市医药卫生体制改革领导小组名称变更为"深圳市医疗卫生事业改革发展领导小组"，领导小组办公室由市发展改革委调整至市卫计委，促进医药卫生体制改革与医疗卫生事业发展紧密结合。

（二）创新项目简介

2009 年 4 月新医改实施以来，深圳初步建立分级诊疗、现代医院管理、全民医保、药品供应保障、卫生综合监管"五位一体"的基本医疗卫生制度，努力全方位全周期保障市民健康。

· 创新性 ·

（一）创新背景

深圳经济特区成立以来，卫生与健康事业实现快速发展，居民健康水平稳步提升，但卫生与健康事业仍然是经济社会发展的突出短板。卫生与健康资源总量不足、结构不合理等矛盾尚未根本解决，体制机制性障碍依然存在，医疗卫生服务与群众需求还有较大差距。同时，深圳市面临多重疾病威胁，影响市民健康的危险因素不断增加且复杂交织，人口老龄化开始加速、流动人口数量庞大、疾病谱变化、不良生活方式、环境污染、公共安全隐患等带来新的健康问题，慢性非传染性疾病成为头号健康威胁，境外传染病输入风险加剧。

2016 年 3 月，深圳市政府出台《关于深化医药卫生体制改革建设卫生强市的实施意见》（深府〔2016〕14 号）。2016 年 6 月，调整深圳市医改领导小组成员，由市委书记任组长、市长任常务副组长、有关领导任副组长、市委市政府各相关部门一把手、各区区委书记为成员，进一步加强医药卫生体制改革组织领导，全面推进重点领域改革。2017 年 7 月，市医改领导小组会议审议并通过了《健康深圳行动计划（2017—2020 年）》《关于推广罗湖医改经验 推进基层医疗集团建设的若干措施》，推动医疗卫生服务由"以医院为重点"向"以基层为重点"转变、由"以治病为中心"向"以健康为中心"转变。

（二）创新解决方案

1. 推进分级诊疗制度建设　推动形成基层首诊、双向转诊、急慢分治、上下联动的就医新秩序。

一是做强做实社康中心。推进了社区健康服务中心标准化建设，提升装备和人力资源配置水平，投入 4.9 亿元新增彩超、胃镜等常用检查设备。增加社康中心常用药品配置，药品种类从 530 种增加到 1 380 种，慢性病可一次性开具三个月的用药量。

二是推动医疗卫生资源下沉。提高社康中心基本医疗服务补助标准，并降低收费标准（比三级医院低 20%），引导普通门诊向基层分流。增加社康中心医务人员收入，罗湖区试点推行全科医生年薪制，薪酬不低于 30 万元。鼓励三级医院专家到社康中心坐诊或开设工作室，加强远程会诊、检验检查等技术支撑，并将专科号源优先配置给社康中心。

三是推进基层医疗机构集团化改革。在罗湖区试点综合改革，整合公立医院和社康中心组建区域医疗卫生共同体，推动医院与社康中心一体化建设、运营和管理，打通资源下沉通道。实行医保基金"总额管理、结余留用"，明确结余部分奖励给医院集团，引导医院主动加强预防保健和健康管理，形成既让群众少生病、少住院、少花费，又有利于增加医生收入的导向机制，推动从"治疾病"向"促健康"转变。从 2015 年 8 月推行改革一年多来的情况看，罗湖医院集团向社康中心下沉医务人员增加 35%，社康中心诊疗量增长 95.6%，占总诊疗量的比重由 51.5% 增加到 63%。

四是全面推广家庭医生签约服务。制定家庭医生服务规程和标准，为签约居民提供常见病诊疗、慢性病管理、用药指导、健康促进等 10 项服务。加强全科医生队伍建设，组建家庭医生服务团队 1 909 个。2016 年，全市签约人数新增 80 万，总数达 270 万，其中慢性病、老年人等重点人群签约率达到 61.3%。

2. 推进现代医院管理制度建设　建立维护公益性、调动积极性、保障可持续的运行新机制和科学合理的补偿机制。

一是推进政事分开、管办分开。成立市公立医院管理中心，代表市政府履行办医职能，加强对公立医院的专业化、精细化管理，推进政府相关部门工作重心向管方向、管政策、管引导、管规划、管评价转变。推动所有权与经营权分离，高起点、高标准规划建设新医院，并引进香港大学、中山大学、中国医科大学肿瘤医院深圳医院等名校名院进行运营管理。

二是推进人事薪酬制度改革。在新建医院推行编制管理方式改革，实行员额管理和全员聘用制，建立"按需设岗、按岗聘用、以岗定薪、同岗同酬"用人机制，调动医务人员积极性。2016 年，公立医院人员经费支出占业务支出比例达 48.45%，提前两年实现卫生强省 40% 的目标。

三是推进财政补助机制改革。坚持公立医院公益性，在全面落实国家规定的 6 项补助政策基础上，改革财政补助方式，实行"以事定费、购买服务、专项补助"，将补助与人员编制脱钩，与基本诊疗服务的数量、质量和群众满意度挂钩。2016 年与改革前的 2012 年相比，公立医院财政补助收入占其总支出的比例由 17.2% 上升到 30.5%（2015 年，全国平均水平 9.2%）。

四是改革以药补医机制。2012 年 7 月，我市在全国率先取消全市公立医院药品加成，同步提高诊查费收费标准并由医保统筹基金支付，保障收入减少部分得到合理补偿。改革以来，门诊次均药费下降 12.7%，"药占比"从 38.7% 下降到 30.6%。

五是改革医疗服务价格。开展公立医院药品集团采购改革试点，预计药品综合降价 30% 左右。调整优化公立医院医疗服务价格，取消挂号费等 7 项收费，降低大型医用设备检查检验费，提高诊查费、手术费等服务项目价格，预计可减轻患者负担约 7 亿元。

3. 健全全民医疗保障制度　按照保基本、兜底线、可持续的原则，完善医保制度。

一是完善基本医疗保障体系。建立了与商业保险相衔接的大病医保制度，重大疾病补充保险参保人数达到 500 多万，个人赔付的最高金额达到 73 万多元。完善医疗救助制度，设立了疾病应急救助基金。

二是提高医保管理水平。进一步发挥医保在推进分级诊疗、规范诊疗行为、控制医疗费用等方面的核心作用。全面推行门诊按人头付费为主，住院按总额预付、按病种、按服务单元等复合型医保支付方式。"绑定社康"实行社区首诊的医保参保人群达到 885 万余人，占全市总参保人数的 69.2%；住院按病种支付的病种数量达到 166 个。

4. 完善药品供应保障制度　一是推动药品集中采购。为遏制虚高的药品价格，2016 年 7 月，我市启动公立医院药品集团采购改革试点，委托第三方采购组织（GPO 组织）为公立医院提供药品"团购"服务。目前，我市药品集团采购改革试点工作已基本完成了 1 064 种药品的谈判议价工作，并开始陆续供应。据初步测算，药品综合降幅超过 22.57%，可降低药品采购费用 15.37 亿元。这些降低的药品采购费用，主要为医疗服务价格调整腾出空间，提高体现医务人员技术劳务价值的医疗服务项目价格。2017 年 1 月 1 日起，已启动第一阶段 833 项医疗服务项目价格的调整，主要是降低大型设备检查价格，提高手术费；计划在本月启动第二阶段的调价工作，重点是降药费，提高诊查费、护理费。

二是推动医用耗材集中采购。2014 年以来，在市属医院开展对一次性注射器等 5 类医用低值通用耗材实行量价挂钩的集团化采购，各类耗材的采购价格比原来各单位自行采购降低约 28%。

5. 推进卫生综合监管制度建设　加快转变政府职能，深化"放管服"改革，积极创新监管模式，加快构建医疗卫生全行业综合监管新格局。

一是完善政府、社会、公众多元化监管体系。在全国率先设立"大部制"的卫生计生部门，突出加强行业规划、市场准入、标准制定等全行业监管职能。实施"强区放权"，累计取消转移下放医疗卫生行政职能事项 34 项，以立法形式明确医师协会承担执业注册、医师考核等职能。全方位公开医疗机构服务项目、收费价格、卫生监督执法结果等信息，建立非法行医、非法采供血、"两非"等违法行为举报奖励制度，提高公众参与监督的积极性。推进行业诚信体系建设，实施医疗机构、医师不良执业行为记分管理和"黑名单"制度。

二是推进监管法治化、标准化、信息化。出台全国首部地方综合医疗条例，对执业管理、纠纷处理、医疗监管等作出明确规定。同时，先后制定人体器官捐献移植条例、控制吸烟条例等法规，正加快院前急救、健康促进、公立医院管理等立法，着力以立法促进医疗行业健康发展。着力完善卫生与健康领域的资源配置、服务规范和评审评价标准，率先制定中医馆、远程医学影像诊断中心等设置标准；编制 13 项中医药标准，其中 7 项获得 ISO 标准立项，3 项成为国家标准。在全国率先推行卫生计生监督执法全过程记录试点，规范执法行为。建立覆盖所有公立医院的基本医保智能审核系统，全流程智能监控诊疗服务、费用控制、医疗广告等行为。2016 年，共对医疗卫生机构作出行政处罚 898 宗，罚款 1 360 多万元，取缔无证行医机构 470 余处，查处违法医疗广告行为 50 余宗，并给予 259 名医师不良执业行为记分。下一步将推进医疗、医保、医药等监管部门信息互联互通、开放共享，建设卫生综合监管平台建设，实现对卫生与健康资源配置、服务过程、行业管理等方面的全面综合监督和评价。

6. 统筹推进其他改革　一是推动形成多元化办医格局。全面取消了医疗机构的选址距离、数量和医保定点机构数量限制。率先实施医师执业区域注册，全面放开了医师执业地点限制。建立政府购买基本医疗卫生服务机制，对社会办医疗机构为本市医保参保人提供的基本医疗服务，安排财政补助。鼓励社会办医疗机构提高等级档次，对社会办医疗机构创建成为三甲医院、二甲专科医院的，分别一次性奖励 2 000 万元、500 万元。支持社会力量发展国际医院、连锁医疗卫生机构，以及口腔科、眼科、耳鼻喉科、妇产科、儿科、整形美容服务等专科医院。2016 年颁发了全国首张医生集团营业执照。

二是公共卫生服务均等化水平不断提升。根据主要公共卫生问题，制定实施 28 项免费卫生计生服务项目规程，常住人口人均基本公共卫生服务经费达到 70 元。率先在国内向社会公开发布"流感指数""登革热指数""感染性腹泻易感指数"。开展国家慢性病综合防控、精神卫生综合管理、健康促进等示范创建活动取得显著成效，高血压患者管理人数 33.1 万，规范管理率 77%；糖尿病患者管理人数 11.8 万，规范管理率 78.7%；在册严重精神障碍患者 3.7 万，规范管理率 87.5%；市民健康素养水平 10.5%，高于全国平均水平。

三是推动中医药事业发展。2017 年正式启动国家中医药综合改革试验区创建工作。大力发展中医医疗集团、中医医疗机构联盟，推进中医药服务进社区，加快建设中医药特色学院、研究院。建设中医药国际交流基地，推动中医药服务贸易发展。重点支持宝安、龙岗两区发展中医药健康产业。

·可借鉴性·

2016 年以来，罗湖区基层医疗集团改革模式受到广泛关注。深圳在分级诊疗、现代医院管理、医疗卫生综合监管制度建设方面的探索经验得到国家肯定和认可，药品集团化采购改革模式在省内试点推广。6 月 4 日，国务院医改办、国家卫计委在全国深化医改经验推广会上发布 35 项重大典型经验，深圳占 4 项。国家卫计委、省卫计委明确提出：在城市主要推广以深圳罗湖为代表的紧密型医联体模式。国务院医改办将在深圳召开现场会，推广基层医疗集团改革、医疗联合体建设经验。

深圳自 2010 年成为城市公立医院改革国家联系试点城市以来，接待了近300 批次各地市政府、医改办、卫计委领导带队来深考察公立医院管理体制和运行机制改革，以及罗湖区公立医院集团化改革，学习深圳医改理念、经验和做法。

·战略规划·

1. 居民健康水平和生命质量进一步提升 到 2020 年，全市常住人口平均期望寿命达到 81.7 岁，孕产妇死亡率、婴儿死亡率分别控制在 9.5/10 万及 2.8‰以下，达到中等发达国家水平。

2. 重点领域和关键环节改革进一步深化，促进全面健康制度体系基本形成 到 2020 年，涵盖分级诊疗制度、现代医院管理制度、全民医疗保障制度、药品供应保障制度以及卫生综合监管制度在内的基本医疗卫生制度更加完善，基本医疗卫生服务更加公平可及。"维护公益性、调动积极性、保障可持续"的公立医院运行新机制进一步优化，现代医院管理制度基本定型。医疗行业政策、规范和标准不断完善，实现全方位开放发展。健康保障体系进一步完善，覆盖全人群和全生命周期的健康服务更加公平可及、系统连续。

3. 协同整合的医疗卫生服务体系进一步完善，体系运转效率明显提高 建立与深圳经济社会发展水平相适应、与市民医疗健康需求相匹配，布局合理、分工明确、功能互补、密切协作的医疗卫生服务体系。到 2020 年，全市每千常住人口床位数达到 4.3 张、每千常住人口执业（助理）医生数达到 2.8 名、每万常住人口全科医生数达到 3.2 名。医院总数达到 184 家（增加 47 家），其中三级医院 60 家以上。医疗资源配置更加均衡，建设国际化标准医院，三甲医院增加至 20 家，覆盖各行政区和功能区。建立符合深圳实际的分级诊疗制度、基层医疗卫生机构的能力显著提升。

4. 医疗、教学和科研协同发展水平全面提升，医疗技术水平全面提高　到 2020 年，医学科研和教学体系进一步健全，以中山大学、深圳大学、深圳职业技术学院等高等院校为主体的医学教学体系初步形成。建成 10 家高等院校深圳附属临床医学院或特色学院。建成 10 家在全省具有影响力的医疗机构，争取 1～2 家专科医院跻身国家医学中心或华南区域医疗中心，1～2 家综合医院进入国际知名、国内一流行列。打造不少于 80 个优势明显、综合竞争力强的省级以上医学重点学科。提供国际规范化服务，满足社会多元化医疗服务需求。

案例 29　提供急救保障一体化方案的 社会共享急救平台

上海救要救公司的"第一反应"

· 简介 ·

（一）单位简介

第一反应®团队 2012 年成立，是一家致力于急救培训和生命救援的社会型企业。截至目前已累积互联网 +ICS 专利技术达 50 项，2015 年成为中国首批认证的社会企业，2016 年成为第一家获得"B 型企业"认证的大陆企业，是当前全球唯一获得中美认证的社会企业。截至 2017 年 8 月 4 日：

马拉松赛事——已保障超过 32 座城市 231 场 97 万多选手，挽救 11 位心搏骤停患者。

急救培训——已服务 10 万余成人及儿童。

企业应急自救 SOS 系统——已服务阿里巴巴、中海商业等 100 多家企业。

（二）创新项目简介

通过标准化课程将普通人转化为院前急救准专业人士，结合车辆资源的共享模式与大数据预测模型，利用社会资源补充完善我国院前急救体系，建立社会共享型急救平台。第一反应®已在多类特定场景取得阶段性成果，其中包括百余场城市马拉松赛事、多场长距离越野赛事、大型企业园区、高层楼宇、工厂等，由特定时间特定场景的院前急救体系，逐步扩散至固定场景非特定时间响应体系，目前已成功挽救 11 例心搏骤停患者。

· 创新性 ·

（一）创新背景

2012 年 2 月份，深圳戈壁挑战赛预选赛，离终点 200 米处，一名队员途中昏厥倒地。当时很多老朋友在他身边，却目瞪口呆、手足无措，没人知道如何施救，那位倒下的同学，再也没能站起来。这个事件直接推动了第一反应®的创立。

公开数据显示，中国每年发生心搏骤停超过 54 万例，也就是说不到 1 分钟就会有人因为心搏骤停倒下。由于急救普及率过低，当前中国的心搏骤停救活率不到 1%。如果未来中

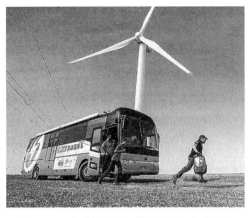

图 3-56　戈壁挑战赛，救援大巴与急救队员

国急救普及率足够高，当再次出现这样的情况，就会有人能伸出援手正确施救（图 3-56）。

1. 国外情况　**完善的应急指挥体系**：美国的应急指挥体系已发展近 50 年，在标准化结构下将设备、物资、人员、通讯和应急程序联合，使用统一术语和响应程序，消除重复行动，提高了信息交互效率，实现应急效率最大化。这种标准化结构不仅适用于组织短期事故现场救援，还适用于长期应急管理，对于时间要求极高的心搏骤停急救有非常重要的指挥作用。在美国，该体系已上升至法规层面，几乎所有州和绝大部分县（市）都建立了应急平台，装备也较完备。

成熟的院前急救模式：成熟的院前急救模式保证了心搏骤停患者能在最短时间内受到专业救助，提高存活率。欧美院前急救中的"英—美"模式强调在现场紧急处理后尽快把伤病员安全转运到医院进行治疗。以美国为例，随救护车到达现场的并不是医生而是 EMT（急救医疗技师）。人员分为三级：基础急救医疗师 EMT-B，可进行心肺复苏、使用 AED（automated external defibrillator，自动体外除颤器）除颤、协助患者服用自己药品等；高级急救医疗技师 EMT-A 可开通静脉通路、判读心电图、气管插管；最高级医疗辅助成员 Paramedic 允许自行手动除颤。救护车也分不同等级：只负责转运患者的基础生命支持 BLS 和配备药物的高级生命支持 ALS。分属不同单位的救护车全部受 911 调配，与警察和消防联动。

全民的急救培训：欧美等国家非常重视急救培训的普及。其中，1966 年美国心脏协会就开始提倡普及心肺复苏术。到目前为止，美国已培训了约 7 000 万"First Responder"，急救培训普及率达为 25%。法国超过 40%、瑞典超过 45%、

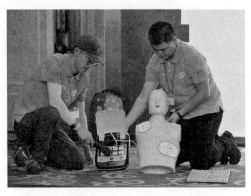

图 3-57　急救课程培训现场，AED 使用展示

澳大利亚超过 50%、德国超过 80% 的民众接受了急救培训；日本学生群体急救培训普及率高达 92%。

普及的 AED：AED 于 1979 年上市，通过电击除颤是当前最有效的心搏骤停急救方式，非医务人员只需几小时培训就能熟练使用 AED，如果在"黄金四分钟"内使用 AED 设备，能大幅度提高救活率。欧美等国家公共场所 AED 配置率高，每 10 万人 AED 保有量分别为：美国 317 台、日本 235 台、澳大利亚 44.5 台、英国 25.6 台、德国 17.6 台。另外中国香港地区有 10 台。其中，美国 AED 社会保有量超 100 万台，政府每年提供 3 000 万美元专项资金，在急救车 5 分钟无法抵达的公共场所设置 AED。以西雅图为例，其所有公共场所甚至赌场都配备 AED，市民都接受过急救培训，救活率达 30% 以上（图 3-57）。

2. 国内情况　应急指挥体系：我国应急管理体系已初步建成，应急预案也逐步完善。但仍存在预防意识薄弱、预警和监控系统不完善、应急联动机制和社会参与机制不健全等问题。

院前急救模式：主要由急救中心承担，受卫生行政部门管辖，依靠政府拨款。随着城市交通拥堵等问题出现，急救中心出现供不应求以及时效反应慢等问题。

急救培训：中国绝大部分城市的急救知识普及率不足 1%。承担急救培训的多为医院，急救中心和红十字会，但少有机构专门从事急救培训。

AED：中国公共场所公开可查的 AED 不足 1 000 台。上海市于 2017 年颁布最新的《上海市急救医疗服务条例》，并在国内率先允许和鼓励经过培训取得合格证书、具备急救技能的非义务人员使用 AED 对心搏骤停患者进行紧急现场救护并及时出现失误也全部免责。但与此同时，在很多地方却出现诸如公共场所的 AED 被锁住、AED 损坏被盗、心搏骤停的第一发现人不会使用和不敢使用 AED、会用但找不到 AED 等各种情况。

（二）创新解决方案

赛事场景标准数字化急救体系　马拉松是心搏骤停死亡率最高的一项运动，调查数据显示，每 5 万～8.8 万名完成马拉松的参赛者中就有 1 人死亡，为马拉松赛事提供安全保障是体现应急救援能力的一项指标。

赛前风险管控可视化：在赛事保障经验的积累下，第一反应®逐渐形成了自己的一套评估体系，指标包括比赛日天气、人流量、赛道弯道、坡道情况、比赛人群画像等，通过评估体系可以提前预估比赛需要的安全保障资源数量，包括物资、赛道、救助人员、救护车辆，以及这些资源的布点位置。评估计划数据化整合成后台整体方案的一部分，方便指挥随时可视化地了解布置计划并做出调整。

赛中各环节优化：应急系统逐步转变成标准化、流程化工具。应急系统将前端的车、岗位做了细致分类。比如，赛道现场的急救人员分为固定岗急救人员、急救兔和医疗官。其中一般情况固定岗急救人员在岗位留守，遇到紧急情况徒步或骑行，一旦固定岗的人流动，指挥可以随时了解哪个岗位附近可能有情况发生；急救兔会跟随参赛者相同配速跑动，后台可以随时了解整个赛事的进度；医疗官则在 1 500～2 000 米的赛道分区巡逻。岗位细分后，指挥官可以在后台通过各岗位移动情况判断紧急事件严重等级并作出指示。

赛后大数据分析：应急系统的数字化使得第一反应®在赛事保障中逐渐积累了大量的赛事大数据。一方面，第一反应®和上海马拉松运动医学研究所等单位合作，通过对收集数据的研究分析发表了多篇医学论文，论文内容也能进一步指导未来赛事中如何更化。另一方面，第一反应®通过赛后对数据的分析以及和国外数据对比，研究比赛场景中问题的相关性，并及时对应急系统进一步迭代优化。

应急救援系统不断升级迭代，实现了精准任务管理、救援现场视频和医疗记录实时上传、多事件并发分级管理等功能，大幅提高工作效率（图 3-58）。

共享经济在中国发展迅速，共享单车等能通过共享平台实现资源共享，优化资源配置。社会急救也可以利用共享思维，通过构建全民互助急救平台，用信息化系统打通有急救技能的人和所有 AED 设备，实现全民互救。

2016 年开始，第一反应®开始致力于用科技创新打造社会共享急救平台。

首先，搭建 AED 地图：2016 年 11 月，第一反应®自主开发的"AED 地图"服务上线，市民可以通过 AED 地图实时查找附近的 AED 设

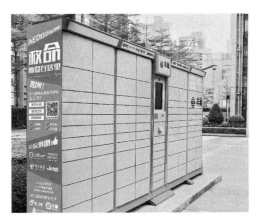

图 3-58 "一键互救"的社会共享急救平台

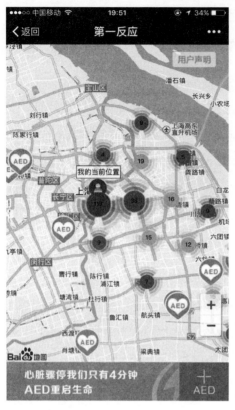

图 3-59　AED 地图使用界面

备位置和数量，并通过百度地图导航快速到达 AED 所在处。当前，已经接入地图的社会公共场所 AED 设备有 400 多台。"寻找 AED"上还开通的"新增 AED"入口，鼓励志愿者看到身边公共区域的 AED 设备并自主添加信息，方便后台的第一反应®做信息收集，并派志愿者去现场核实；另外也鼓励企业、私人拥有的 AED 设备加入平台进行共享。该服务已经接入了支付宝"城市服务"入口。此外，第一反应®还是腾讯和中国红十字会基金开发的"AED 地图"服务的主要数据点提供方。

逐步实现"一键互救"的设想：当路上有人突发心搏骤停，第一发现人迅速启动"一键互救"按钮，后台系统直接查找定位离呼救位置最近的用户们并发出警报；附近用户警报响起后，打开手机，互救平台上会清晰显示呼救位置和最近的 AED 设备，指引用户前往协助第一发现人做 AED 除颤。互救平台呼救信息与 120 急救中心系统同步，距离最近的院前急救人员前往，将已经被急救成功的病患送往附近医院（图 3-59）。

·实践性·

一年内，第一反应®全国培训并获取第一反应®人证书的约 1 万名，各类标准急救培训已覆盖全国 9 万的成人及儿童。截至 2017 年 4 月，基于自主研发的智慧应急救援系统，第一反应®成功保障了 29 座城市 200 余场 80 万选手，并成功挽救了 11 位心搏骤停患者，救助率 100%；服务了阿里巴巴、中海商业、中欧国际工商学院等 100 多家企业或学校。随着在全国各个赛事以及知名企业的服务，在全球各大商学院课堂案例分享以及和其他机构合作（和第一财经联合举办"全民救救救"活动等）的努力下，第一反应®知名度也逐渐打响；公民对社会急救的认知度逐渐提高。尤其是上海，在第一反应®的影响下，政府更加重视社会急救力量，并在 2016 年底正式实施"好人法"（《上海市急救医疗服务条例》），提出社会急救免责原则，鼓励社会互救。浦东新区政府将每年增设 200 台 AED。

· 可借鉴性 ·

（1）员工来自志愿者群体，志愿者在实践中不断提升自身价值。

（2）马拉松赛事细分场景中实践创新模型，收获多方认可，社会公信力提升。

（3）全场景 SOS 服务已覆盖 100+ 企业。

（4）马拉松应急医疗保障系统高效且标准完善，服务获体育局采购，标准获采用。

（5）急救培训覆盖 90 000+ 人，公众认知提升，服务获各地卫生局与红十字会采购。

第一反应®与中海商业携手建立写字楼公共安全服务体系，共同研发、运营楼宇综合服务安全保障解决方案，定制写字楼安全认证体系和标准，实现楼宇内突发危及人员生命安全事件时的 SOS 长效机制，为员工和客户提供高水准的生命安全保障。在第一反应®国际化视野、专业化、体系化的解决方案协助下，中海商业已率先将旗下分布在 10 个城市共 20 余个运营中写字楼项目配备 AED 设备，首批次培训约 500 人具有资格认证的急救员，建立应急云平台，并通过"OffiCARE 中海暖心关爱计划"为公众传递正能量。中海商业急救培训优秀学员代表组建的"城市英雄"急救队还受"第一反应®"邀请，参与了无锡马拉松赛事保障，共同推进全社会健康急救、互救互助事业的完善与进步。

· 战略规划 ·

第一反应®联合中华社会救助基金会、"智能快递柜"丰巢科技，发布"AED 社区应急站"项目，三方跨界公益合作，为 2 亿中国人部署 6 万台救命神器 AED，用社会创新解决社会痛点。丰巢作为"智能快递柜"的领军者，在 AED 社区应急站项目中，承担起 AED 落成方的角色，将在 70 多个一、二线城市的 6 万多"智能快递柜"中，设置了 AED 专用空间，让每一台救命神器 AED 守护到你所在的社区。同项目未来还将进一步募集 AED 全国落地投放，并计划为社区提供 3 000 万人次的急救普及培训，建立 6 万个社区志愿者急救队。

第一反应®的愿景：将互助互救发展为中国社会的新常态，提高每一个中国人的自救互救能力。

案例 30 一次弥合医患关系的成功媒体传播

纪录片《人间世》（上海广播电视台）

·简介·

（一）单位简介

上海广播电视台、上海文化广播影视集团有限公司（英文统称 Shanghai Media Group，简称"SMG"）是中国目前产业门类最多、产业规模最大的省级新型主流媒体及综合文化产业集团。截至 2016 年底，SMG 共有职能部门 12 个，事业部 7 个，一级子公司 14 家，上市公司 1 家，二级子公司 82 家，三级子公司 4 家，共有从业人员 16 000 余人，总资产达 597 亿元，净资产 420 亿元。业务涵盖媒体运营及网络传输、内容制作及版权经营、互联网新媒体、现场演艺、文化旅游及地产、文化金融、电子商务等领域。

（二）创新项目简介

长期以来，中国社会的医患矛盾越来越紧张，媒体在中间扮演的角色也一直备受质疑。为了消除医患媒三者之间的怀疑，重建彼此的信任，上海电视台融媒体中心联合上海市卫计委，计划以纪录片的形式真实反映医生的工作状态，增进普通民众对于医生群体的理解与尊重。上海电视台融媒体中心和上海市卫计委联合策划制作的《人间世》，从 6 月 11 日起每周六晚 20：35 在新闻综合频道播出，并在看看新闻 APP 同步上线，每集 45 分钟的 10 集纪录片。这一以宣传和谐医患之间关系为主题的纪录片，以医院为拍摄原点，聚焦医患双方面临病痛、生死考验时的重大选择，通过全景化的纪实拍摄，抓取一般观众无法看到的真实场景，还原真实的医患生态，人性化展现医患关系。由于《人间世》对修复和建设健康医患关系作出了积极而有效的贡献，还可以将其视为以文化促进社会发展的创新型文化治理的绝佳范例，为其他社会问题领域提供了有益借鉴。

·创新性·

(一) 创新背景

医患纠纷一直以来都是中国当今社会的热点问题，特别是在医改进入深水区的背景下，新医改的每项改革措施，实际上都是医院利益、患者利益甚至中央以及地方财政收入利益的再次分配。值得注意的是，最近几年，有关医改的顶层设计层出不穷，但是在各方着力推进改革的前提下，依然有很多患者在抱怨"看病难，看病贵"，事实真的如此吗？

《人间世》摄制组敏锐地察觉到，在医改进入深水区的大背景下，再好的顶层设计也需要公众的认同，没有公众认同的情况下，再好的政策设定也会在现实中遭遇巨大的阻力。更为重要的是，要打通顶层设计者和民间亲历者两个舆论场，只有这样，才能弥合信息上的不对称，才能帮助规则的制定者制定出更加符合受众欢迎的政策。

(二) 创新解决方案

1. **"沉浸式报道"确保媒体态度真实公正**   医患关系非常敏感，需要报道立场公正，《人间世》的拍摄没有预设主题，没有预设故事、没有预设矛盾，这样的"三无"要求，就是要避免报道者的惯性思维。《人间世》摄制组通过两年的制作周期，完整记录了 1 000 个小时的真实素材，通过蹲点拍摄的方式，拍摄到了最为真实的医院场景，展现了最为真实的医患生态。特别是在一些"医学常识"的传播上，做出了努力，比如医生是人不是神，医生的职责是治病而不是救命，死亡是医学进步必须要面对的问题，医学治疗的不仅仅是肉体的问题还包括心理，临终关怀意味着什么等，通过对这些问题的深入展现，帮助受众去思考，我们需要建立怎样健康的"疾病观""生命观"，我们应该怎样争取理解"尊重医学就是尊重生命"这句话。

2. **确保医学和伦理的准确性**   医学问题非常专业，同时医学又与社会学有着千丝万缕的关系，为了保证报道的公正，《人间世》摄制组专门成立了"医学专业委员会"和"医学伦理委员会"，着力避免出现医学专业上和医学伦理上的错误。设置这两个专业委员会的目的其实也是为了突出《人间世》这部纪录片的社会属性，也就是说，我们在医院拍摄，并不是要讲述单纯的医学故事，而是希望通过极致的医学案例去探讨人与人，人与社会之间应该秉持怎样的"处世之道"，而样的处世之道对于维护一个和谐的社会关系，是至关重要的。

3. 纪录片拍摄与大数据的嫁接 《人间世》的问题设置，充分利用了医学大数据，很多话题都是根据上海市卫计委调研中心的大数据分析得来的，所以，人间世的选题都代表了当今医学界的热点问题。

4. 与政府协作，整合医疗资源的新平台 《人间世》从策划粗初期就尝试着创新，最大的创新就是要在做好新闻的同时要对新闻的传播方式进行彻底的颠覆，要把这档节目做成一档可以设置社会议题的节目，因为只有成功地设置社会议题，才可以做强节目的影响力。所以《人间世》不仅仅是一档新闻纪录片，更为重要的是，这是一个资源整合的平台。《人间世》摄制组和上海市卫计委以及各大医院建立了战略合作伙伴关系，双方的关系不是简单的报道者和被报道者的关系，而是大家共同策划选题，这样一来，上海广播电视台强大的宣传资源和卫计委、各大医院强大的医疗资源在《人间世》的平台上进行了有效整合，所以，《人间世》不仅仅在观众的舆论场成为一档网红节目，也在医务工作车的舆论场获得了专业的掌声。这样的社会资源整合平台是对新闻节目的社会属性的创新。

· 实践性 ·

（一）创新项目开展状况

2016 年 6 月 11 日至 8 月 13 日每周六晚 20：35，上海广播电视台打造的电视新闻纪录片《人间世》在上海最主要的地面频道新闻综合频道播出，并在"看看新闻"APP 同步上线。该片一开播，便在竞争激烈的黄金档中，取得了 4.6 的高收视率，同时立即在传统媒体和新媒体两个舆论场引发广泛关注和热烈反响。作为一个电视新闻纪录片，《人间世》取得的这个成绩无疑非常值得关注，成为在媒体融合背景下电视新闻纪录片创新发展的重要样本。

（二）创新成果及数据支持

10 集大型电视专题纪录片《人间世》第一季的项目运作，已经成为"现象级"全媒传播范例。这部融媒体中心精心打磨的"扛鼎之所"，充分运用互联网渠道的运营思维，打造出了一个集传统电视、互联网电视、移动客户端、两微、PC 网页端、报纸、周刊杂志于一体的全媒传播矩阵。据统计，截止到 2017 年 5 月底，《人间世》在全媒体上的总点击量超过 2 亿人次，自有官方微博"看看新闻 KNEWS"推出的"人间世"话题，总阅读量 5 000 万，豆瓣评分高达 9.7 分。特别是由其主动设置议题引发的正面效应，在互联网舆论场上难以以数据来简单概括。

· 可借鉴性 ·

（一）推广性分析

作为一档现象级纪录片，《人间世》的播出，在医患之间架起一座桥，为被认为紧张的医患关系注入了润滑剂，让医务人员更多地赢得了社会的理解和尊重，是一次弥合医患关系的创新传播。这种成果经验可以提供给其他媒体以更多样的形式来使用，全面改善医患关系，构建医患信任。

因为《人间世》已经成为一个大的 IP，同时创造了人间世的语态：① 直面真实；② 不贴非黑即白的标签，不妖魔化；③ 呈现灰度；④ 全面的客观；⑤ 价值观引导而不是嫁接。这些语态的展现不仅仅是在医疗领域，而是可以用在各行各业，而事实上，只要是和受众打交道的各行各业都需要获得更多的理解，所以《人间世》的语态是可以复制的。

同时《人间世》和上海市卫计委的合作方式也可以复制，因为在现在的舆论环境才，政府的宣传工作也要改变语态，要特别注重讲好中国故事，提高传播力和影响力。

（二）可借鉴意义

1. **转变新闻语态加强传播力**　在无预设的故事、无预设的人物、无预设的结果的"三无"状态下，治疗过程中呈现的医生和患者的关系是不断变化的，信息不对等导致的冲突可能随时发生。这其中，任何一个片段被随意放大，可能都会"失真"。摄制组的选择是，耐心跟随医生、陪伴患者经历治疗全过程，记录每一个关键的阶段，不"以偏概全"。因为只有真实的才是有传播力的。

2. **注重传播效能提升影响力**　节目播出的那一刻，才是节目影响力传播的开始，《人间世》的正片是十集纪录片，但是却做了 400 多条短视频在节目播出后推出，同时新闻访谈和线下活动相呼应，这样构建了不同新闻产品的矩阵，不同的新闻产品对应的是不同舆论场的传播属性。

3. **主动引领社会议题打造引导力**　新闻纪录片应该成为有价值的价值观的传播载体，这就是主流媒体的引导力体现。《人间世》在医疗界已经不仅仅是一部纪录片，而成为很多医院进行宣传和危急公关被反复引用的"素材"，为什么会获得如此的认同，因为《人间世》并没有对价值观的表达"躲躲闪闪"，而是通过设置议题的方式，鲜明地表达了我们所倡导的价值观，而这就是主流媒体的引导力。

·战略规划·

（一）近期及长期发展规划

近期计划是 2017 年开拍《人间世》第二季，尝试更多具有社会性的选题。长期计划是把《人间世》打造成讲述真实故事，展现人间世态的大型新闻 IP，尝试和不同行业的合作。

（二）目前已做的布局或探索

《人间世》第二季已经开拍，衍生选题正在和有关行业进行接洽。

（三）愿景及目标

由于新闻纪录片拍摄的特殊性，我们不预设立场，所以愿景和目标是要根据实际的拍摄情况进行调整，希望形成每年两部同体量纪录片的能力。

附 录

奇璞系列活动

·**奇璞峰会**·

奇璞峰会是我国健康领域的重要盛会，每年 12 月，创新者、专家学者、行业领袖、政府官员、社会组织领袖和著名媒体人聚集一堂，交流探讨健康行业的创新模式和发展前景。

2014 年召开了首届峰会和颁奖典礼，在医院、医生、药品、器械、信息化、产业发展、医疗信息和公益八大领域评选出最具创新奇璞奖。峰会邀请中国工程院院士钟南山发表祝辞，并邀请王威琪院士等多位著名医疗专业人士参加，吸引了 700 多名医疗相关行业人士共同参会。峰会每两年举行一次"奇璞奖"评奖活动。

2015 奇璞峰会推出了 2015 大健康行业指南——《奇璞蓝皮书》，并举行了《医疗卫生体制改革的国际经验》新书发布仪式。来自医疗健康领域的 700 位行业领袖、投资人、学者、政府官员和媒体人聚集一堂，共同聆听了 2015 奇璞加速器优秀项目汇报，并就互联网医疗、健康行业投资、创新创业、医学人文等话题进行了热烈探讨。

·**奇璞路演**·

奇璞路演是中国健康产业创新平台系列活动，以创新项目分享与碰撞，管窥医疗健康行业未来之势。优秀创新项在年度三场路演活动中进行案例展示，并由投资人和行业专家对项目进行专业点评和对接。2015 年举办了三场主题分别为"医疗 IT""医疗产品""医疗服务"的路演。2016 年举办了三场主题分别为"智慧医疗""药企与互联网的合作""医疗器械"的路演。

· 奇璞加速器 ·

"奇璞加速器"是由中国健康产业创新平台发起，由迈瑞医疗董事长徐航和阿斯利康全球执行副总裁、国际业务及中国总裁王磊，BD医疗全球副总裁、大中华区总经理邓建民，以及泰格医药董事长叶小平、鱼跃医疗董事长吴光明、迪安诊断董海斌、美年大健康董事长俞熔七位行业大咖领衔，通过结对合作方式，以"实业"带动"创业"，让行业领袖最直接作为创新企业的导师，给予初创企业更多资源与经验，助力创业者腾飞！

· 奇璞系列论坛 ·

中欧与多方合作共同举办的健康行业创新实践分享平台。2015年奇璞和辉瑞中国合作举办两场慢性病创新医疗菁英论坛，分别邀请约50名心血管方面的医生齐聚一堂，就医生在医疗服务方面的各种创新进行展示和探讨。2016年奇璞再度与辉瑞合作，联合打造了奇璞-辉瑞社区院长论坛，在北京、上海、深圳举行了三场基层医疗服务创新实践的交流分享。

· 精神专科医院院长论坛 ·

由中欧国际工商学院、上海市精神卫生中心和赛诺菲集团联合主办，主要围绕精神卫生领域的发展新模式和管理创新，邀请各个领域专业的专家进行分析交流。分析的内容包括医疗机器人的应用、VR技术的医疗应用、国内外医院评审制度的介绍、梅奥诊所以患者为中心的医疗服务体系等。

卫生政策系列活动

·卫生政策上海圆桌会议·

卫生政策上海圆桌会议是一个链接研究者、实际工作者、政府决策者和媒体之间交流、探讨的平台。每次围绕一个重要和热点话题进行讨论，为卫生政策的制定、执行和完善提出建设性意见。会议每年举行 4 次，自 2012 年 9 月开始已进行了 18 次会议。会议最初由中欧联合 6 家单位发起，包括上海市卫生发展研究中心、上海市医疗保险协会、上海交通大学、上海社会科学院、上海财经大学、复旦大学。

·医疗健康行业媒体研讨会·

中欧医疗健康行业媒体研讨会由中欧国际工商学院卫生管理与政策中心主办，飞利浦医疗保健协办，采用演讲和讨论的形式，对行业整体及政策、行业细分领域及热点进行深度解析与探讨。第一期研讨会在 2013 年 12 月于北京、上海举行两场，围绕"中国医疗健康行业发展与体制改革"的主题进行，主讲者为中欧国际工商学院卫生管理与政策中心主任蔡江南教授。

·新医改回顾展望研讨会·

2013 年 2 月 3 日，中欧国际工商学院卫生管理与政策中心在中欧北京校园召开由我国最著名医疗卫生体制改革专家学者参加的"新医改回顾展望研讨会"，与会专家包括高强、吴敬琏、刘吉、许小年、葛延风、李玲、顾昕、左学金、俞卫、蔡江南、刘国恩、朱恒鹏。会议进行了一整天的讨论和交流，为建立新的卫生改策高端平台做了准备。

· 中国 MBA 医疗健康商业创新大赛 ·

全国商学院医疗健康产业创新案例大赛，自 2014 年开始，已由中欧国际工商学院 MBA 学生组织举办了 3 届。2015 年 9 月 20 日，由西门子赞助的"2015 中国 MBA 医疗健康商业创新大赛"在上海校区拉开帷幕，来自中国大陆及香港地区 5 家顶尖商学院的 6 支队伍以"互联网医疗的跨界创新"为主题在决赛中展开角逐。

· 中欧校友医疗健康产业协会 ·

中欧校友医疗健康产业协会是一个集合医疗健康产业内的中欧校友，向母校同学和校友提供职业发展帮助的平台，于 2013 年 11 月 16 日成立。协会旨在加强协会会员与校友间的商务信息沟通，扩大母校在医疗健康领域的影响，帮助母校医疗健康专业的教学和研究并搭建本产业内、跨产业间的互动平台，寻求企业间合作机会，加深对政策法规的理解，并以此帮助企业与行业的发展，促进行业内的创业和创新。

· 开设课程（EMBA、MBA、管理和创业培训）·

EMBA 课程　中国医疗健康：行业发展与体制改革。

学习目标　掌握分析医疗健康行业问题的基本概念和理论，把握中国医疗健康行业面临的挑战和机会，了解国家有关政策和国际发展趋势。围绕医疗健康领域内的 4 个重要领域：医疗卫生体制改革、医疗保险、医疗服务、药厂。

中欧卫生管理与政策中心
2017 年大事记

2 月 25 日	医院院长沙龙：上海市儿童医院
3 月 4 日	第 19 期卫生政策上海圆桌会议：公立医院，如何改革
4 月 15 日	第 7 期中国健康产业创新平台路演：医疗人工智能
4 月 27 日	2017 年春季健康产业 CEO 沙龙
4 月	MBA 医疗案例竞赛
5 月 13 日	第 13 届中国健康产业高峰论坛
6 月 10 日	第 20 期卫生政策上海圆桌会议：医保体制，如何整合
7 月 1 日	第 8 期中国健康产业创新平台路演：微生物
7 月 15 日	赛诺菲精神专科医院会议
9 月 2 日	第 21 期卫生政策上海圆桌会议：药品定价，如何改革
10 月 21 日	第 9 期中国健康产业创新平台路演：医疗器械
10 月 26 日	2017 年秋季健康产业 CEO 沙龙
11 月 11 日	2017 中国卫生政策高峰论坛
12 月 2 日	第 22 期卫生政策上海圆桌会议：医疗信息，如何开放
12 月 2 日	2017 中国健康产业创新平台高峰论坛

请扫描中心二维码
关注中心更多活动信息

合作事宜请联系
021-28905059　021-28905054　邮箱：healthcare@ceibs.edu

2016—2017 奇璞蓝皮书团队

执委会成员（主要骨干人员）

蔡江南　中欧卫生管理与政策中心主任、奇璞执委会主席

张　黎　中欧卫生管理与政策中心

薛　梅　中欧卫生管理与政策中心

陈　瑶　贝壳社

周　洁　贝壳社

丰海燕　贝壳社

梁嘉琳　贝壳社

李　莉　纽脉医疗

康　瑛　中欧 2018 级 MBA

简国任　中欧 2018 级 MBA

么雨加　中欧 2018 级 MBA

于立新　中欧 2018 级 MBA

肖　海　中欧 2018 级 MBA

郭毓坤　中欧 2018 级 MBA

彭金凤　中欧 2018 级 MBA

莫凌霄　中欧 2018 级 MBA

陈尚恩　IMS，中欧卫生管理与政策中心兼职研究员

高　磊　阿斯利康

赵永超　中欧卫生管理与政策中心兼职研究员

—————·—————

项目成员（非中欧 MBA 志愿者的参与人员）

张文燕	王璐慧	刘烨华	陈晓瑛	杨戈尔	陈倩倩
唐祝昭	吴　涛	徐　丹	万彦彦	于李昭晖	程　龙
李　璐	刘小鸥	张明华	肖　蕾	陈海闵	

—————·—————

中欧 MBA 志愿者

周　茜	洪渝雯	周　礼	王　婷	庞瑜萍	吴松竹
于　雯	王浩廷	许　坤	段志杰	刘　卓	黄钰评
曾　伟	王寅寅	陆晓莹	彭　博	庞凝泽	冯　导
赵　锐	毛天娇	胡古月	王　婷	陈威全	陶惠伟
赵勇军	刘　念	庄小祥	吴钧宜	张心书	刘雅婷
赵晓岚	周　婧	杨柳青青	赵珣彡	张　艳	李　洋
陈　伟